中文翻译版

Rizzoli 肌肉骨骼系统肿瘤
及肿瘤样病变图谱

Atlas of Musculoskeletal Tumors and Tumorlike Lesions：
The Rizzoli Case Archive

原　著　Piero Picci

Marco Manfrini

Nicola Fabbri

Marco Gambarotti

Daniel Vanel

主　审　郭　卫

主　译　黎志宏

科学出版社

北　京

图字：01-2018-6597 号

内 容 简 介

本书汇集了世界著名骨肿瘤诊治中心——Rizzoli 骨科研究所在肌肉骨骼系统肿瘤及肿瘤样病变领域的珍贵临床资料，内容包括各类骨与软组织肿瘤的流行病学、临床表现、影像学特点、组织病理学、病程分期、治疗及预后等。此外，本书还对当前骨肿瘤前沿基础研究进展做了较好阐述。

本书内容翔实，图文并茂且重点突出，是骨科学、影像学及病理学等相关专业医师掌握骨与软组织肿瘤诊治的参考书籍。

图书在版编目（CIP）数据

Rizzoli 肌肉骨骼系统肿瘤及肿瘤样病变图谱 /（意）皮耶罗·皮奇（Piero Picci）等著；黎志宏主译 . —北京：科学出版社，2018.10

书名原文：Atlas of Musculoskeletal Tumors and Tumorlike Lesions：The Rizzoli Case Archive

ISBN 978-7-03-059074-9

Ⅰ. ①R… Ⅱ. ①皮… ②黎… Ⅲ. ①肌肉骨骼系统‐肿瘤‐诊疗‐图谱 ②肌肉骨骼系统‐瘤样病变‐诊疗‐图谱 Ⅳ. ① R738-64

中国版本图书馆CIP数据核字（2018）第229746号

责任编辑：杨小玲 / 责任校对：张小霞
责任印制：肖 兴 / 封面设计：陈 敬

First published in English under the title
Atlas of Musculoskeletal Tumors and Tumorlike Lesions: The Rizzoli Case Archive
 edited by Piero Picci, Marco Manfrini, Nicola Fabbri, Marco Gambarotti and Daniel Vanel

Copyright © Springer International Publishing Switzerland, 2014
This edition has been translated and published under license from Springer Nature Switzerland AG.

科 学 出 版 社 出版
北京东黄城根北街16号
邮政编码：100717
http://www.sciencep.com

三河市春园印刷有限公司 印刷
科学出版社发行 各地新华书店经销

*

2018年10月第 一 版 开本：720×1000 1/16
2018年10月第一次印刷 印张：21 1/4
字数：404 000
定价：188.00元
（如有印装质量问题，我社负责调换）

主 译 简 介

黎志宏，中南大学教授、主任医师、博士生导师，美国德州大学健康科学中心访问学者。目前任中南大学湘雅二医院副院长、医学影像中心主任、骨病研究室副主任及中南大学衰老与老年疾病研究所所长。

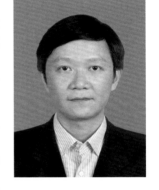

擅长骨病骨肿瘤治疗、矫形骨科及骨科领域中的修复重建。尤其在骨与软组织肿瘤综合治疗、骨延长、肢体矫形等方面具有丰富的临床经验，在国内外专业领域具有一定影响力。

目前兼任中华医学会骨科学分会骨肿瘤学组委员、中华医学会骨科学分会青年委员会骨肿瘤学组组长，湖南省医学会骨科专业委员会常务委员，湖南省健康管理学会副会长、湖南省青年联合会副主席等。

先后负责国家自然科学基金项目 2 项，湖南省科技厅重点研发计划 2 项，以及其他省部级课题 10 项，参与国家自然科学基金重点项目 1 项。发表学术论文 80 余篇，其中 SCI 收录 30 余篇，主编及参编专著 7 部，获国家专利 2 项。入选 "2017 年湖南省科技人才托举工程" 项目，先后获第九届湖南省青年科技奖、湖南省科技进步奖 2 项、湖南医学科技奖 2 项。

《Rizzoli 肌肉骨骼系统肿瘤及肿瘤样病变图谱》翻译人员

主　审　郭　卫　（北京大学人民医院）

主　译　黎志宏　（中南大学湘雅二医院）

副主译　何洪波　（中南大学湘雅医院）

　　　　黄　钢　（湖南省肿瘤医院）

　　　　涂　超　（中南大学湘雅二医院）

译　者　（以姓氏笔画为序）

　　　　万　璐　　马若飞　　王瑞国　　尤龙木

　　　　任晓磊　　刘忠越　　汤振楚　　李文逸

　　　　吴　蓓　　何李乐　　宋毅昌　　陈瑞奇

　　　　罗煦珺　　段智曦　　谢　鹏　　黎双庆

谨以此书献给一直致力于肌肉骨骼系统肿瘤知识传播的专家：

Mario Campanacci 教授

Mario Mercuri 教授

Gaetano Bacci 博士

Marco Alberghini 博士

致　　谢

修撰：Alba Balladelli，实验肿瘤学实验室，IOR

插图：Cristina Ghinelli，实验肿瘤学实验室，IOR

译　者　序

　　意大利博洛尼亚南部的静谧山丘之上，坐落着一所橘色外墙的古老修道院，高高的穹顶、14 世纪的壁画，无不让人沉浸在历史与艺术的厚重氛围中。也正是这里，见证了人类与骨科疾病战斗史中最现代、最先进，也最振奋人心的诸多发现，这里便是意大利 Rizzoli 骨科研究所及医院。1896 年，它由著名外科医师 Francesco Rizzoli 捐资成立，时至今日，Rizzoli 骨科研究所年均收治骨科患者 150 000 余例、手术逾 20 000 台，骨科学中赫赫有名的 Campanacci 骨肿瘤分期、Putti 肩关节脱位治疗法都源于此，是名副其实的骨科学"圣地"。

　　早在 1999 年，出于引进国外骨与软组织肿瘤先进诊疗理念与成果的目的，中南大学湘雅二医院张湘生教授与张庆教授组织翻译了由 Rizzoli 骨科研究所 Mario Campanacci 教授所著的经典书籍——《骨与软组织肿瘤》（*Bone and Soft Tissue Tumors*）。该书一经出版，即获得了国内骨科，尤其是骨与软组织领域学者的积极反响与广泛好评。时隔近 20 年，随着现代医学，尤其是分子生物学诊疗技术的飞速发展，我们对骨与软组织肿瘤的认识及相应的治疗与以往相比又有了很大变化，诸多新理论、新技术、新设备及新药物不断涌现。在欣喜于骨与软组织肿瘤领域飞速发展的同时，为了与时俱进学习国外学科发展的先进成果，延续中南大学湘雅二医院与 Rizzoli 骨科研究所的友好传统，我们组织了一批长期致力于本领域的医师，对 Rizzoli 骨科研究所新近出版的 *Atlas of Musculo-skeletal Tumors and Tumorlike Lesions：The Rizzoli Case Archive* 一书进行了翻译。

　　在审译过程中，我们力求准确，严格依照标准化流程，在翻译、校对、审阅三个环节层层把关，对任何一处疑点都仔细排查。同时，在翻译中尽量使用被广泛认同的专业术语，对于目前学界尚未取得统一或尚不熟知的名词及术语，则在中文译文后保留英文，方便读者查阅。此外，我们还邀请了中华医学会骨科学分会前任骨肿瘤学组组长、北京大学人民医院郭卫教授担任本书主审，以期内容严谨规范。

　　作为意大利 Rizzoli 骨科研究所在肌肉骨骼系统肿瘤及肿瘤样病变领域的珍

贵病例图集，本书囊括了各类骨与软组织肿瘤的流行病学、临床表现、影像学、组织病理学、诊疗方法及预后等丰富的临床资料。同时，对当前基础研究方面的新概念与进展进行了较好阐述。我们希望，本书能够对国内的骨科学，尤其是致力于骨与软组织肿瘤诊治的医学生与医师提供学术上的帮助和启发，从而更好地为广大的骨与软组织肿瘤患者服务，为健康中国战略贡献绵薄之力。

中南大学湘雅二医院

2018 年 5 月

序

意大利 Rizzoli 骨科研究所拥有光荣而充满活力的历史，在过去 120 年里，一批享誉全球的骨外科医师在此涌现。Mario Campanacci 博士特别专注于骨与软组织肿瘤，尤其是恶性骨肿瘤的诊疗，其中，骨肉瘤与尤因肉瘤这两种肿瘤在儿童中十分常见，而且往往是致命的。早在 20 世纪 70 年代初期，他就率先在欧洲对上述两种肿瘤开展化学治疗。Campanacci 博士率领一支包括外科医师和肿瘤科医师的团队，使这些可能将在 2 年内死于肺转移的不幸患者大部分都得到了治愈，这是一个令人惊叹的颠覆性成就。Rizzoli 骨科研究所拥有一个独立的致力于恶性骨肿瘤治疗的部门，现在，在该部门治疗的骨肉瘤与尤因肉瘤患者超过 70% 被治愈（治愈意味着彻底根除癌性肿瘤）。

在现代化学药物治疗恶性骨肿瘤的时代来临之前，即使患者在入院后数日内得到诊断，即便迅速采用截肢这种万不得已的治疗手段，患者的死亡率仍居高不下。其中原因就在于 90% 的恶性骨肿瘤患者已出现微小的肺转移灶，而这种病灶在入院后的常规 X 线影像资料中是无法被发现的。然而，数月之后，这些肺部的微转移灶就可能会生长到肉眼可见的大小，再过数月，患者便可能窒息而亡。令人欣喜的是，由于 Rizzoli 骨科研究所与其他世界各地研究机构的努力，目前不仅绝大多数尤因肉瘤与骨肉瘤患者能够被治愈，而且大部分患者都无须截肢。现在，在新辅助化疗后，只需要完整切除患者的肿瘤瘤体，确保切缘无肿瘤累及，再联合人工假体置换，即可达到保肢的目的。Rizzoli 骨科研究所也是许多精妙的假体置换外科技巧的起源地。正因为这些突出成果，目前意大利上述肿瘤患者约 80% 会来到 Rizzoli 骨科研究所骨肿瘤科诊治，使它不仅成为欧洲首屈一指的诊疗中心，还可能是世界上最大、最知名的骨肿瘤诊疗中心。

Rizzoli 骨科研究所的另一个主要目标一直围绕着年轻医师的培养与教育，旨在使他们成为全球骨科所有领域，尤其是骨肿瘤领域中最优秀的骨外科医师、肿瘤科医师、病理科医师及放射科医师。骨肿瘤十分罕见，仅约占所有良性、恶性肿瘤的 1%。这使得如 Rizzoli 骨科研究所这样的大型骨肿瘤诊疗中心的存在具有重大意义：患有罕见肿瘤的患者能得到收治、直接诊疗或未来需要治疗。治疗这些患者的医师也可以在这里获得必要的培训与经验。一家服务于 10 万人口的标准社区医院，平均每年可能只接诊约 1 名恶性骨肿瘤患者，而在我们看来，要想开始了解如何准确诊断骨肿瘤（超过 95% 的准确度），并对其进行充分的治疗，需要医师至少亲自看过 500 名此类患者。在普通医院，这可能需要医师 500 年的执业时间才能完成，这远远超过了任何普通人的寿命。但是在 Rizzoli 骨科研究所，诊断医师、治疗医师和医学生在 2 ～ 3 年便可以参与到 500 名骨肿瘤患者的诊治过程中。

　　我们将这些临床诊疗经验展现在您手中的这本《Rizzoli 肌肉骨骼系统肿瘤及肿瘤样病变图谱》中。对于想要掌握骨肿瘤诊断概要，学习几乎所有良性、恶性骨实体肿瘤治疗的医学生，甚至是训练有素的医师而言，该书均能作为您的上佳教本。该书还囊括了巨细胞瘤、软骨肉瘤、骨肉瘤的肿瘤生物学研究，以及部分基于基础医学研究的其他课题。其中，许多课题正是由 Piero Picci 博士指导、在 Rizzoli 骨科研究所率先开展的。此外，该书中还加入了肿瘤分期与影像学中非常有意义的基本原则，这对于全面理解骨肿瘤的治疗与诊断至关重要。

　　在过去数年中，我一直参与到为美国加利福尼亚大学洛杉矶分校（UCLA）骨科住院医师编写我们自己的教材工作中，多年来我也阅览过一些其他的教材，但对于骨肿瘤教材，这毫无疑问是我见过已发表的最优秀的。它内容翔实，简明扼要且图文并茂，制作精美。该书作者致力于教学的刻苦钻研和奉献精神，值得我们高度赞扬，我们期待从这里开始，新一代高素质的骨肿瘤专家将层出不穷。

Joseph M. Mirra，M. D.

美国加利福尼亚大学洛杉矶分校病理学荣誉教授

目　　录

第一部分　骨　肿　瘤

概　　述

　　本书反映了 Rizzoli 骨科研究所在过去 100 多年来诊治肌肉骨骼系统肿瘤及肿瘤样病变的经验。其第一例病例可追溯至 1900 年 9 月 28 日，目前该档案中已纳入病例逾 40 000 例（约 29 000 例骨组织病变和 11 000 例软组织病变）的原始资料（临床图表、影像资料、石蜡包块和组织病理学切片），本书将对最相关的实体肿瘤进行简要报道。

　　每种肿瘤均以多学科形式呈现，包括相关临床资料、影像学资料和组织病理学资料，并简要描述其临床治疗过程。其他单独章节则对近年来与诊断、预后及治疗相关的分子生物学研究进展进行综述。

　　此外，本书还收纳了在 Rizzoli 骨科研究所举办的年度国际化课程中展示的肌肉骨骼系统肿瘤研究进展。

　　该课程始于 20 世纪 70 年代，由 Rizzoli 骨科研究所 Mario Campanacci 教授倡导并推广，多年来全世界内致力于肌肉骨骼系统病变诊治的专家们广泛参与其中，如下所示：

D. Dahlin（Rochester）1974；1984

W. F. Enneking（Gainesville）1984；1989—1990；1992—1994；1998；2004

N. Jaffe（Houston）1984

D. Springfield（Gainesville，New York，Boston）1995；1997；2000；2002—2007

J. M. Mirra（Los Angeles）1996；2008

H. Mankin（Boston）1999

A. L. Schiller（Boston）2002

D. Vanel（Villejuif-Bologna）2003；2005；2007—2008

P. C. W. Hogendoorn（Leiden）2006—2008

N. Athanasou（Oxford）2008

M. C. Gebhardt（Boston）2008—2013

F. H. Sim（Rochester）2010—2011

M. I. O'Connor（Jacksonville）2011—2013

J. M. Coindre（Bordeaux）2011

M. J. Klein（New York）2012—2013

J. H. Healey（New York）2013

A. P. Dei Tos（Treviso）2013

其中，2013 年 Rizzoli 骨科研究所举办的年度国际课程合作专家如下：

专家	课程
Patrizia Bacchini	病理学
Maria Serena Benassi	生物学
Stefania Benini	生物学
Franco Bertoni	病理学
Roberto Biagini	骨科学
Giuseppe Bianchi	骨科学
Stefano Boriani	骨科学
Laura Campanacci	骨科学
Roberto Casadei	骨科学
Massimiliano De Paolis	骨科学
Davide Donati	骨科学
Costantino Errani	骨科学
Nicola Fabbri	骨科学
Stefano Ferrari	肿瘤学
Andrea Ferraro	骨科学
Marco Gambarotti	病理学
Alessandro Gasbarrini	骨科学
Marco Manfrini	骨科学
Emanuela Palmerini	肿瘤学
Piero Picci	肿瘤学
Alberto Righi	病理学
Eugenio Rimondi	影像学
Pietro Ruggieri	骨科学
Katia Scotlandi	生物学
Massimo Serra	生物学
Eric Staals	骨科学
Daniel Vanel	影像学
Licciana Zanella	生物学

肿瘤分期
（由 Pietro Ruggieri 更新）

根据肿瘤临床及组织病理学特征可对其进行标记与分类，然而这种评估远不足以描述个体患者特定肿瘤的具体生物学行为。此外，为了明确解剖－临床诊断，对每个肿瘤病例进行分期是很有必要的。目前针对骨与软组织良性、恶性原发性肿瘤所采用的分期系统由 Enneking（1980）提出。Enneking（1983）指出："间室是由限制肿瘤侵袭生长的天然屏障所围成的解剖结构或空间。"天然屏障是指骨皮质、筋膜及筋膜隔膜、关节软骨、肌腱及腱鞘。间室外的脂肪和间质疏松结缔组织为间室外结构，如神经血管束外的组织。骨皮质、筋膜等类似的天然屏障可被破坏，尤其是在血管穿出的位置。最不容易破坏的屏障是关节软骨，其没有血管穿入，而且可能对肿瘤有内在抵抗力。根据解剖部位与年龄（如在婴儿期早期及青春期会再次出现血管穿透），生长板可以起到相对屏障作用。此外，骨膜、滑膜（直至其溃疡和出血，产生含有肿瘤细胞的关节内血肿）及主要神经鞘膜（神经外膜）尽管很菲薄，也可被认为是相对屏障。在关节囊和滑膜中，韧带与肌腱附着在骨骺、骨质隆起或干骺端，唯一的屏障仅仅为有血管穿透的骨皮质，因此肿瘤很容易通过骨松质侵袭到关节腔，反之亦然。

上述肿瘤分期系统基于三个经典参数，即 **G**、**T** 及 **M**。

G 代表肿瘤级别，主要通过组织病理学评估。G0 为良性，G1 为低度恶性，G2 为高度恶性。当采用 4 级恶性程度分类描述恶性肿瘤时，组织病理学 1 级、2 级为低度恶性，3 级、4 级则为高度恶性。

T 代表肿瘤局部解剖范围。T0 表示包裹在真性包囊中（囊内）的良性肿瘤，T1 表示没有真性包囊的良性或恶性肿瘤，但其局限在一个解剖间室内。T2 表示没有真性包囊的良性或恶性肿瘤，其起源于间室外腔隙或通过破坏自然屏障从而向间室外侵袭生长。

M 代表转移，包括局部（跳跃转移，淋巴结）或远处转移。M0 表示无转移，

M1 表示有转移。骨与软组织良性肿瘤均被分为 1 期（静止性、非活动性）、2 期（活动性）和 3 期（侵袭性）。

肉瘤（骨与软组织恶性肿瘤）则被分为 Ⅰ 期（低度恶性）、Ⅱ 期（高度恶性）和 Ⅲ 期（出现转移）。上述 3 个分期分别被进一步细分为 A、B 期：Ⅰ 期或 Ⅱ 期肿瘤根据其是间室内还是间室外分为 A、B 期，Ⅲ 期肿瘤则根据其是低级别还是高级别分为 A、B 期。

肌肉骨骼系统良性肿瘤外科分期

分期	分级	部位	转移	意义
1	G0	T0	M0	静止性或非活动性
2	G0	T0	M0	活动性
3	G0	T1～2	M0～1	侵袭性

肌肉骨骼系统恶性肿瘤外科分期

分期	分级	部位	转移	意义
Ⅰ A	G1	T1	M0	低度恶性，无转移
Ⅰ B	G1	T2	M0	A 间室内 B 间室外
Ⅱ A	G2	T1	M0	高度恶性，无转移
Ⅱ B	G2	T2	M0	A 间室内 B 间室外
Ⅲ A–B	G1～2	T1～2	M1	低度或高度恶性（A 或 B）远处转移

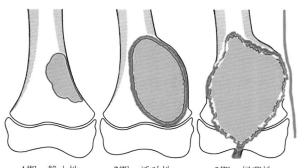

1期：静止性　　2期：活动性　　3期：侵袭性

肌肉骨骼系统良性肿瘤外科分期

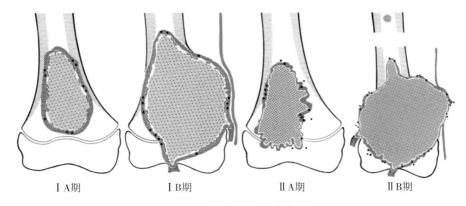

ⅠA期　　　　ⅠB期　　　　ⅡA期　　　　ⅡB期

肌肉骨骼系统恶性肿瘤外科分期

　　Enneking 分期系统适于描述发生在四肢的肉瘤，但其独立参数不包括肿瘤类型、大小及浸润深度，其双重分级系统相对于软组织肿瘤所覆盖的广泛生物学范畴来说过于狭窄。目前肿瘤学家更倾向于采用美国癌症联合委员会（American Joint Committee on Cancer，AJCC）分期系统，因为其适用于任意部位肿瘤。该法基于 TNMG 系统，使用肿瘤大小及局部范围（T）、淋巴结转移（N）、是否转移（M）及肿瘤类型与级别（G）等参数。

　　T1：＜ 5cm；**T2**：≥ 5cm；**T3**：侵及骨、血管及神经。

　　N0：无局部淋巴结转移；**N1**：淋巴结转移。

　　M0：无远处转移；**M1**：远处转移。

　　G1：低级别，高分化；**G2**：中级别，中分化；**G3**：高级别，低分化。

肌肉骨骼系统肿瘤 TNMG 分期（AJCC）

分期	分级	部位	淋巴结转移	远处转移	意义
Ⅰ A	G1	T1	N0	M0	低度恶性，无转移
Ⅰ B	G1	T2	N0	M0	
Ⅱ A	G2	T1	N0	M0	中度恶性，无转移
Ⅱ B	G2	T2	N0	M0	
Ⅲ A	G3	T1	N0	M0	高度恶性，无转移
Ⅲ B	G3	T2	N0	M0	任意程度肿瘤伴淋巴结转移
Ⅲ C	G1～3	T1～2	N1	M0	
Ⅳ A	G1～3	T3	N0～1	M0	肿瘤侵及骨、血管、神经，伴或不伴淋巴结转移
Ⅳ B	G1～3	T1～3	N0～1	M1	任意程度肿瘤伴远处转移

主要参考文献

Enneking WF，Spanier SS，Goodman MA（1980）A system for the surgical staging of musculoskeletal sarcoma. Clin Orthop Relat Res（153）：106-120

Kotilingam D，Lev DC，Lazar AJ，Pollock RE（2006）Staging soft tissue sarcoma：evolution and change. CA Cancer J Clin 56（5）：282-291；quiz 314-5. Review

Saddegh MK，Lindholm J，Lundberg A，Nilsonne U，Kreicbergs A（1992）Staging of soft-tissue sarcomas. Prognostic analysis of clinical and pathological features. J Bone Joint Surg Br 74（4）：495-500

Wolf RE，Enneking WF（1996）The staging and surgery of musculoskeletal neoplasms. Orthop Clin North Am 27（3）：473-481. Review

Wunder JS，Healey JH，Davis AM，Brennan MF（2000）A comparison of staging systems for localized extremity soft tissue sarcoma. Cancer 88（12）：2721-2730

第一部分　骨　肿　瘤

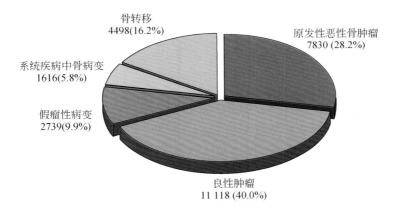

骨转移
4498(16.2%)

原发性恶性骨肿瘤
7830 (28.2%)

系统疾病中骨病变
1616(5.8%)

假瘤性病变
2739(9.9%)

良性肿瘤
11 118 (40.0%)

骨组织病变比例分布图（共 27 801 例）

1900—2012 年，意大利 - 博洛尼亚 - Rizzoli 骨科研究所 - 实验肿瘤学实验室 - 流行病学

流行病学

（由 Piero Picci 更新）

　　目前尚无骨良性病变和假瘤性病变的具体流行病学资料，其大多是在检测其他病变时偶然发现。而对软组织病变来说，一般认为良性病变发病率比原发性恶性骨肿瘤发病率高出 100 倍。

　　需注意的是，本 Rizzoli 图谱中的图表并不一定反映肌肉骨骼系统肿瘤的真实发病率，仅能代表在本特定诊疗中心病例的统计数据。因该中心收治的患者往往病情更重、更复杂，因此该数据可能与真实发病率存在偏倚。其他统计数据如年龄、性别及发生部位等则可能更为可信。

假瘤性病变

男女发病比例为 1.5 ：1。通常假瘤性病变好发于儿童及青少年，中位年龄为 12 岁。实际上，最具代表性的实体假瘤性病变为好发于青年的单纯性骨囊肿和朗格汉斯细胞组织细胞增生症。动脉瘤样骨囊肿（aneurysmal bone cyst，ABC）曾一度被认为是假瘤性病变，但因发现其存在特异位点改变，目前仍认为其属于良性肿瘤。

上述两种肿瘤共占所有假瘤性病变的 50% 以上。其常见好发部位为长骨干骺端，尤其是近端干骺端。

第一章　流 行 病 学
Piero Picci

　　目前尚无骨良性病变和假瘤性病变的具体流行病学资料，其大多是在检测其他病变时偶然发现。而对软组织病变来说，一般认为良性病变发病率比原发性恶性骨肿瘤发病率高出 100 倍。

　　需注意的是，本 Rizzoli 图谱中的图表并不一定反映肌肉骨骼系统肿瘤的真实发病率，仅能代表在本特定诊疗中心病例的统计数据。因该中心收治的患者往往病情更重、更复杂，因此该数据可能与真实发病率存在偏倚。其他统计数据如年龄、性别及发生部位等则可能更为可信。

1.1　假瘤性病变

　　男女发病比例为 1.5∶1。通常假瘤性病变好发于儿童及青少年，中位年龄为 12 岁。实际上，最具代表性的实体假瘤性病变为好发于青年的单纯性骨囊肿和朗格汉斯细胞组织细胞增生症（图 1-1、图 1-2）。动脉瘤样骨囊肿曾一度被认为是假瘤性病变，但因发现其存在特异位点改变（详见第十九章），目前仍认为其属于良性肿瘤。

　　上述两种肿瘤共占所有假瘤性病变总数的 50% 以上。其好发部位为长骨干骺端，尤其是近端干骺端。

P. Picci，MD
意大利博洛尼亚，Rizzoli 骨科研究所，肌肉骨骼系统肿瘤及实验肿瘤学实验室
e-mail：piero.picci@ior.it

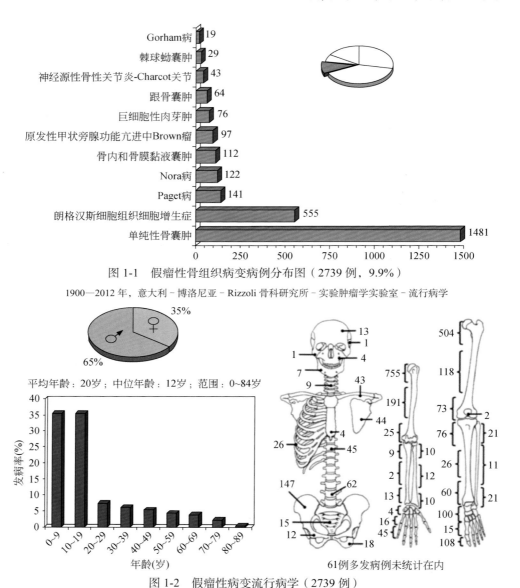

图 1-1　假瘤性骨组织病变病例分布图（2739 例，9.9%）

1900—2012 年，意大利 - 博洛尼亚 - Rizzoli 骨科研究所 - 实验肿瘤学实验室 - 流行病学

平均年龄：20岁；中位年龄：12岁；范围：0~84岁

61例多发病例未统计在内

图 1-2　假瘤性病变流行病学（2739 例）

1900—2012 年，意大利 - 博洛尼亚 - Rizzoli 骨科研究所 - 实验肿瘤学实验室 - 流行病学

1.2　良性病变

　　良性病变发病率男女比例与假瘤性病变病变一致（1.5∶1），发病年龄范围为 0 ～ 40 岁，平均中位年龄为 18 岁，在老年人中极为罕见（图 1-3、图 1-4）。最典型病变为良性软骨细胞病变（骨软骨瘤和软骨瘤）和骨样骨瘤。因为

被检测到有特定位点改变，动脉瘤样骨囊肿目前也被认为是良性肿瘤（图 1-3）。其常见发病部位为膝关节周围骨质，但实际上也可发生于扁平骨中，全身所有部位骨骼均可能受累，且这种情况并不罕见。

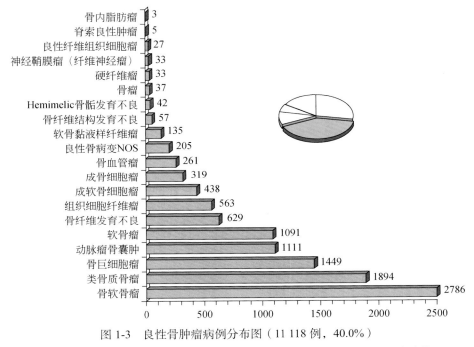

图 1-3 良性骨肿瘤病例分布图（11 118 例，40.0%）

1900—2012 年，意大利－博洛尼亚－Rizzoli 骨科研究所－实验肿瘤学实验室－流行病学

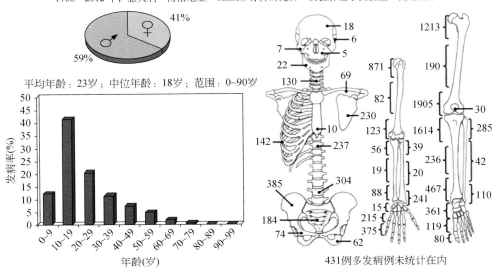

431例多发病例未统计在内

图 1-4 良性骨肿瘤流行病学（11 118 例）

1900—2012 年，意大利－博洛尼亚－Rizzoli 骨科研究所－实验肿瘤学实验室－流行病学

1.3 原发性恶性病变

　　原发性恶性骨肿瘤，或更确切地说，骨肉瘤的流行病学数据要更为可靠，通常其发病率与软组织肉瘤一起统计。据报道，其全球平均发病率约为 5 例新发病例/（10 万人·年）。各国独立的统计数据与全球相似：在英国和意大利（约6000 万人口）每年约有 3000 例新发病例，在美国（约 3 亿人口）每年约有 1.2万新发病例。

　　一般认为恶性骨肿瘤发病率不超过所有恶性肿瘤的 1%。

　　具体就骨肉瘤来说，其发病率占所有肉瘤的 1/6 ～ 1/5，发病率为（0.8 ～ 1）新发病例/（10 万人·年）。

　　相比非恶性肿瘤病变，本书中关于原发性恶性肿瘤病变的流行病学的图表要更为可信。唯一的偏倚来自于原发部位在躯干及颅脑内的恶性肿瘤患者，这些病例因未在骨科医院诊治，所以未被登记，造成数据丢失。

　　与假瘤性病变及良性病变相同，原发性恶性骨肿瘤的男女发病率比例仍为1.44 ：1。中位年龄为 25 岁，发病高峰为 10 ～ 30 岁。在成年人中其发病率较高且不随年龄变化（图 1-5、图 1-6）。

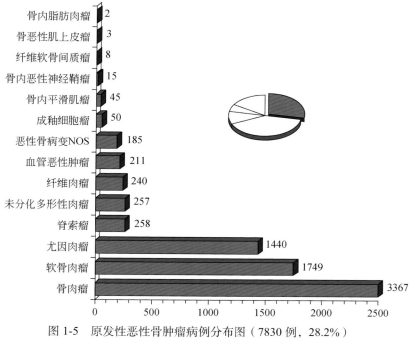

图 1-5　原发性恶性骨肿瘤病例分布图（7830 例，28.2%）

1900—2012 年，意大利 - 博洛尼亚 - Rizzoli 骨科研究所 - 实验肿瘤学实验室 - 流行病学

骨肉瘤是骨骼系统最常见的恶性肿瘤，约 0.2 新发病例 /（10 万人·年）。

软骨肉瘤发病率略低于骨肉瘤，其次为尤因肉瘤，报道称其发病率为骨肉瘤的一半。其他所有实体肿瘤均非常罕见，其受累部位与良性肿瘤一致（图 1-5）。

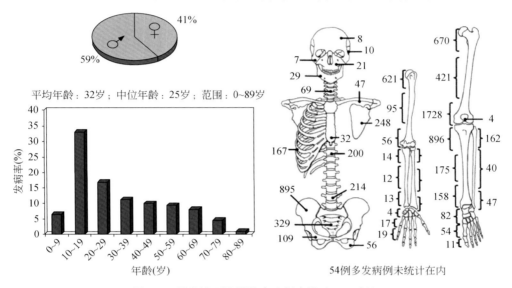

54 例多发病例未统计在内

图 1-6　原发性恶性骨肿瘤流行病学（7830 例）

1900—2012 年，意大利 - 博洛尼亚 - Rizzoli 骨科研究所 - 实验肿瘤学实验室 - 流行病学

主要参考文献

Jemal A，Murray T，Samuels A，Ghafoor A，Ward E，Thun MJ（2003）Cancer statistics，
2003. CA Cancer J Clin 3：5-26

Jemal A，Siegel R，Ward E，Murray T，Xu J，Thun MJ（2007）Cancer statistics，2007. CA
Cancer J Clin 57：43-66

Storm HH（1994）Cancers of the soft tissues. In：Doll R，Fraumeni JF Jr，Muir CS（eds）
Trends in cancer incidence and mortality，cancer surveys，vol 19/20. Imperial Cancer Research
Fund，Cold Spring Harbour Laboratory Press，Plainview，pp 197-217

Whelan J，McTiernan A，Cooper N，Wong YK，Francis M，Vernon S，Strauss SJ（2012）
Incidence and survival of malignant bone sarcomas in England 1979–2007. Int J Cancer 131（4）：
E504-E517

第二章　骨肿瘤影像学基本原则

Daniel Vanel

骨影像学在过去几十年中取得了巨大进展。除动脉造影、骨扫描和X线外，还增加了超声、CT、磁共振成像（magnetic resonance imaging，MRI）及正电子发射断层扫描（positron emission tomography，PET）。与此同时，化疗使得原发性恶性骨肿瘤生存率得到提高，保肢手术使得患者局部疗效有所改善。影像学在骨肿瘤诊断、分期、监测疗效和检测复发中起着重要作用。

2.1　诊断

为尽可能获得较可信的诊断，必须充分了解患者年龄，肿瘤部位（骨或受侵犯的骨组织）、大小（小的通常为良性）、钙化和骨化，肿瘤边界局限范围（边界越清晰，其生长越缓慢），骨膜反应及软组织受累情况等信息。结合临床病史、影像学资料和组织病理学才能获得最准确的结果，因此骨肿瘤诊断必须由多学科团队（multi-disciplinary team，MDT）合作完成。

骨肿瘤诊断第一步必须要有X线片，它能够初步确定病变范围，并且不需要其他检查辅助诊断。如果X线片上病变提示可能为恶性，下一步需立即行MRI以对病灶进行分期。

X线检查有如下局限性：叠加效应，部分骨皮质破坏显影不清，对扁平及短小骨、软组织显示不佳。

当X线检查发现可能存在骨骼病变时，CT可用于进一步明确诊断。CT可

D. Vanel，MD

意大利博洛尼亚，Rizzoli 骨科研究所，解剖与组织病理学部

e-mail：daniel.vanel@ior.it

更好地研究骨皮质，从而分析微小钙化灶和薄的骨膜反应，能很好地显示骨样骨瘤（优于 MRI）。通过测量组织密度有助于区分脂肪、液体、血液及钙化组织，此外通过注射造影剂可以较好地定位受累软组织及血管。

然而，CT 的对比度远低于 MRI，后者为局部分期的主要方法。MRI 诊断作用较为局限，因为它更难于分析钙化和骨膜反应（MRI 中黑色信号可能提示钙化，但也可能为纤维组织或慢性出血）。对于液 - 液平面 MRI 比 CT 显示更佳，因为 MRI 对比度更高、检测时间更长。这种液 - 液平面常见于动脉瘤性骨囊肿，但并不具有特异性。

2.2　局部分期

通过 MRI 我们能对骨肿瘤的位置进行精准分析。

髓内侵袭（以及手术切除的范围）、跳跃转移、软组织及血管神经累及都能被轻易、可靠地检测出来。其主要限制在于难以准确判断可能影响手术决策的关节受累情况：如果肿瘤邻近关节软骨，我们无法通过 MRI 准确预测关节是否受累。

在存在 MRI 禁忌证时（如装有心脏起搏器和眼内金属异物时）可使用 CT，但其精准度较低。

2.3　远处转移

骨扫描可检测肿瘤骨转移及全身多发病灶。全身 MRI 敏感性更高且无放射性。肺转移病灶则可通过胸部 CT 明确。

上述方法虽然敏感性较好，但特异性较差（换言之，即便检测到病变，也无法明确其是否为转移灶）。

PET-CT 可对患者进行全身整体检查，研究肿瘤代谢活性及远处转移。其空间分辨率较为有限（小于 5mm 的病变可能被忽视），同时部分恶性肿瘤的代谢可能并不活跃（如硬化转移）。

2.4　疗效评估

大多数原发性恶性骨肿瘤均接受术前新辅助化疗。肿瘤病灶缩小、出现钙化、骨扫描早中期造影剂摄取降低及大多数 MRI 图像动态变化均为治疗有效的表现，上述影像学表现在化疗后期才变得可靠。PET 的初期结果并不明显优于上述检查（不过未来可能会有优势）。

2.5　局部复发监测

当怀疑存在局部复发时，如果假体为非顺磁性的（即钛金属），可考虑行局部 MRI。

2.6　总结

骨肿瘤影像学检查首选仍为 X 线检查。当诊断存在困难时，下一步可行 CT。MRI 为局部分期、疗效评估和监测复发的主要方式。PET 诊断作用目前仍有待评估（图 2-1）。

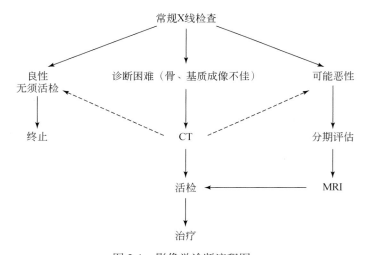

图 2-1　影像学诊断流程图

主要参考文献

Azouz EM（2002）Magnetic resonance imaging of benign bone lesions：cysts and tumors. Top Magn Reson Imaging 13（4）：219-229. Review

Miller SL，Hoffer FA（2001）Malignant and benign bone tumors. Radiol Clin North Am 39（4）：673-699. Review

Murphey MD（2007）World Health Organization classification of bone and soft tissue tumors: modifications and implications for radiologists. Semin Musculoskelet Radiol 11（3）: 201-214. Review

Rodallec MH, Feydy A, Larousserie F, Anract P, Campagna R, Babinet A, Zins M, Drapé JL（2008）Diagnostic imaging of solitary tumors of the spine: what to do and say. Radiographics 28（4）: 1019-1041. Review

Woertler K（2003）Benign bone tumors and tumor-like lesions: value of cross-sectional imaging. Eur Radiol 13（8）: 1820-1835. Review

第三章 骨肿瘤病理学基本原则

Marco Gambarotti

骨肿瘤是较罕见的肿瘤，占全身恶性肿瘤的 0.8% ～ 1%。我们认为目前已发现超过 40 种恶性骨肿瘤，那么可想而知，只有大型骨肿瘤诊疗中心才可能拥有对部分骨肿瘤足够的诊治经验。在骨肿瘤诊疗中心强烈建议多学科合作，以避免发生严重错误。

处理骨肿瘤标本的病理医师必须严格遵循如下诊断流程：从准确采集临床病史开始，进行详细影像学检查，再进行诊断决策所需的步骤，最后进行组织病理学诊断。所有上述步骤必须要与 MDT 成员进行协作讨论，包括骨科、放射科及肿瘤科医师，以便在诊断后进一步明确合适治疗手段。近些年，病理科医师已经开始收集新鲜肿瘤组织样本并储存在生物标本库，这对研究这些罕见肿瘤意义非凡，其可在后期进一步对标本进行分子生物学检测，或在大型国际科研项目中与其他研究机构共享组织样本。

详细检查诊断流程和临床特征分析中的每一个步骤，如患者年龄、症状、病变位置等都对病变初步评估很有必要。例如，尤因肉瘤、骨肉瘤这样的骨肿瘤就好发于年轻人，而脊索瘤、骨髓瘤和软骨肉瘤等则好发于成年人或老年人。当骨肉瘤发生于 50 岁以上的患者时，其常继发于既往已存在的骨病，如 Paget 病及骨梗死，或出现在放疗后。

患者症状与体征常是诊断的重要线索，骨样骨瘤的典型表现为夜间痛，且可被水杨酸类药物缓解；发热则提示可能是尤因肉瘤而非淋巴瘤。

当存在肿瘤骨转移时，务必要求准确采集原发肿瘤临床病史以鉴别肿瘤是原发性还是继发性，如血液标本中甲状旁腺素水平是诊断甲状旁腺功能亢进的

M. Gambarotti，MD

意大利博洛尼亚，Rizzoli 骨科研究所，解剖与组织病理学部

e-mail：marco.gambarotti@ior.it

关键特征。

　　肿瘤在特定骨段及骨组织内具体发生部位也非常重要，有些肿瘤好发于骨骺，如骨巨细胞瘤（giant cell tumor，GCT）、软骨细胞瘤及透明细胞软骨肉瘤；大多数肿瘤发生于骨骼中心，然而部分肿瘤则偏心性分布于骨皮质中；还有一部分肿瘤，如成釉细胞瘤几乎全部发生于胫骨骨干。在低级别软骨病变中，病变部位对其准确组织病理学诊断十分关键：如果该病变位于手、足部位的骨骼中，常为良性，然而当其位于肋骨及胸骨时，虽然其组织病理学特征相同，但通常为恶性。发生于骨膜的病变侵袭性通常低于相应的骨髓中的病变。

　　病变的影像学特征对病理科医师也同样重要：他们经常需要结合影像学的宏观表现及组织学特性进行综合考虑。骨肿瘤病变可导致骨质溶解或反应性骨增生（骨硬化），上述两者组合被认为是骨质破坏的典型表现：

　　（1）地图式骨质破坏模式，为缓慢发生病变的典型模式。

　　（2）"虫蚀样"模式通常为生长速度更快、更具侵袭性病变的典型模式，因为其侵袭速度快，所以该情形下的骨硬化并不十分明显。

　　（3）渗透性生长见于最具侵袭性的病变，如淋巴瘤和尤因肉瘤。

　　最后，骨膜反应为解释骨肿瘤的生物学特征提供了很好的线索。快速生长的病变不会引起骨膜反应，因为其通常需要2周左右时间才能在X线上被检测到。某些类型的骨膜反应提示特定的诊断（如尤因肉瘤常伴有洋葱样骨膜反应）。在详细检查上述所有内容后，病理医师才能明确骨骼病变的组织病理学诊断。

　　从组织病理学角度来看，2013年世界卫生组织（World Health Organization，WHO）基于细胞学、组织病理学标准及肿瘤产生的基质对骨肿瘤分类。表4-1展示了目前所用的组织病理学分类。来源于骨的病变与软骨病变及尤因肉瘤占所有骨肿瘤的80%左右；其余实体肿瘤远较之罕见，其总共仅占约20%。使用诸如免疫组化的辅助技术对评估骨转移的可能原发病灶及部分原发性骨肿瘤（如脊索瘤和成釉细胞瘤）十分重要。分子生物学技术具有一些技术上的限制，这是骨肿瘤中使用脱钙溶液所致，但其仍被广泛用于尤因肉瘤确诊及其他疾病诊断（如原发性动脉瘤样骨囊肿、骨纤维异常增殖症）。在Rizzoli骨科研究所我们根据Broders系统对骨骼肉瘤采用4级恶性肿瘤分类系统（1～2级，低级别；3～4级，高级别）。

　　本书以目前世界上最系统深入的系列研究为基础，对每种实体肿瘤使用标准化模式阐述，旨在为广大读者了解并掌握这类罕见疾病提供一种非常实用的诊断工具。

主要参考文献

Antonescu CR（2008）Molecular profi ling in the diagnosis and treatment of high grade sarcomas.

Ultrastruct Pathol 32（2）：37-42. Review

Bovée JV，Hogendoorn PC（2010）Molecular pathology of sarcomas：concepts and clinical implications. Virchows Arch 456（2）：193-199. Review

Broders AC（1920）Squamous-cell epithelioma of the lip（a study of fi ve hundred and thirty-seven cases）. JAMA 6：656-664

Broders AC（1925）The grading of carcinoma. Minn Med 8：726-730

Fletcher CDM，Bridge JA，Hogendoorn PCW，Mertens F（eds）（2013）WHO classification of tumors of soft tissue and bone，4th edn. International Agency for Research on Cancer，Lyon Unni K et al（2005）Afi p atlas of tumor pathology - Series 4 - Tumors of the bones and joints. Arp Press，Silver Spring

第四章　原发性骨肿瘤分类

Piero Picci

　　根据原发性骨肿瘤组织分化程度对其进行命名与分类，如表 4-1 所示。术语"肿瘤"通常指生长的肿物，但同时也被临床医师用于描述非肿瘤性病变，如组织细胞纤维瘤及骨软骨瘤，因为其组织分化可被识别，即纤维组织细胞和软骨。其他生长性的病变通常被定义为"反应性"组织，且并不显示某种特定可识别的组织分化模式。原发性骨肿瘤不包括来源于血液系统的淋巴瘤和骨髓瘤。

表 4-1　原发性骨肿瘤分类

组织源性	良性	交界性［局部侵袭性和（或）很少转移］	恶性*
纤维源性和纤维组织细胞源性	组织细胞纤维瘤 良性纤维组织细胞瘤	成纤维性纤维瘤	纤维肉瘤
软骨源性	骨软骨瘤 Hemimelic 骨骺发育不良 内生软骨瘤 骨膜软骨瘤 骨软骨黏液瘤 甲床下外生骨疣 异常骨膜骨软骨瘤增生 滑膜软骨瘤病	软骨样纤维瘤 软骨肉瘤 1 级 软骨母细胞瘤 纤维软骨间充质瘤	软骨肉瘤 2 级 软骨肉瘤 3 级 去分化型软骨肉瘤 间质细胞型软骨肉瘤 外周型软骨肉瘤* 骨膜软骨肉瘤* 透明细胞型软骨肉瘤*
成骨源性	骨瘤 骨样骨瘤	骨母细胞瘤	低级别中心型骨肉瘤* 经典型骨肉瘤 毛细血管扩张型骨肉瘤 小圆细胞型骨肉瘤 继发性骨肉瘤 骨膜外骨肉瘤* 骨膜骨肉瘤* 高级别表面骨肉瘤

P. Picci，MD
意大利博洛尼亚，Rizzoli 骨科研究所，肌肉骨骼系统肿瘤及实验肿瘤学实验室
e-mail：piero.picci@ior.it

续表

组织源性	良性	交界性［局部侵袭性和（或）很少转移］	恶性 *
富含巨细胞的破骨细胞源性	巨细胞修复性肉芽肿	骨巨细胞瘤	恶性巨细胞瘤
血管源性	血管瘤 淋巴管瘤	上皮样血管瘤	血管内皮细胞瘤 * 上皮样血管内皮瘤 * 血管肉瘤
神经源性	施万细胞瘤 神经纤维瘤		恶性施万细胞瘤
脂肪源性	脂肪瘤		
肌源性	平滑肌瘤		平滑肌肉瘤
脊索源性	良性脊索细胞瘤		脊索瘤 *
肿瘤性质未明确 / 其他肿瘤	单纯性骨囊肿 骨纤维异常增殖症 骨纤维发育不良 软骨间充质错构瘤 Rosai-Dorfman 病	动脉瘤样骨囊肿 朗格汉斯细胞组织细胞增生症 Erdheim-Chester 病	成釉细胞瘤 * 尤因肉瘤 未分化多形性肉瘤

* 如病变不是去分化，则为低度恶性。

第五章　组织细胞纤维瘤

Pietro Ruggieri

　　别名：非骨化性纤维瘤、干骺端纤维性缺损、纤维性骨皮质缺损及纤维性黄色瘤。

　　定义：组织细胞纤维瘤是一种常见的主要由组织成纤维细胞组成的良性病变，最常发生于骨骼未成熟个体的长骨干骺端，呈偏心性分布。

　　大多数病例表现出无临床症状和自限性的特点，肌腱和韧带会附着于邻近的骺板，以上表明该疾病为创伤后表现或发育缺陷而并非真正的肿瘤。在同一患者的单侧或双侧下肢看到两个或三个病灶的现象并不少见。另外，一种特殊罕见的临床情况是许多多发组织细胞纤维瘤出现更广泛的骨骼甚至骨外的异常，这种情况称为 Jaffe-Campanacci 综合征，我们在后文将另行讨论。

　　流行病学：总体而言，组织细胞纤维瘤是一种非常常见的病变，发病率在30%左右。然而，在大多数情况下，患者是无症状的，因此真正的发病率可能更高。男性发病率略高于女性。本病常见于幼年时期和青春期，在 5 岁之前和 20 岁之后罕见（图 5-1）。

　　发病部位：病变始于长骨的干骺端，然后向骨干移行。起始于皮质内或骨膜下，大多数位于膝关节和踝关节周围，在股骨近端和上肢罕见，但躯干、手和足例外。两个或三个病灶可出现在同侧或双侧下肢（如股骨远端和胫骨近端）（图 5-1）。

　　临床表现：通常是基于其他无关原因（通常是创伤）所做的影像学检查做出诊断，组织细胞纤维瘤是偶然诊断中最经典及最常见的病变。在较大的病变处（超过 1/2 ~ 2/3 的骨横截面，特别是胫骨和腓骨远端），可有病理性骨折发生，但很罕见。

P. Ruggieri，MD，PhD

意大利博洛尼亚，Rizzoli 骨科研究所，第二骨科与创伤诊疗中心

e-mail：pietro.ruggieri@ior.it

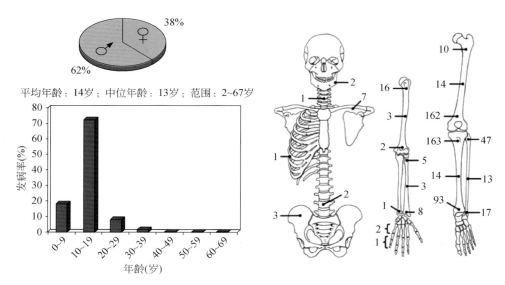

图 5-1　组织细胞纤维瘤流行病学（563 例，包括 18 例多中心病例）

1900—2012 年，意大利 - 博洛尼亚 - Rizzoli 骨科研究所 - 实验肿瘤学实验室 - 流行病学

影像学特点：X 线检查通常可以诊断，病变缺损发生于干骺端、皮质内和（或）骨膜下，一般呈分叶状，病灶内为界线清楚的透亮阴影，周边包绕一硬化带边缘。由于骨壁褶皱间隔，溶骨性的影像可呈现多腔样（图 5-2）。皮质可变薄，因慢性骨膜反应而轻微变厚的情况较少见。

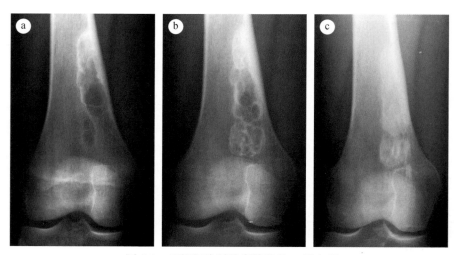

图 5-2　组织细胞纤维瘤膝关节 X 线表现

病变呈溶骨性，位于干骺端，集中在皮质层，边缘被硬化线限制。因为病变无疼痛，组织细胞纤维瘤诊断可确定，无须活检。随着时间推移，在近端（相对较旧）病灶中的骨化可发生缓慢的完全退化。

a.1997 年；b.2000 年；c.2003 年

　　组织病理学：组织致密，质韧，呈茶褐色，有时存在黄色（泡沫细胞）或暗色（含铁血黄素）区域。饱满的梭形细胞呈明显的轮辐状排列，交织成致密网状结构，也可见明显的散在多核巨细胞。常可见载脂泡沫细胞及细胞质内外的含铁血黄素（图 5-3）。

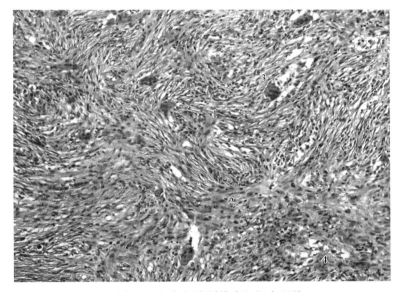

图 5-3　组织细胞纤维瘤组织病理学

1. 致密的组织成纤维细胞呈叠瓦状和旋涡状（轮辐状）排列；2. 大量的饱满、染色均匀的细胞核，正常核分裂象罕见（病变活跃区域）；3. 小而散在的巨型细胞，细胞较少，纤维束丰富（florid 期）；4. 泡沫细胞（肿瘤的消退现象）

　　病程与分期：在骨骼成熟期肿瘤停止生长，甚至更早停止也非常常见。然后病变逐渐骨化。分期由最初的 1 期或 2 期，逐渐变成 1 期。

　　治疗与预后：多数组织细胞纤维瘤无须治疗，通常可根据临床表现及影像学特点即可进行诊断，无须活检。病理性骨折本身并不是手术的指征，因为骨折基本可正常愈合。对于大范围的病变，极少数情况下需要进行刮除和植骨，这可能与骨折移位需行内固定治疗有关。

本章要点	
临床表现	偶然发现，一般无症状
影像学特点	骨膜下或皮质内偏心性、分叶状改变
组织病理学	无异型性的梭形细胞，泡沫细胞
鉴别诊断	软骨黏液样纤维瘤（通过影像学可鉴别）

主要参考文献

Betsy M，Kupersmith LM，Springfield DS（2004）Metaphyseal fibrous defects. J Am Acad
　　Orthop Surg 12：89-95

Jee WH，Choe BY，Kang HS et al（1998）Nonossifying fibroma：characteristics at MRI imaging
　　with pathologic correlation. Radiology 209：197-202

Levine SM，Lambiase RE，Petchprapa CN（2003）Cortical lesions of the tibia：characteristic
　　appearances at conventional radiography. Radiographics 23：157-177

Mankin HJ，Trahan CA，Fondren G，Mankin CJ（2009）Non-ossifying fibroma，fibrous cortical
　　defect and Jaffe-Campanacci syndrome：a biologic and clinical review. Chir Organi Mov 93（1）：
　　1-7. Review

Vanel D，Ruggieri P，Ferrari S，Picci P，Gambarotti M，Staals E，Alberghini M（2009）
　　The incidental skeletal lesion：ignore or explore? Cancer Imaging 9（Spec No A）：S38-S43.
　　Review

第六章　伴骨外异常表现的多发性组织细胞纤维瘤

Pietro Ruggieri

伴骨外异常表现的多发性组织细胞纤维瘤（Jaffe-Campanacci 综合征）非常罕见，可能与神经纤维瘤有关。大的多发性组织细胞纤维瘤延伸到一侧或双侧下肢长骨或四肢，可广泛累及躯体一侧，甚至累及骨盆，常可见咖啡牛奶斑，偶可见智力低下、性腺功能减退或隐睾、眼和心血管异常及其他皮肤的病变，这些提示与神经纤维瘤有关。

相比于一般的组织细胞纤维瘤，多发性组织细胞纤维瘤更常出现骨轻微膨胀、应力性或病理性骨折、畸形、肢体不等长等症状。

影像学特点：病变相当广泛，可从干骺端累及骨干。溶骨病变大多位于皮质内或呈偏心性，皮质多菲薄或缺如（图 6-1）。鉴别诊断包括多灶性纤维结构不良，影像学和组织病理学特点在这两种病变中有很大不同。

组织病理学：同传统的组织细胞纤维瘤。

病程：类似于传统的组织细胞纤维瘤，病变在骨骼发育成熟后停止进展，进而被硬化骨所取代。

治疗：旨在预防病理性骨折和纠正畸形。

P. Ruggieri，MD，PhD

意大利博洛尼亚，Rizzoli 骨科研究所，第二骨科与创伤诊疗中心

e-mail：pietro.ruggieri@ior.it

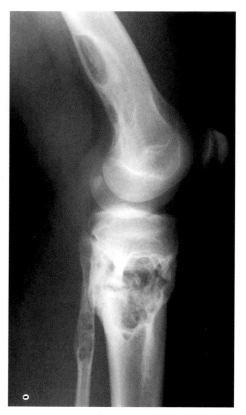

图 6-1　多发性组织细胞纤维瘤膝关节侧位 X 线表现

胫骨病变处破坏，腓骨病变出现在中心部而非皮质，此征象在菲薄的骨质中常见

主要参考文献

Mankin HJ，Trahan CA，Fondren G，Mankin CJ（2009）Non-ossifying fibroma，fibrous cortical defect and Jaffe-Campanacci syndrome: a biologic and clinical review. Chir Organi Mov 93（1）: 1-7. doi: 10. 1007/s12306-009-0016-4. Epub 2009 Apr 29. Review

Mirra JM，Gold RH，Rand F（1982）Disseminated nonossifying fibromas in association with café-au-lait spots（Jaffe-Campanacci syndrome）. Clin Orthop Relat Res 168: 192-205

第七章　骨纤维异常增殖症

Pietro Ruggieri

相关疾病：McCune-Albright 综合征，Mazabraud 综合征。

定义：骨纤维异常增殖症（fibrous dysplasia，FD）是一种由独特的纤维-骨组织构成的错构瘤，可以呈单骨型，也可以呈多骨型。

流行病学：单骨型 FD 较为常见，而多骨型 FD 则相对少见，还有一些临床上罕见的种类，如 McCune-Albright 综合征。由于 FD 通常不表现出临床症状，其真实发病率难以确定。女性发病率稍高于男性。患者常在 10 ～ 30 岁被确诊，但是当没有临床症状的时候，任何年龄段的人群都可以发现患有此病（图 7-1）。多骨型 FD 和 McCune-Albright 综合征在早期儿童阶段就可以表现出症状。

发病部位：本病常见于股骨（近端）、胫骨、颅面部的骨骼、肋骨；其次是肱骨、前臂骨、髂骨（图 7-1）。多发性和多骨型 FD 常见发病部位相同。同一长骨的其他区域及相邻的 2 ～ 3 块骨骼通常同时受累。下肢较上肢多发。大多数时候，手、足只在泛发性多骨型 FD 中受累。脊柱、肩胛骨、锁骨受累罕见。多骨型往往只在身体的一侧发病。

临床表现：单骨型 FD，通常不表现出临床症状，只在体检时偶然发现。多骨型 FD，表现为间歇性骨痛（疲劳性骨折）、表浅骨骼的膨胀、病理性骨折、畸形及双下肢不等长。此外，多骨型 FD 还有一些特殊表现，如咖啡牛奶斑（café-au-lait spot，又称缅因海岸斑，coast of Maine）、多发性内分泌异常（McCune-Albright 综合征，McCune-Albright syndrome）、肌内黏液瘤（Mazabraud 综合征，Mazabraud syndrome）。

P. Ruggieri，MD，PhD

意大利博洛尼亚，Rizzoli 骨科研究所，第二骨科与创伤诊疗中心

e-mail：pietro.ruggieri@ior.it

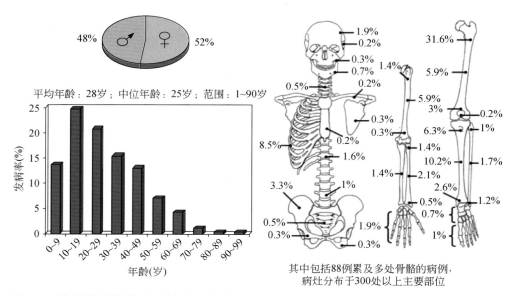

图 7-1　骨纤维异常增殖症流行病学（629 例，包括 9 例 McCune-Albright 综合征及 5 例 Mazabraud 综合征）

1900—2012 年，意大利－博洛尼亚－Rizzoli 骨科研究所－实验肿瘤学实验室－流行病学

影像学特点：常规 X 线检查显示骨皮质和骨松质有明显的缺损。病变边界清晰，有时有高亮的骨硬化形成的外壳包裹。骨皮质可变薄，向外扩张，但仍然连续，不伴骨膜反应（图 7-2）。磨玻璃样改变的透光性取决于病变区编织骨的骨小梁数目。多骨型 FD 可见股骨近端严重的"牧羊拐"（shepherd's crook）畸形（图 7-3）。同位素骨扫描，可见与射线强度相符的热结节（弥漫性的异常增殖骨形成）。CT：呈均匀的磨玻璃样透亮影，可见囊腔和软骨区（有时可见钙化）。MRI：T_1 加权像呈均匀低信号影。

组织病理学：不累及骨膜，骨皮质光滑但菲薄。病变组织与周围骨组织差异明显，呈稍白的粉色，性质可呈纤维性、骨性或介于两者之间（沙砾状）。有时可见出血区或含有血液内容物的囊腔，偶尔可见稀疏的透明软骨小叶嵌于其中。良性增殖的成纤维细胞和编织骨交错分布。骨小梁以"汉字"样结构排列，往往没有清晰的成骨细胞构成的边缘，良性骨巨细胞和泡沫细胞常见，无有丝分裂活动，无异型性（图 7-4）。在组织病理学表现上，呈岛状的软骨可占据大部分区域。有些区域的表现可与动脉瘤样骨囊肿相似。

病程与分期：儿童和青少年人群中病变以 2 期多见，而成人多为 1 期（注：1 期可能就是无症状期，2 期可能是症状期）。出血（妊娠期）可导致成年患者病变范围扩大并且出现临床症状。只有极少数的 FD 可以发展为肉瘤（已报道的

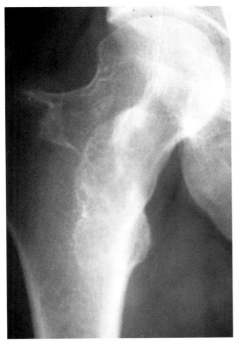 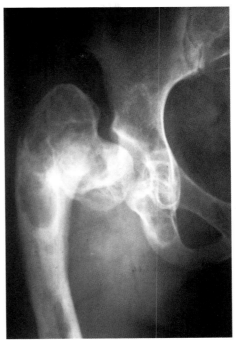

图 7-2　骨纤维异常增殖症股骨近端 X 线表现

病变位于干骺端，呈多形性、偏心性、硬化性，被硬
化环限制

图 7-3　骨纤维异常增殖症髋关节 X 线表现

病变呈骨溶解和硬化并存，较局限，图为典型的股
骨颈畸形（"牧羊拐"）

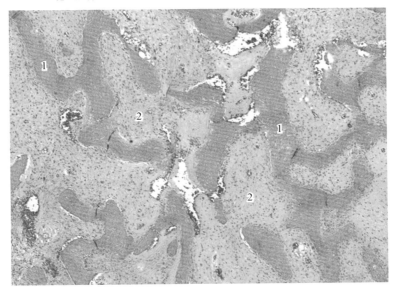

图 7-4　骨纤维异常增殖症组织病理学

未成熟骨小梁嵌于未成熟的成纤维组织中。1. 异常增殖的骨小梁通常很小，形状类似中国汉字，往往没有成骨
细胞形成的边缘，骨小梁已形成编织结构；2. 未分化纤维结缔组织包绕骨小梁，可见大量的无有丝分裂活动的
成纤维细胞

案例中, 恶变的不到0.5%）。单骨型 FD 和多骨型 FD 均可出现恶变, 老年人多见, 尤其是放疗后。

治疗：一般无须治疗, 应当避免病变组织的刮除和植骨。如果出现畸形, 可采用截骨和内固定术进行矫正, 优先考虑应用髓内钉系统。

本章要点	
临床表现	常因体检偶然发现
影像学特点	磨玻璃样改变
组织病理学	良性成纤维性病变：未成熟编织骨形成；无成骨细胞
鉴别诊断	低级别中央型骨肉瘤

染色体易位		
点突变 GNAS1	20q13.32	93%

主要参考文献

Case DB，Chapman CN Jr，Freeman JK，Polga JP（2010）Best cases from the AFIP：atypical presentation of polyostotic fibrous dysplasia with myxoma（Mazabraud syndrome）. Radiographics，30（3）：827-832

Dorfman HD（2010）New knowledge of fibro-osseous lesions of bone. Int J Surg Pathol 18（3 Suppl）：62S-65S. Review

Dujardin F，Binh MB，Bouvier C，Gomez-Brouchet A，Larousserie F，Muret AD，Louis-Brennetot C，Aurias A，Coindre JM，Guillou L，Pedeutour F，Duval H，Collin C，de Pinieux G（2011）MDM2 and CDK4 immunohistochemistry is a valuable tool in the differential diagnosis of low-grade osteosarcomas and other primary fibro-osseous lesions of the bone. Mod Pathol 24：624-637

Dumitrescu CE，Collins MT（2008）McCune-Albright syndrome. Orphanet J Rare Dis 3：12 Ruggieri P，Sim FH，Bond JR，Unni KK（1994）Malignancies in fibrous dysplasia. Cancer 73（5）：1411-1424

Szuhai K，Cleton-Jansen AM，Hogendoorn PC，Bovée JV（2012）Molecular pathology and its diagnostic use in bone tumors. Cancer Genet 205（5）：193-204. doi：10. 1016/j. cancergen. 2012. 04. 001

Yoshida A，Ushiku T，Motoi T，Shibata T，Beppu Y，Fukayama M，Tsuda H（2010）Immunohistochemical analysis of MDM2 and CDK4 distinguishes low-grade osteosarcoma from benign mimics. Mod Pathol 23（9）：1279-1288

第八章 长骨骨纤维结构不良

Pietro Ruggieri

流行病学： 长骨骨纤维结构不良属罕见疾病，多发于男性，常见于 5 ～ 10 岁的儿童，少数病例为先天性（图 8-1）。

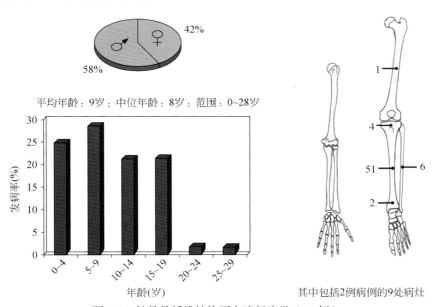

平均年龄：9岁；中位年龄：8岁；范围：0~28岁

其中包括2例病例的9处病灶

图 8-1 长骨骨纤维结构不良流行病学（57 例）

1900—2012 年；意大利 - 博洛尼亚 - Rizzoli 骨科研究所 - 实验肿瘤学实验室 - 流行病学

P. Ruggieri，MD，PhD

意大利博洛尼亚，Rizzoli 骨科研究所，第二骨科与创伤诊疗中心

e-mail：pietro.ruggieri@ior.it

发病部位：病灶几乎完全局限于胫骨骨干，偶尔累及同侧腓骨。特别指出，胫骨和腓骨的病变均为双侧性。

临床表现：病损处中度膨胀，骨干向前成角或内外翻，无痛，应力性骨折和病理性骨折并不罕见，但假关节除外。

影像学特点：出现典型的皮质内骨质溶解，多累及前侧（偶尔内外翻）皮质，并常伴骨干向前成角。皮质中度均匀地膨胀，极薄，表面光滑。对于髓质，骨质溶解边缘被硬化骨包绕，常使骨髓腔变窄或闭合。骨质溶解可多发，呈多房或泡状外观（图 8-2）。一些骨质溶解被稀薄的毛玻璃影遮盖。

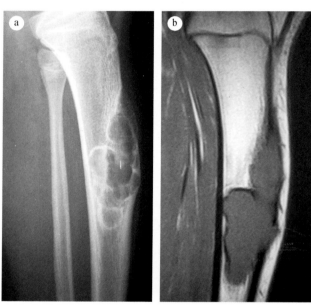

图 8-2　长骨骨纤维结构不良胫腓骨侧位 X 线表现及矢状位 MRI T_1 加权像
胫骨弯曲，病变中心在胫骨骨干皮质前缘，呈溶骨性，高度局限

组织病理学：组织病理学上，主要为纤维组织嵌入编织骨的骨小梁结构，边缘为立方形成骨细胞。相比活跃的骨纤维结构不良，此纤维复合物细胞成分较少，含有纤细的胶原蛋白，偶尔呈轮辐状结构或局灶性纤维黏液样变。骨小梁结构在病变中央偏稀疏、薄、互相交织，外周逐渐变得密集、融合，呈层状，骨小梁和纤维组织与周围正常骨组织混合（分层结构）（图 8-3a）。此外可见小的透明软骨灶。免疫组化通过细胞角蛋白（cytokeratin，CK）抗体染色可显示分离的细胞、小的巢状结构或显微管状结构（图 8-3b），这些细胞在 HE 染色下显示不明显。

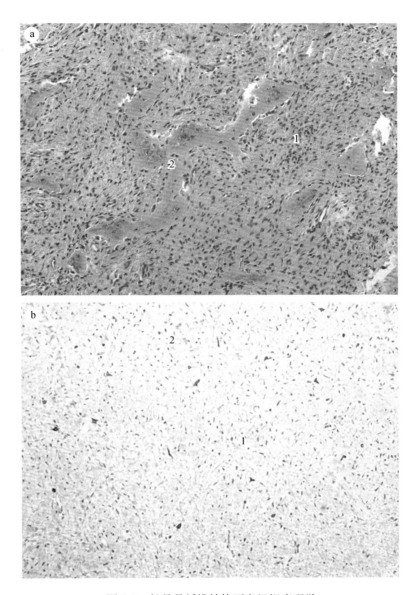

图 8-3　长骨骨纤维结构不良组织病理学

a.纤维组织嵌入骨小梁，周围包绕成骨细胞，"带状"是该病变的组织病理学特征。1.纤维组织：高度分化的成纤维细胞呈轮辐状，含胶原纤维；2.新形成的骨小梁与编织结构被成骨细胞包绕。这些现象通常发生于病灶中心，边缘处数量更多且密集。b.免疫组化 CK 染色显示骨纤维结构不良。1.CK 局灶阳性；2.CK 阴性纤维组织基质

病程与分期：幼年时病变可能有很大的进展，此后稳定。10 ～ 12 岁后，可通过周围骨质增厚慢慢修复。病理性骨折常可愈合。先天性假关节不是本病的特征表现。

治疗与预后：在病变稳定前行病灶内切除术常出现局部复发，通常不推荐手术（甚至活检）。儿童在有指征时，需要在监护人的配合下使用支具进行保护，直至愈合。本病多预后良好，仅有少数病例留有下肢畸形和短缩。一小部分患者可发展为成釉细胞瘤，这种情况可见于儿童，青少年和年轻成年人罕见。

本章要点	
临床表现	儿童胫骨（或腓骨）骨质中度膨胀
影像学特点	皮质内膨胀伴畸形
组织病理学	良性成纤维基质组织伴不成熟编织骨，边缘包绕成骨细胞
鉴别诊断	成釉细胞瘤

免疫组化	
CK	罕见阳性细胞

主要参考文献

Benassi MS，Campanacci L，Gamberi G，Ferrari C，Picci P，Sangiorgi L，Campanacci M（1994）Cytokeratin expression and distribution in adamantinoma of the long bones and osteofibrous dysplasia of tibia and fibula. An immunohistochemical study correlated to histogenesis. Histopathology 25（1）：71-76

Campanacci M，Laus M（1981）Osteofibrous dysplasia of the tibia and fibula. J Bone Joint Surg Am 63（3）：367-375

Gleason BC，Liegl-Atzwanger B，Kozakewich HP，Connolly S，Gebhardt MC，Fletcher JA，Perez Atayde AR（2008）Osteofibrous dysplasia and adamantinoma in children and adolescents：a clinicopathologic reappraisal. Am J Surg Pathol 32（3）：363-376

Khanna M，Delaney D，Tirabosco R，Saifuddin A（2008）Osteofibrous dysplasia, osteofibrous dysplasia-like adamantinoma and adamantinoma：correlation of radiological imaging features with surgical histology and assessment of the use of radiology in contributing to needle biopsy diagnosis. Skeletal Radiol 37（12）：1077-1084

Most MJ，Sim FH，Inwards CY（2010）Osteofibrous dysplasia and adamantinoma. J Am Acad Orthop Surg 18（6）：358-366. Review

Taylor RM，Kashima TG，Ferguson DJ，Szuhai K，Hogendoorn PC，Athanasou NA（2012）Analysis of stromal cells in osteofibrous dysplasia and adamantinoma of long bones. Mod Pathol. 25：56-64

第九章　骨纤维结构不良和成釉细胞瘤

Pietro Ruggieri

这两种病变是非常相关的，可以在同一章节描述。两者都是罕见的，但成釉细胞瘤罕见度是骨纤维结构不良的 3 倍。骨纤维结构不良是一种良性病变甚至可以自愈，而成釉细胞瘤是一种可发生远处转移的低级别恶性肿瘤。然而，在极少数情况下，骨纤维结构不良可以转变为成釉细胞瘤。骨纤维结构不良好发于儿童，而成釉细胞瘤则多发生于成年人和青少年。然而，也有一些特殊的成釉细胞瘤病例发生在儿童。骨纤维结构不良几乎仅发生在胫骨（腓骨）；成釉细胞瘤普遍发生在胫骨，但也有罕见病例发生在其他长骨甚至软组织。这两种病变的临床及影像学表现可不同，但多数情况很类似。组织病理学上，骨纤维结构不良具有骨 – 纤维结构特点，与纤维结构不良相似，但含有单一上皮样细胞微小病灶，只能通过角蛋白免疫组化染色观察。在成釉细胞瘤或由骨纤维结构不良转变成的成釉细胞瘤中，甚至可以通过常规 HE 染色观察到上皮样细胞呈小的或大的巢状，上皮样细胞可通过角蛋白免疫组化证实。

主要参考文献

见第八章长骨骨纤维结构不良。

P. Ruggieri，MD，PhD

意大利博洛尼亚，Rizzoli 骨科研究所，第二骨科与创伤诊疗中心

e-mail：pietro.ruggieri@ior.it

第十章　单纯性骨囊肿

Pietro Ruggieri

　　定义：单纯性骨囊肿（单房性骨囊肿）为原发性单一囊性病变，囊内充满清亮液体，是唯一真正符合病理囊肿定义的骨囊肿。单纯性骨囊肿如果合并病理性骨折，则仅含有血液。

　　流行病学：单纯性骨囊肿为最常见的骨病之一。男性较女性高发（2∶1）。本病多发生在婴儿期和青少年期，5～15岁发病率最高（图10-1）。

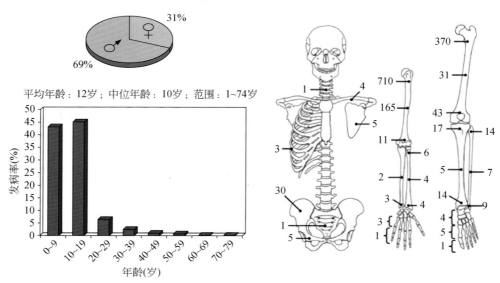

图 10-1　单纯性骨囊肿流行病学（1481 例）

1900—2012 年，意大利‑博洛尼亚‑Rizzoli 骨科研究所‑实验肿瘤学实验室‑流行病学

P. Ruggieri，MD，PhD

意大利博洛尼亚，Rizzoli 骨科研究所，第二骨科与创伤诊疗中心

e-mail：pietro.ruggieri@ior.it

发病部位：单纯性骨囊肿常起于长骨干骺端，骺板之下，但是随着年龄增长，囊肿会迁移到骨干。病灶在肱骨近端最常见，其次是股骨近端（图10-1）。

临床表现：单纯性骨囊肿本身并无症状，疼痛可继发于反复的病理性骨折。本病有时仅偶然被发现。

影像学特点：影像学特征性表现为单纯的骨质溶解导致的骨皮质变薄、膨胀。囊内多存在骨隔，使囊腔呈多房状。如果发生骨折，则可能在X线片看到腔内脱落的骨皮质碎片，称为"落叶征"（图10-2）。

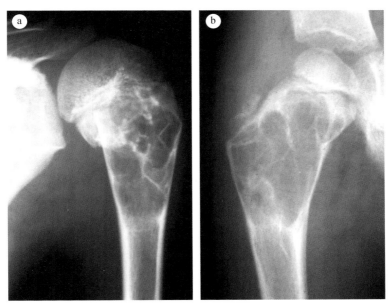

图10-2　单纯性骨囊肿典型患者肱骨近端和股骨近端X线表现

病变位于干骺端，从骺板开始（逐渐向骨干发展），为单纯溶骨性、中心性、骨皮质变薄，肱骨病变已破损

组织病理学：大体上表现为充满浆液的囊腔，囊液成分近似滑膜液。当囊腔生长的时候，壁内侧出现一层由扁平的结缔组织细胞和少数破骨细胞构成的薄膜。当病变处于非活动期时，壁内侧细胞则变为立方细胞，沿壁分布有胆固醇裂缝、含铁血黄素沉积、零散的巨细胞和成骨细胞。大约20%的囊壁内含有粉红色、颗粒状无定形物质，类似牙骨质或纤维蛋白样的物质，这是单纯性骨囊肿有力的诊断依据（图10-3）。

病程与分期：骨囊肿依据病变活性分期。靠近骺板的病灶其内压通常大于$30cmH_2O$，其膜多有破损，总体临床特征活跃，视为2期。远离骨骺的病灶则内压相对较低、膜较厚、总体特点不活跃，视为1期。骨折偶尔可诱导囊肿的自发愈合。

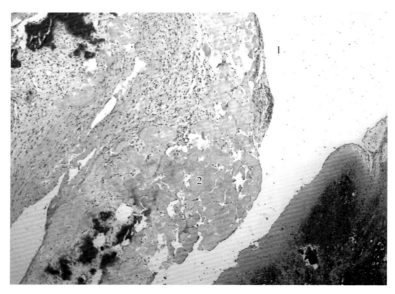

图 10-3　单纯性骨囊肿组织病理学

1. 非特异性疏松胶原组成的薄而有光泽的膜。在该膜表面，细胞可呈立方形，略有内皮样外观；立方细胞深面是一个疏松的间质细胞带，内有含铁血黄素、巨噬细胞、多核巨细胞和零散的淋巴单核细胞浸润；2. 假性纤维构成的小梁团块状结构，为牙骨质样物质，无细胞成分，无成骨细胞边界。多数观点认为这是纤维物质凝结而成。有时小梁结构可钙化；有时逐渐和骨样小梁融合；有时也可在边缘出现骨样 - 成骨细胞性沉积

治疗与预后：经皮注射甲泼尼龙似乎对大多数活性期囊肿有一定的疗效，潜在病灶治疗的有效性则仍存在争议，建议个体化治疗。对骨折或存在骨折风险的患者使用囊壁刮除术和植骨术伴或不伴内固定。

本章要点	
临床表现	偶然发现，若伴骨折则疼痛
影像学特点	单纯溶骨性，中心性生长，多位于干骺端，骨折后有"落叶征"
组织病理学	单纯囊腔，内衬薄层结缔组织
鉴别诊断	无

主要参考文献

Baschang A，von Laer L（1991）Indication and procedure of the operative treatment of benign bone cysts in children and adolescents. Eur J Pediatr Surg 1（4）：207-209

Bensahel H，Jehanno P，Desgrippes Y，Pennecot GF（1998）Solitary bone cyst：controversies and treatment. J Pediatr Orthop B 7（4）：257-261

Capanna R，Albisinni U，Caroli GC，Campanacci M（1984）Contrast examination as a prognostic factor in the treatment of solitary bone cyst by cortisone injection. Skeletal Radiol 12（2）：97-102

Di Bella C，Dozza B，Frisoni T，Cevolani L，Donati D（2010）Injection of demineralized bone matrix with bone marrow concentrate improves healing in unicameral bone cyst. Clin Orthop Relat Res 468（11）：3047-3055

Margau R，Babyn P，Cole W，Smith C，Lee F（2000）MRI imaging of simple bone cysts in children：not so simple. Pediatr Radiol 30（8）：551-557

第十一章　朗格汉斯细胞组织细胞增生症

Pietro Ruggieri

　　定义：朗格汉斯细胞组织细胞增生症是一种病因不明的肉芽肿样组织细胞增生性疾病，可累及骨髓、内脏、皮肤和黏膜。

　　1）局限于骨骼：为单个或多个嗜酸性肉芽肿。

　　2）慢性弥漫型：包括汉－许－克病（Hand-Schuller-Christian 病）。

　　3）急性/亚急性播散型：包括莱特勒－西韦病（Letterer-Siwe 病）。

嗜酸性肉芽肿

　　流行病学：朗格汉斯细胞组织细胞增生症多呈单发，多发性病变小于 10%，男性多见，好发于 5 ~ 10 岁（图 11-1、图 11-2）。

　　发病部位：躯干的扁骨和短骨，颅骨（顶部、额部）、肋骨、髋骨、椎体、锁骨和肩胛骨。长骨，近一半发生在股骨、肱骨和胫骨（典型者位于骨干），手、足部位十分罕见。

　　临床表现：本病可出现疼痛，浅表骨广泛肿胀，病理性骨折少见，神经根痛，脊髓压迫症少见，脊椎病变时可有脊柱畸形。本病偶可见血沉（erythrocyte sedimentation rate，ESR）轻度增快和嗜酸性粒细胞轻度增多。

　　影像学特点：X 线检查可见多种特征的溶骨性病变。有时病灶呈圆形，常有多个环，边界清楚，有薄的边界硬化骨，总体呈良性外观。其有时表现为"虫蚀样"外观，边界模糊，无边界硬化骨，有"洋葱皮样"骨膜反应，类似恶变过程，

P. Ruggieri，MD，PhD

意大利博洛尼亚，Rizzoli 骨科研究所，第二骨科与创伤诊疗中心

e-mail：pietro.ruggieri@ior.it

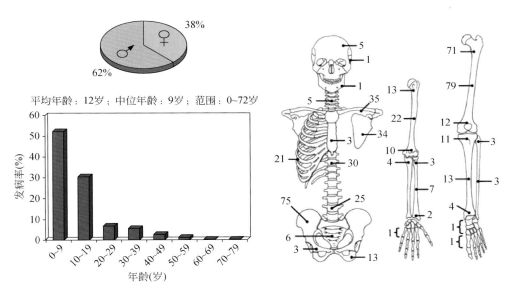

图 11-1　朗格汉斯细胞组织细胞增生症流行病学（孤立性嗜酸性细胞肉芽肿，517 例）

1900—2012 年，意大利 - 博洛尼亚 - Rizzoli 骨科研究所 - 实验肿瘤学实验室 - 流行病学

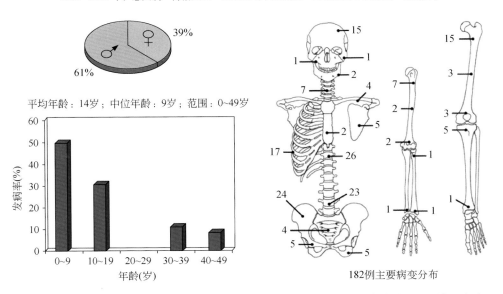

图 11-2　朗格汉斯细胞组织细胞增生症流行病学（多发性嗜酸性细胞肉芽肿，汉 - 许 - 克病，38 例）

1900—2012 年，意大利 - 博洛尼亚 - Rizzoli 骨科研究所 - 实验肿瘤学实验室 - 流行病学

如尤因肉瘤。典型表现是椎体迅速、均匀的扁平化至一薄层骨板（扁平椎）（图 11-3、图 11-4）。骨扫描有时可见多个病灶。MRI：T_1 加权像为浅灰色，中等低信号，T_2 加权像信号高于脂肪信号。

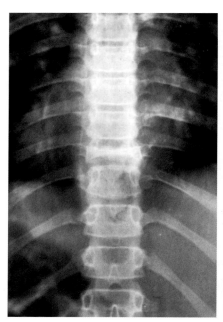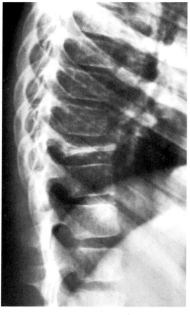

图 11-3　朗格汉斯细胞组织细胞增生症脊柱正侧位 X 线表现

T_9 完全塌陷，无软组织肿块影

组织病理学：组织切片柔软，半液体状，黄灰色，伴有出血和坏死。背景为大的浅染细胞（组织细胞），内有白细胞浸润，无细胞间基质，小巢状嗜酸性粒细胞结节明显。组织细胞胞质丰富，边界模糊，核淡染，呈肾形，核膜凹陷，核仁小，可排列成巢状或结节状，或形成均一的背景，浸润的嗜酸性粒细胞则核小、分叶，胞质内充满亮红色颗粒。很少有中性粒细胞和淋巴细胞。大量的网状组织围绕着小群的细胞。可见零散的巨细胞、泡沫细胞和有丝分裂象（图 11-5）。

病程与分期：生长迅速但自限，有痊愈倾向，至少部分骨骼能修复，很少发展为多种类型，个别可转变为慢性弥漫性。通常处于 2 期，3 期罕见。

治疗：通过细针穿刺活检和冰冻切片确诊后，首选类固醇注射治疗。临床上能在 2 年内达到痊愈或基本痊愈。脊柱病变需要支具或灌注。本病可使用放疗（2000 ～ 3000rad）。多发病变时可全身使用可的松和进行化疗。

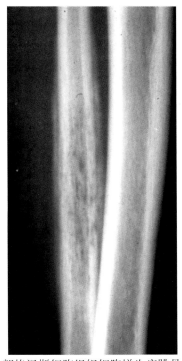

图 11-4　朗格汉斯细胞组织细胞增生症腓骨 X 线表现

骨干边界欠清的溶骨性病变，有不规则骨膜成骨。早期病变与尤因肉瘤或急性感染难以鉴别

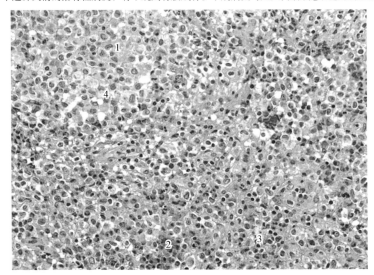

图 11-5　朗格汉斯细胞组织细胞增生症组织病理学

1.背景为朗格汉斯细胞，排列成或紧或松的网状结构，很少呈巢状或结节状；2.嗜酸性粒细胞浸润（新发病灶活化区）；3.混合的炎症细胞（嗜酸性粒细胞、中性粒细胞和淋巴细胞）；4.咖啡豆样核，核膜凹陷，为朗格汉斯细胞的典型和诊断性特征

本章要点	
临床表现	疼痛，肿胀，增长迅速
影像学特点	表现多样，良性至侵袭性均有
组织病理学	有组织细胞、白细胞、嗜酸性粒细胞
鉴别诊断	骨髓炎，尤因肉瘤

免疫组化	
CD1a	+
S100	+
Langerin	+

主要参考文献

Ghanem I，Tolo VT，D'Ambra P，Malogalowkin MH（2003）Langerhans cell histiocytosis of bone in children and adolescents. J Pediatr Orthop 23（1）：124-130

Han I，Suh ES，Lee SH，Cho HS，Oh JH，Kim HS（2009）Management of eosinophilic granuloma occurring in the appendicular skeleton in children. Clin Orthop Surg 1（2）：63-67

Howarth DM，Gilchrist GS，Mullan BP，Wiseman GA，Edmonson JH，Schomberg PJ（1999）Langerhans cell histiocytosis：diagnosis，natural history，management，and outcome. Cancer 85（10）：2278-2290

Kilpatrick SE，Wenger DE，Gilchrist GS，Shives TC，Wollan PC，Unni KK（1995）Langerhans' cell histiocytosis（histiocytosis X）of bone. A clinicopathologic analysis of 263 pediatric and adult cases. Cancer 76（12）：2471-2484

Plasschaert F，Craig C，Bell R，Cole WG，Wunder JS，Alman BA（2002）Eosinophilic granuloma. A different behaviour in children than in adults. J Bone Joint Surg Br 84（6）：870-872

第十二章 软骨瘤
Nicola Fabbri，Davide Donati

定义：软骨瘤（内生软骨瘤）是由分化良好的透明软骨构成的髓内肿瘤。

流行病学：软骨瘤十分常见（仅次于组织细胞纤维瘤和骨软骨瘤），无性别差异，可发病于任何年龄段（图 12-1）。

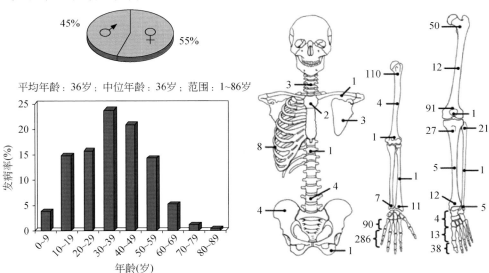

图 12-1 软骨瘤流行病学（817 例）

1900—2012 年，意大利－博洛尼亚－Rizzoli 骨科研究所－实验肿瘤学实验室－流行病学

N. Fabbri，MD
纪念斯隆－凯特琳癌症中心，骨外科手术部
美国纽约，约克大道 1275 号，10065
e-mail：fabbrin@mskcc.org

D. Donati，MD
意大利博洛尼亚，Rizzoli 骨科研究所，第三骨科与创伤诊疗中心肿瘤流行病学部
e-mail：davide.donati@ior.it

发病部位: 软骨瘤仅发生于有软骨组织的骨骼中,大多数病例发生于手部的管状骨。内生软骨瘤也是手部最常见的骨肿瘤。其他软骨瘤主要分布在长骨,尤其是股骨,但因为大多数病变无临床症状,所以手部以外软骨瘤的实际发病率是被低估了的。

临床表现: 由于生长缓慢、瘤周反应极小且无血管生长,软骨瘤通常是无痛的。但在一些活跃的软骨瘤中(主要发生于年轻人),或在锻炼之后,或在发生病理性骨折之后,会出现直接的疼痛。通过对浅表骨的视诊和触诊能检查到骨皮质的轻度膨胀,如手部和足部的管状骨、肋骨及腓骨,这些部位常容易发生病理性骨折。

影像学特点: 病灶多为中央型,有时可为偏心性或位于骨皮质内。病变为溶骨性,呈圆形、分叶状,最外层发生反应性硬化,表现为边缘清晰的薄壳。病损小叶的周边可因发生钙化或骨化形成颗粒状、爆米花样或环状的高密度影(图 12-2)。在多数情况下,长骨中软骨瘤能增长到相当大的程度,但是极少数超过 6cm;在小型骨中(手骨、肋骨、腓骨),表现为骨皮质变薄且骨骼轻至中度扩大(图 12-3)。CT 能显示病变分叶和多岛叶的特征、清晰的界线、组织放射密度及骨皮质缺乏渗透性改变。MRI 检查最能体现其纵向病变范围:病变在 T_1 加权像为低信号,在 T_2 加权像为高信号,钙化在 T_1 加权像和 T_2 加权像均为黑色低信号。同位素骨扫描中大多数病变为热信号,有时能够显示无症状软骨瘤以帮助分期或进行其他情况的随访,该技术对诊断无症状软骨瘤有极大帮助。

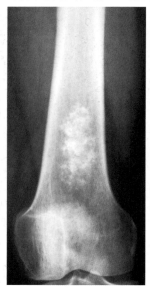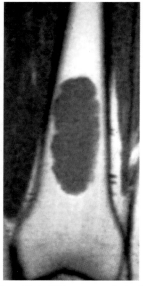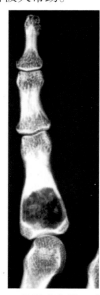

图 12-2 软骨瘤股骨远端正位 X 线表现和 MRI T_1 加权像   图 12-3 软骨瘤指骨 X 线表现

病变局限于骨髓腔中心,有典型的软骨钙化症状(围绕着一个明确的   病变局限于指骨中,内有软骨钙化
中心),未包含骨皮质和软组织

　　组织病理学：病变由软骨小叶组成，其形态是典型的透明软骨，钙化区为不透明白色颗粒状物。反应性骨化或软骨内成骨呈黄白色质硬环状和条纹状，分布于小叶周围和小叶之间（图 12-4）。病变范围通常是无规律的，因为软骨小叶向骨松质推进并且在骨皮质上"凿出了一些小龛影"，但其边缘一般是清晰的。软骨细胞大小相当，排列疏松，有小的圆形致密核，偶尔可见同源细胞群。双核细胞极为罕见，但并非完全不可见。很难区分良性内生软骨瘤和软骨肉瘤，虽然只通过临床影像检查结果就能轻松诊断软骨肿瘤，但真正的问题是如何区分软骨瘤和 1 级软骨肉瘤。在组织结构上，将其区分开是有困难的。

　　1）1 级软骨肉瘤组织内细胞更加丰富，细胞核更加饱满，在每个高倍镜视野中有超过 4 ~ 5 个双核细胞，但是这些特征是主观的。

　　2）在同一个肿瘤中可同时发现软骨瘤病变区域和 1 级软骨肉瘤病变区域。

　　3）如果病变发生在手部、儿童、骨膜或软骨瘤病患者，那么低度恶性肿瘤的组织病理学指标是没有意义的。有一个方法对于区分肿瘤和自体骨有极大帮助：软骨瘤可共存于散布在骨骼中的软骨岛中，通常被成熟的板层骨壳包围；相反，在至少 90% 的病例中，软骨肉瘤侵袭透入自体骨的髓腔和哈弗斯管中。尽管也能在晚期骨关节炎和骨折后骨骺中发现软骨的渗透区域，但该渗透模型仍有着高达 99% 的正确率。

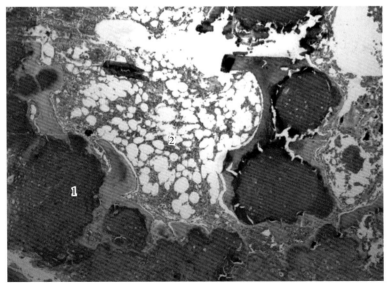

图 12-4　软骨瘤组织病理学

1. 软骨小叶中出现成熟骨基质；2. 正常黄骨髓出现在两软骨小叶的中间

病程与分期：当骨骼发育成熟后，软骨瘤生长速度减缓，并逐渐停止增长。因此，儿童软骨瘤为 2 期，成人软骨瘤为 1 期。单发性软骨瘤的恶变发生率目前未知，而且存在争议，软骨瘤极少发生在手部，躯干和肢带骨（limb girdle）则并不罕见。

治疗与预后：我们能通过临床影像学特征做出诊断，大多数软骨瘤不需要进行活检和手术治疗。如果出现疼痛、病理性骨折或出于外形美观的需求，手部的内生软骨瘤一般通过刮除术和植骨术治疗。在少数情况下，当不能明确诊断时，可采取活检。利用 X 线定期随访有助于 1 级软骨肉瘤鉴别诊断。在骺板闭合后，内生软骨瘤几乎没有增长；软骨肉瘤则呈持续性生长，每年至少生长 1 ～ 2cm，而且伴随逐渐加剧的疼痛及经常发生的夜间痛醒。

本章要点	
临床表现	常因体检偶然发现
影像学特点	向心性、分叶状、颗粒状、环状钙化
组织病理学	良性软骨周围发生骨化，未浸润骨松质
鉴别诊断	低度恶性中央型软骨肉瘤

主要参考文献

Brien EW，Mirra JM，Kerr R（1997）Benign and malignant cartilage tumors of bone and joint：their anatomic and theoretical basis with an emphasis on radiology，pathology and clinical biology. I. The intramedullary cartilage tumors. Skeletal Radiol 26（6）：325-353. Review

Gajewski DA，Burnette JB，Murphey MD，Temple HT（2006）Differentiating clinical and radiographic features of enchondroma and secondary chondrosarcoma in the foot. Foot Ankle Int 27（4）：240-244

Kransdorf MJ，Peterson JJ，Bancroft LW（2007）MRI imaging of the knee：incidental osseous lesions. Magn Reson Imaging Clin N Am 15（1）：13-24. Review

Robbin MRI，Murphey MD（2000）Benign chondroid neoplasms of bone. Semin Musculoskelet Radiol 4（1）：45-58. Review

Romeo S，Hogendoorn PC，Dei Tos AP（2009）Benign cartilaginous tumors of bone：from morphology to somatic and germ-line genetics. Adv Anat Pathol 16（5）：307-315. Review

第十三章　骨膜软骨瘤

Nicola Fabbri，Davide Donati

定义：骨膜软骨瘤是起源于骨骼表面的良性软骨瘤。该疾病十分罕见，通常发生在儿童和青壮年。一般发生于长骨干骺端，尤其是肱骨近端（图 13-1）。骨膜软骨瘤患者通常会有轻微的疼痛，这是骨膜在肿瘤生长的过程中受到

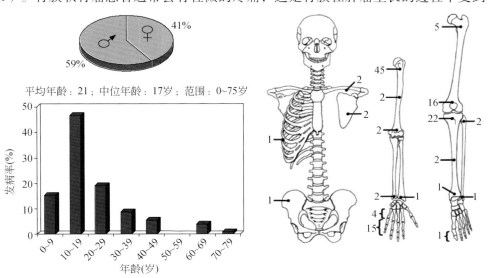

平均年龄：21；中位年龄：17岁；范围：0~75岁

图 13-1　骨膜软骨瘤流行病学（127 例）

1900—2012 年，意大利 – 博洛尼亚 – Rizzoli 骨科研究所 – 实验肿瘤学实验室 – 流行病学

N. Fabbri，MD
纪念斯隆 – 凯特琳癌症中心，骨外科手术部
美国纽约，约克大道 1275 号，10065
e-mail：fabbrin@mskcc.org

D. Donati，MD
意大利博洛尼亚，Rizzoli 骨科研究所，第三骨科与创伤诊疗中心肿瘤流行病学部
e-mail：davide.donati@ior.it

刺激，皮肤肿胀所致。影像学显示骨皮质有表面侵蚀，有时存在轻微圆齿边，有时则边界规整（图 13-2）。这些侵蚀是由较小或中等大小的半球形骨膜软骨肿块导致的。在较大的软骨瘤中，肿瘤的影像学通常表现为颗粒影和爆米花样影。

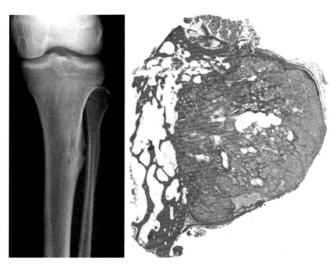

图 13-2　骨膜软骨瘤病变 X 线表现及组织病理学
男性，22 岁。小型（小于 3cm）边界清楚的由透明软骨组成的分叶状病变。病变存在于骨膜之下，与下方皮质的连接处边界清晰。软骨细胞常会增大，核呈多形性且深染

在组织病理学形态上，骨膜软骨瘤和内生软骨瘤十分相似，但骨膜软骨瘤更容易表现为细胞增殖的特性（细胞高密度、核饱满及频繁出现双核细胞）。在大多数情况下，如果出现疼痛和肿胀，通常需要进行肿瘤病灶整块切除术或完全刮除术，这两种手术效果相同。

本章要点	
临床表现	好发于年轻患者，疼痛轻微
影像学特点	骨膜下，干骺端，侵蚀骨皮质，颗粒样钙化灶
组织病理学	良性软骨小叶，可能存在增生
鉴别诊断	骨膜软骨肉瘤

主要参考文献

Boriani S，Bacchini P，Bertoni F，Campanacci M（1983）Periosteal chondroma. A review of twenty cases. J Bone Joint Surg Am 65（2）：205-212

Nojima T，Unni KK，McLeod RA，Pritchard DJ（1985）Periosteal chondroma and periosteal chondrosarcoma. Am J Surg Pathol 9（9）：666-677

Robinson P，White LM，Sundaram M，Kandel R，Wunder J，McDonald DJ，Janney C，Bell RS（2001）Periosteal chondroid tumors：radiologic evaluation with pathologic correlation. AJR Am J Roentgenol 177（5）：1183-1188

Varma DG，Kumar R，Carrasco CH，Guo SQ，Richli WR（1991）MRI imaging of periosteal chondroma. J Comput Assist Tomogr 15（6）：1008-1010

Woertler K，Blasius S，Brinkschmidt C，Hillmann A，Link TM，Heindel W（2001）Periosteal chondroma：MRI characteristics. J Comput Assist Tomogr 25（3）：425-430

第十四章　多发性软骨瘤

Nicola Fabbri，Davide Donati

相关疾病： Maffucci 综合征。

多发性软骨瘤（软骨瘤病，Ollier 病）一般不常见，其发生率可能为单发性软骨瘤的 1/10。这种疾病没有遗传性并且在男性中常见，它的发生部位和病变大小是不固定的，只有少数有症状的多发性软骨瘤局限在手部或某一肢体小部分；在某些病例中，病变可扩展至全身，并且所有的病变都符合多发性软骨瘤的特点，即 Ollier 病。虽然多发性软骨瘤最好发的部位是手足部的小型管状骨，但也可能出现在任何骨骼中。主要症状有关节肿胀、屈曲变形及下肢不等长（甚至大于 10cm）等。但是多发性软骨瘤的局限形式和明显的扩散形式（Ollier 病）的关系仍未知（图 14-1）。

在极其罕见的 Maffucci 综合征中，多发、弥漫性软骨瘤与皮肤、皮下或深层软组织（不包括骨）中的多发性血管瘤有关。其基本的影像学表现与单发性软骨瘤相似，在干骺端，透亮的纵向柱向骨干延伸，它们被骨间隔分离开，如同 "W" 形。软骨瘤的病变范围可以是非常广泛的，也可以是泡状或小梁状的，伴随着骨膨胀，骨皮质非常菲薄，甚至出现骨皮质缺乏（图 14-2）。在 Maffucci 综合征中，血管瘤 X 线检查可显示有静脉石。组织病理学上，与内生软骨瘤相比较，多发性骨软骨瘤的病变有更明显和更持久的潜在增殖特征。软骨由更多的细胞组成而且细胞核有时呈深染，在组织病理学上与低级别恶性软骨瘤相似（图 14-3）。儿童Ⅱ期，成人Ⅰ期更多见。多发性骨软骨瘤向继发性

N. Fabbri，MD
纪念斯隆－凯特琳癌症中心，骨外科手术部
美国纽约，约克大道 1275 号，10065
e-mail：fabbrin@mskcc.org

D. Donati，MD
意大利博洛尼亚，Rizzoli 骨科研究所，第三骨科与创伤诊疗中心肿瘤流行病学部
e-mail：davide.donati@ior.it

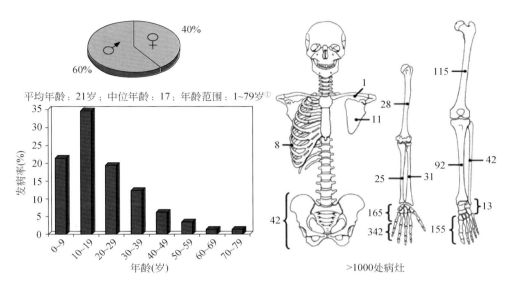

平均年龄：21岁；中位年龄：17；年龄范围：1~79岁[①]

图 14-1 多发性软骨瘤流行病学（147 例，包含 15 例 Maffucci 综合征）

1900—2012 年，意大利－博洛尼亚－Rizzoli 骨科研究所－实验肿瘤学实验室－流行病学

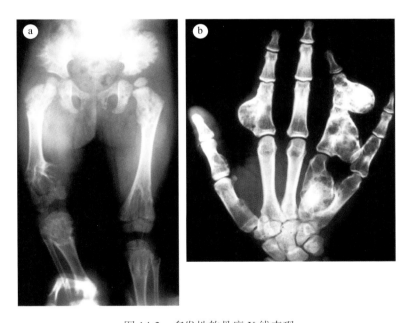

图 14-2 多发性软骨瘤 X 线表现

a.骨盆和四肢近端 X 线，多发性软骨瘤病变主要发生在干骺端，伴随骨骼变形；b.手部 X 线，多发性软骨瘤

---

① 译者注：原版存误，1 ～ 17 岁，应为 1 ～ 79 岁。

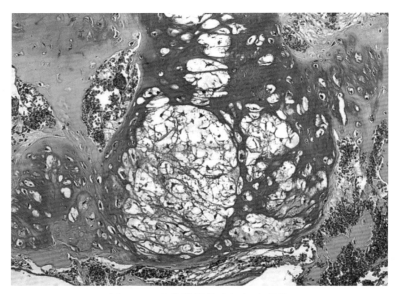

图 14-3　多发性软骨瘤组织病理学

软骨小叶表现出明显的异型性伴假性恶性病变。如果病变为 Ollier 病 /Maffucci 综合征，发生在儿童，发生于骨膜部位、手足部位或关节处（滑膜性软骨瘤病），那么在组织病理学上可认为是良性的

肉瘤转化时，多转化为软骨肉瘤，在 Ollier 病中有 20% ～ 30% 的患者会出现这种转化，在 Maffucci 综合征患者中比例则高达 50%。多发性软骨肉瘤转化成恶性肉瘤常见于成人，但也可能出现在 20 岁之前，尤其是 Maffucci 综合征。

Ollier 病和 Maffucci 综合征这两种疾病都具备高风险骨外恶性肿瘤的发生率，如乳腺癌、肝癌、卵巢癌和中枢神经系统肿瘤，这表明其潜在的遗传缺陷会诱发肿瘤。手术治疗的目的是缓解症状而非切除软骨瘤。骨骼畸形、肢体不等长可通过截骨术和（或）延长术进行治疗。疾病的预后取决于恶变的发生率。

"活跃" 软骨瘤的概念和软骨肉瘤的鉴别诊断

值得提出的是，某些软骨瘤的组织病理学特征在本质上与软骨肉瘤类似。事实上，多发性软骨瘤中的 Ollier 病和 Maffucci 综合征的病变组织、骨膜软骨瘤、手部和足部的内生软骨瘤、滑膜性软骨瘤病、软组织软骨瘤的组织病理学特征与 1 级软骨肉瘤一致。换句话说，1 级软骨肉瘤与上述良性病变在细胞学上无法区分。因此，对于恶性病变的诊断是基于临床影像学特征及骨小梁组织的渗透增长形式。另外，最重要的是组织病理学家审查这些病理切片时需要有充分的临床资料，包括活检和 X 线检查的部位，并且在做出软骨肉瘤的诊断之前需要与骨科医师讨论。还有非常重要的一点是，识别是否发生恶变需要有一个成年早期（20 岁左右）的放射学检查作为基线以便进行对比。恶性肿瘤的特点是在骨的基线图像上有局灶性病变，这种图像往往表现出"风吹征"，这种软组织肿块在 MRI 下最易观察。患者会经受长期慢性疼痛，也可能会感觉到有新肿块的产生。

主要参考文献

Flemming DJ，Murphey MD（2000）Enchondroma and chondrosarcoma. Semin Musculoskelet Radiol 4（1）：59-71. Review

Pansuriya TC，Kroon HM，Bovée JV（2010）Enchondromatosis insights on the different subtypes. Int J Clin Exp Pathol 3（6）：557-569. Review

Pansuriya TC，Oosting J，Krenács T，Taminiau AH，Verdegaal SH，Sangiorgi L，Sciot R，Hogendoorn PC，Szuhai K，Bovée JV（2011）Genome-wide analysis of Ollier disease：is it all in the genes? Orphanet J Rare Dis 6：2

Schwartz HS，Zimmerman NB，Simon MA，Wroble RR，Millar EA，Bonfi glio M（1987）The malignant potential of enchondromatosis. J Bone Joint Surg Am 69（2）：269-274

Silve C，Jüppner H（2006）Ollier disease. Orphanet J Rare Dis 1：37. Review

第十五章　单发性骨软骨瘤

Nicola Fabbri，Davide Donati

定义： 单发性骨软骨瘤是良性软骨肿瘤，是生长异常的骨膜下骺软骨按照正常的软骨内骨化方式生长并发育成熟形成的。它起源于一个异位的骺软骨骨膜下软骨岛，继发于接受放疗的儿童，或许因为射线在某种程度上能阻止和破坏骨骺板的增殖，从而有利于软骨岛的外排。

流行病学： 骨软骨瘤十分常见，多见于男性，男女比例为（1.5～2）∶1，起源于于婴幼儿早期，通常在6～20岁首次发现（图15-1）。

发病部位： 长骨最常见，股骨远端、肱骨近端和胫骨近端多见。虽然肿瘤起源于干骺端，但随着骨骼的生长，会向骨干移动。在躯干多累及肩胛骨和髂骨。个别患者会发生在手部和足部，但既不发生在膜内成骨的骨骼（如颅骨），也不发生在骨骺、腕骨和跗骨（跟骨除外）。

临床表现： 肿胀是其最主要的症状，肿瘤会随着骨骼生长缓慢肿大。骨软骨瘤通常是无痛的。但在极少数情况下，肿瘤由于解剖位置特殊，会引起滑囊炎或活动相关的疼痛和不适，尤其是在肿瘤体积过大时更为明显。有时，由于长期摩擦而形成了滑囊炎；当滑囊产生积液时，肿瘤体积会明显快速增长并伴随疼痛，这时需要怀疑是否发生恶变。另外，当骨软骨瘤压迫了周围神经或硬膜囊时，会引起神经症状；若其摩擦到动脉则会导致假性动脉瘤（股动脉）。再者，如果骨干发生外伤性骨折，骨软骨瘤会开始变得疼痛而且可移动，临床表现类似肌肉骨化和游离的关节小体。

N. Fabbri，MD
纪念斯隆 - 凯特琳癌症中心，骨外科手术部
美国纽约，约克大道 1275 号，10065
e-mail：fabbrin@mskcc.org

D. Donati，MD
意大利博洛尼亚，Rizzoli 骨科研究所，第三骨科与创伤诊疗中心肿瘤流行病学部
e-mail：davide.donati@ior.it

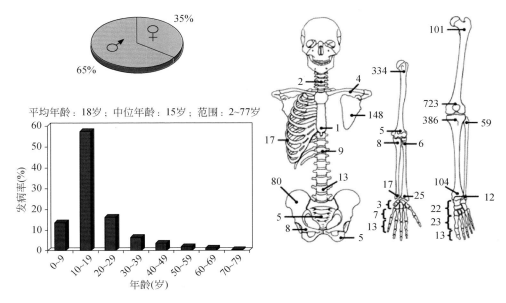

图 15-1　单发性骨软骨瘤流行病学（2153 例）

1900—2012 年，意大利‐博洛尼亚‐Rizzoli 骨科研究所‐实验肿瘤学实验室‐流行病学

影像学特点：骨软骨瘤是一种边界清晰的骨赘生物，其有菲薄的外层骨皮质，内部为骨松质。其特异性影像学特征是宿主骨的骨皮质延伸为骨软骨瘤的骨皮质，而骨软骨瘤的骨松质与干骺端的骨松质混合在一起。在大的病灶中，由于钙化的软骨残留，骨小梁局部增厚和骨坏死，成片或菲薄的骨质区可能交替出现密集的高信号不规则斑点。骨软骨瘤的形态有些是带蒂的球状，顶端呈菜花样或末端呈尖角样（图 15-2、图 15-3），而另一些骨软骨瘤的基底部则较宽。带蒂的骨软骨瘤常发生于骨干。尽管很少有巨大的骨软骨瘤（15 ～ 20cm），但大小并非恶变的证据。经过骨软骨瘤长期的压迫，相邻骨可发生扇形改变和弓状改变。CT、MRI、血管造影、超声检查在以下几种情况中能提供一系列帮助：①非典型病例的确诊；②术前规划（与血管束的关系）；③明确有无恶变（软骨帽的增厚，活动性滑囊炎产生积液）。同位素骨扫描在幼年期和青春期诊断活动性骨软骨瘤十分常用，骨骼成熟后，依然会呈现弱阳性或转阴，若肿瘤发生恶变或滑囊炎时，检查结果会再次变成阳性。

组织病理学：在儿童中，软骨帽覆盖软骨瘤的厚度从数毫米到 1cm 不等，甚至更多，并且表现为一种淡蓝色的与骨骺板相似的软骨结构。在成人中，这种软骨帽的厚度变薄，而且在某些区域消失；残余的软骨与关节软骨相似，均呈白色。软骨与软骨下骨的界线清晰。骨软骨瘤的内部是不规则的骨松质，有黄骨髓，偶有红骨髓。骨软骨瘤可被黏液囊覆盖，囊内包含浆液性渗出或血液渗出，以及偶见的骨软骨游离体。在其活跃期，软骨帽即使不规则，其特征也与正常骨骺板相同（图 15-4）。在儿童和青少年身上可观测到某些细胞结构、核的饱满度及细胞肥大。骨软骨瘤的骨小梁起源于内生软骨内骨化，骨松质可能包括参与钙化的软骨和（或）坏死骨。一些骨膜反应性骨化（即踇趾的外生骨疣、手部畸形的骨软骨性假瘤）可能是软骨增生发生软骨内骨化，因此可能类似于骨软骨瘤，然而这些病变缺乏以上提及的全部骨软骨瘤临床影像学特征。

病程与分期：骨软骨瘤在儿童期和青少年期生长，骨骼发育成熟后，将停止生长。因此，发生在儿童和青少年的是良性 2 期病变，在成人则是 1 期病变。单发性外生骨疣转化为周围性软骨肉瘤是十分罕见的（可能性 <1%），而且不会发生于青春期前。其恶变的风险取决于病变部位，偶可发生在躯干和肢带骨，膝关节周围也罕见，在肢体远端几乎不会发生。

治疗与预后：对于无症状的病变，没有相应的手术指征。但有一个例外，即当躯干和肢带骨发生骨软骨瘤时，成年患者可以选择预防性切除骨软骨瘤以避免其继发转化为软骨肉瘤。当儿童患者巨大骨软骨瘤靠近神经血管束时，进行预防性手术可避免进一步扩大的肿瘤包裹神经血管结构，以免晚期手术变得更加复杂。

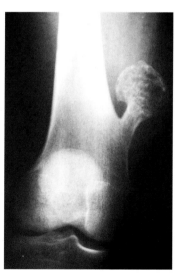

图 15-2　单发性骨软骨瘤股骨远端 X 线表现

骨软骨瘤的皮质与正常骨组织相连

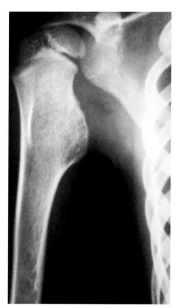

图 15-3　单发性骨软骨瘤右肩正位 X 线表现

肱骨近端的无蒂骨软骨瘤

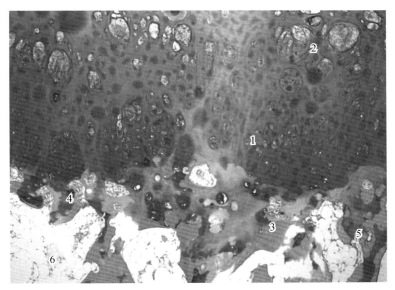

图 15-4　单发性骨软骨瘤组织病理学

单发性骨软骨瘤通常会发生在由软骨内骨化形成的骨骺板边缘区域。在生长期，即使生长不规则，其软骨帽也能表现出与正常发育的软骨相同的特征。底层骨中增殖软骨的进展性转化与骨骺的生长机制类似，但其生长发育则更加无序。1. 不规则的膨胀生长的软骨细胞柱；2. 软骨细胞变性；3. 软骨细胞自体溶解后，钙化软骨包涵了空骨陷窝；4. 血管间叶细胞侵犯了钙化软骨，并随之转化为成骨细胞；5. 成骨细胞形成的类骨质填充在钙化软骨的骨架上；6. 正常骨髓

本章要点

临床表现	在生长期，肿胀逐渐加重
影像学特点	骨性赘生物无骨松质插入：指套征
组织病理学	软骨帽（最厚达 1.5 ～ 2cm）覆盖正常的骨松质
鉴别诊断	低度恶性周围型软骨肉瘤

主要参考文献

Brien EW，Mirra JM，Luck JV Jr（1999）Benign and malignant cartilage tumors of bone and joint：their anatomic and theoretical basis with an emphasis on radiology，pathology and clinical biology. II. Juxtacortical cartilage tumors. Skeletal Radiol 28（1）：1-20. Review

Canella P，Gardini F，Boriani S（1981）Exostosis：development，evolution and relationship to malignant degeneration. Ital J Orthop Traumatol 7（3）：293-298

Florez B，Mönckeberg J，Castillo G，Beguiristain J（2008）Solitary osteochondroma long-term follow-up. J Pediatr Orthop B 17（2）：91-94

Saglik Y，Altay M，Unal VS，Basarir K，Yildiz Y（2006）Manifestations and management of osteochondromas: a retrospective analysis of 382 patients. Acta Orthop Belg 72（6）: 748-755

Valdivielso-Ortiz A, Barber I, Soldado F, Aguirre-Canyadell M, Enriquez G（2010）Solitary osteochondroma: spontaneous regression. Pediatr Radiol 40（10）: 1699-1701

第十六章　多发性骨软骨瘤

Nicola Fabbri，Davide Donati

多发性骨软骨瘤是一种罕见的疾病［发病率为（1～2）/100 000］，好发于男性，男女比例约为 2：1（图 16-1）。多发性骨软骨瘤常在 10 岁之前发病，比单发性骨软骨瘤发病更早。在约 2/3 的病例中可有家族遗传史，遗传方式多为常染色体显性遗传。相关基础研究已经发现一些致病的遗传变异，最常见的突变为 8 号染色体上的 EXT1 基因、11 号染色体上的 EXT2 基因及 19 号染色体上的 EXT3 基因，还有近来研究发现的一些其他 EXT 家族基因也参与了该病的发生。全身骨骼系统的病变往往是散在且相对对称的。通常情况下，骨软骨瘤发生在骨的周围，最常见于干骺端，肿胀，有时可致关节活动受限，严重时还可造成肢体短缩与畸形（图 16-2）。一些研究中心正在研究多发性骨软骨瘤的遗传学异常类型、疾病严重程度与肿瘤恶变风险之间的关系。多发性骨软骨瘤的病理特征与单发性骨软骨瘤一致。

多发性骨软骨瘤的治疗原则是预防和矫正畸形及短缩，方法包括根据实际情况切除、截骨及骨延长。大多数患者在不通过手术的情况下也可以很好地恢复，取得满意的功能。

在成年患者中多发性骨软骨瘤的肉瘤样变发生率较低，为 0.5%～2%。肉瘤的好发部位为躯干、肢带骨及膝关节。对于孤立性骨软骨瘤而言，其恶变的风险决定了患者的预后。因此，患者应终生随访，每 2～3 年复查深部骨软骨瘤（如骨盆、脊柱）X 线片。

N. Fabbri，MD
纪念斯隆－凯特琳癌症中心，骨外科手术部
美国纽约，约克大道 1275 号，10065
e-mail：fabbrin@mskcc.org

D. Donati，MD
意大利博洛尼亚，Rizzoli 骨科研究所，第三骨科与创伤诊疗中心
e-mail：davide.donati@ior.it

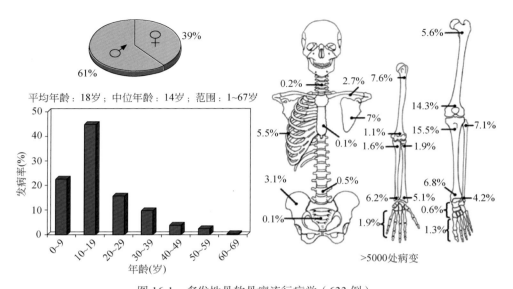

图 16-1　多发性骨软骨瘤流行病学（633 例）

1900—2012 年，意大利 - 博洛尼亚 - Rizzoli 骨科研究所 - 实验肿瘤学实验室 - 流行病学

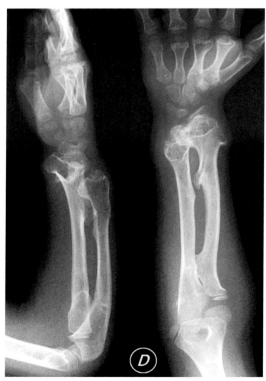

图 16-2　多发性骨软骨瘤前臂及手部 X 线表现

多发性骨软骨瘤，骨骼畸形与短缩

主要参考文献

Bovée JV（2008）Multiple osteochondromas. Orphanet J Rare Dis 3：3. Review

Hameetman L，Bovée JV，Taminiau AH，Kroon HM，Hogendoorn PC（2004）Multiple osteochondromas：clinicopathological and genetic spectrum and suggestions for clinical management. Hered Cancer Clin Pract 2（4）：161-173

Kitsoulis P，Galani V，Stefanaki K，Paraskevas G，Karatzias G，Agnantis NJ，Bai M（2008）Osteochondromas：review of the clinical，radiological and pathological features. In Vivo22（5）：633-646. Review

Schmale GA，Wuyts W，Chansky HA，Raskind WH（1993–2000）Hereditary multiple osteochondromas. In：Pagon RA，Bird TD，Dolan CR，Stephens K（eds）GeneReviews [Internet]. University of Washington，Seattle. Aug 3 [updated 2008 Sep 5]

Stieber JR，Dormans JP（2005）Manifestations of hereditary multiple exostoses. J Am Acad OrthopSurg 13（2）：110-120. Review

第十七章　骨样骨瘤

Laura Campanacci

　　定义：骨样骨瘤是一种病灶较小的良性肿瘤，通常伴有疼痛，主要由骨样组织和编织骨组成，周围由反应骨形成的晕圈包绕。

　　流行病学：该肿瘤在年轻患者中较常见（占所有原发性骨肿瘤的3%）。好发于男性，男女患者比例约为2∶1。5岁以下和30岁以上人群罕见（图17-1）。

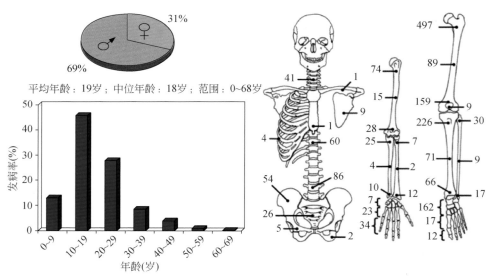

图 17-1　骨样骨瘤流行病学（1893 例）

1900—2012 年，意大利 - 博洛尼亚 - Rizzoli 骨科研究所 - 实验肿瘤学实验室 - 流行病学

L. Campanacci，MD

意大利博洛尼亚，Rizzoli 骨科研究所，第三骨科与创伤诊疗中心

e-mail：laura.campanacci@ior.it

　　发病部位：常见于四肢，在除脊柱之外的躯干罕见（在脊柱主要发生在后弓）。在四肢，好发于股骨近端，但也常见于其他长骨，尤其是长骨的骨干和干骺端。骨样骨瘤也可发生于短骨，如距骨。当发生在骨干时，骨样骨瘤常累及皮质，同时也可累及松质；通常发生于骨表面而非骨中心。

　　临床表现：疼痛是最常见也往往是唯一的临床症状，伴有夜间疼痛加重，可由非甾体抗炎药缓解。当病变靠近关节时，可出现关节活动受限和慢性滑膜炎。发生在脊柱时，骨样骨瘤可导致肌肉痉挛伴僵硬性脊柱侧凸。

　　影像学特点：典型的影像学表现是一个小的（1～2cm）圆形骨溶解区域（"瘤巢"），外围包绕着一圈硬化骨。由于病变位于硬化骨的中心，往往会因为硬化骨较厚而导致病变无法被除 CT 之外的其他影像学检查发现。而在骨松质区域，病变的外周骨硬化现象可能不明显。同位素骨扫描常可见阳性结果，表现为中心单个小圆形强浓聚区域，外周为范围较大的晕圈，类似于汽车大灯在雾中的景象（图 17-2）。CT 常用来定位病灶，从而确定合适的手术方案。血管造影可以显示出病变内密集的血管分布。MRI 不具有太大的诊断价值，因为其显示病灶和周围组织的炎性反应的能力不如 CT，同时还可能混淆诊断。

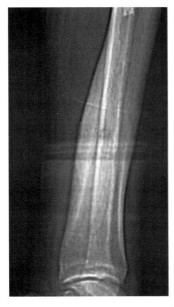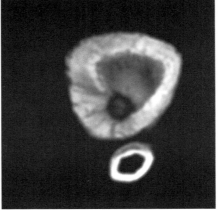

图 17-2　骨样骨瘤 X 线与 CT 表现

X 线下可见较厚的骨膜下成骨。CT 可以很好地显示病灶，周围可见反应性硬化骨和骨膜下成骨

　　组织病理学：肉眼下为小的圆形充血肿瘤组织，质地软于周围骨组织。镜下可见单薄、扭曲的编织骨小梁网状结构，其被破骨细胞、大量的扩张毛细血管及成骨细胞包绕。骨样组织细胞往往在病灶中心发育成熟，而这种钙化中心正与影像学中不透 X 线的病灶核心相对应。周围的宿主骨表现为反应性成骨，伴有不同程度的成熟和硬化，病变周围软组织呈慢性炎症表现（图 17-3、图 17-4）。

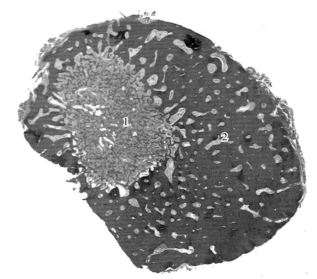

图 17-3　骨样骨瘤组织病理学

骨样骨瘤的整体图：可见病灶（1）和硬化的反应骨（2）

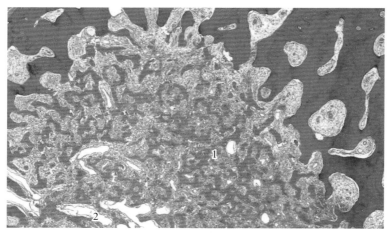

图 17-4　骨样骨瘤组织病理学（局部）

1. 随机排列矿化程度不一的粗棒状骨样组织；2. 毛细血管、短的成纤维细胞及水肿构成了骨小梁间的肉芽组织

病程与分期： 对于未经治疗的骨样骨瘤，肿瘤增长极为缓慢。在某些病例中，经过非甾体抗炎药治疗，疼痛会在数年之后减轻，甚至于病灶最终消失。所有肿瘤病例均可划分为 1 期或 2 期。

治疗及预后： 手术曾是首选的治疗方式，直到 20 世纪 90 年代末，病灶刮除术都一直是大多数治疗中心的首选。而现在，CT 引导下经皮射频或激光消融治疗成为首选，这一治疗方法缓解疼痛的成功率可达 90% 以上。而对于经皮消融无效的骨样骨瘤，手术仍是一种有效的治疗手段。

本章要点	
临床表现	夜间疼痛加重，可通过非甾体抗炎药缓解
影像学特点	瘤巢被硬化骨包绕
组织病理学	活跃的成骨细胞及丰富的血管所构成的编织骨
鉴别诊断	皮质内骨肉瘤（极为罕见）、骨母细胞瘤

主要参考文献

Allen SD，Saifuddin A（2003）Imaging of intra-articular osteoid osteoma. Clin Radiol 58（11）：845-852. Review

Becce F，Theumann N，Rochette A，Larousserie F，Campagna R，Cherix S，Guillou L，MouhsineE，Anract P，Drapé JL，Feydy A（2010）Osteoid osteoma and osteoid osteoma-mimickinglesions：biopsy fi ndings，distinctive MDCT features and treatment by radiofrequency ablation. Eur Radiol 20（10）：2439-2446

Ghanem I（2006）The management of osteoid osteoma：updates and controversies. Curr OpinPediatr 18（1）：36-41. Review

Kitsoulis P，Mantellos G，Vlychou M（2006）Osteoid osteoma. Acta Orthop Belg 72（2）：119-125. Review

Lee EH，Shafi M，Hui JH（2006）Osteoid osteoma：a current review. J Pediatr Orthop 26（5）：695-700. Review

第十八章　骨母细胞瘤

Laura Campanacci

定义：骨母细胞瘤是由成骨细胞产生的骨样组织和编织骨形成的一种良性肿瘤。

流行病学：骨母细胞瘤极为罕见（仅为骨样骨瘤发病率的 20%，骨肉瘤的 10%），好发于男性，在患者中男女比例为（2 ～ 3）：1，常见于 8 ～ 40 岁人群（图 18-1）。

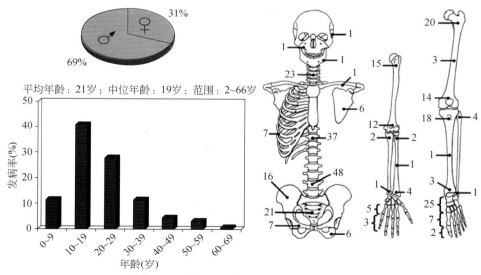

图 18-1　骨母细胞瘤流行病学（319 例）

1900—2012 年，意大利 - 博洛尼亚 - Rizzoli 骨科研究所 - 实验肿瘤学实验室 - 流行病学

L. Campanacci，MD
意大利博洛尼亚，Rizzoli 骨科研究所，第三骨科与创伤诊疗中心
e-mail：laura.campanacci@ior.it

发病部位：骨母细胞瘤好发于脊柱（后弓）和骶骨，但也可发生于其他任意骨骼。

临床症状：在脊柱，骨母细胞瘤往往表现出和骨样骨瘤同样的临床症状（疼痛、脊柱侧凸），并常伴有神经根受压的表现。骨母细胞瘤往往生长缓慢，但侵袭性明显的肿瘤往往生长迅速，并伴有肿瘤周围炎症导致的明显症状。

影像学特点：骨母细胞瘤是一种伴有不同程度骨样矿化的溶骨性肿瘤，其直径在 2 ～ 10cm，大部分在 3 ～ 5cm。肿瘤可为中心性或偏心性，但少见骨膜性生长。病变往往呈圆形，边缘可见一层硬化骨分界，但较骨样骨瘤密度低。骨皮质可由于强烈的骨膜反应而被破坏。在侵袭性骨母细胞瘤病变中，分界可能相对模糊。与动脉瘤样骨囊肿相似，骨母细胞瘤膨胀出骨外或形成囊腔很少见。本病可能伴有局部骨质疏松。在同位素骨扫描下显示为核浓聚，CT 可以很好地显示病灶内的密度（图 18-2），MRI 可以显示广泛的瘤周炎症反应，血管造影可显示肿瘤血管分布。

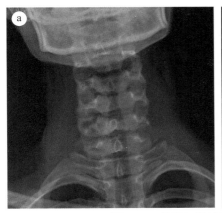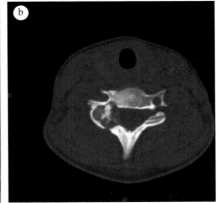

图 18-2　骨母细胞瘤颈椎 X 线及 CT 表现

病变局限，可见骨化及周围反应性硬化

组织病理学：外观为组织致密的红棕色肿瘤，质地柔韧，偶尔可观察到类似典型动脉瘤样骨囊肿样的大囊腔。皮质变薄，向外扩张，有时可见皮质缺如，肿瘤被假性包膜包裹。镜下可见肿瘤由大量成骨细胞产生的骨样组织和编织骨组成。骨小梁通常较薄，拥有正常的组织结构，被成骨细胞包绕。可见活跃期的细胞学特征（胞质丰富、细胞核丰满、核仁明显）。有典型但罕见的有丝分裂象细胞。可见体积较大、核深染的异型性细胞，这些细胞无有丝分裂，被视为退化细胞（即所谓的假恶性骨母细胞瘤）。小梁组织内包含疏松的纤维基质及丰富的毛细血管（图 18-3）。肿瘤与周围骨之间有着明显的分界而不存在浸润（与骨肉瘤相鉴别）。

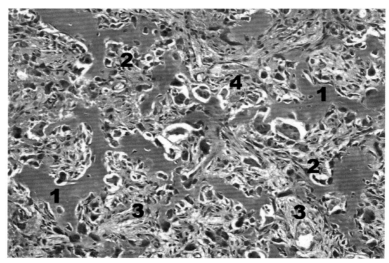

图 18-3　　骨母细胞瘤组织病理学

1. 不规则的肿瘤性骨样条索结构；2. 被肥大、深染、轻度多形性的成骨细胞包绕的编织骨小梁；3. 向成骨细胞
分化的间充质细胞增生；4. 毛细血管丰富

　　病程与分期：大部分骨母细胞瘤增长较快，但对周围组织无明显侵犯（2期）。部分更具侵袭性的骨母细胞瘤可累及周围软组织（3期）。很少见到能被归为 1 期静止性且高度矿化的骨母细胞瘤。绝大多数由于肺转移而死亡的"骨母细胞瘤"患者其实一开始就是骨母细胞瘤样骨肉瘤。对于宿主骨的骨母细胞瘤样病变的基质评估十分重要，如果出现骨髓腔的侵犯或板层骨的受累，那么这种病变应该被归为骨母细胞瘤样骨肉瘤。

　　治疗：对于 1 期（静止性）或 2 期（活跃性）骨母细胞瘤，往往使用病灶刮除联合局部化疗。对于 3 期（侵袭性）骨母细胞瘤，往往采用边缘切除或扩大切除。在脊柱骨母细胞瘤中，则往往于放疗后行广泛刮除术。术前选择性动脉栓塞有助于减少术中出血。

本章要点	
临床表现	取决于发病部位，往往表现为疼痛和肿胀，尤其是脊柱（后柱）骨母细胞瘤
影像学特点	混合性病变（骨溶解 / 骨矿化）
组织病理学	由成骨细胞产生的骨样组织和编织骨组成，拥有正常的组织结构
鉴别诊断	低度恶性中央型骨肉瘤

主要参考文献

Harrop JS, Schmidt MH, Boriani S, Shaffrey CI（2009）Aggressive "benign" primary spine neoplasms: osteoblastoma, aneurysmal bone cyst, and giant cell tumor. Spine（Phila Pa 1976）34（22 Suppl）: S39-S47. Review

Mirra JM, Kendrick RA, Kendrick RE（1976）Pseudomalignant osteoblastoma versus arrestedosteosarcoma: a case report. Cancer 37（4）: 2005-2014

Papagelopoulos PJ, Galanis EC, Sim FH, Unni KK（1999）Clinicopathologic features, diagnosis, and treatment of osteoblastoma. Orthopedics 22（2）: 244-247

Ruggieri P, McLeod RA, Unni KK, Sim FH（1996）Osteoblastoma. Orthopedics 19（7）: 621-624. Review

Schmidt MH（2008）Osteoid osteoma and osteoblastoma of the spine. Neurosurg Clin N Am19（1）: 65-70. Review

White LM, Kandel R（2000）Osteoid-producing tumors of bone. Semin Musculoskelet Radiol4（1）: 25-43. Review

第十九章　动脉瘤样骨囊肿

Laura Campanacci

定义： 动脉瘤样骨囊肿（ABC）是一种良性骨肿瘤，主要特征是囊内壁由梭形细胞、炎症细胞、巨细胞和有含铁血黄素沉积的组织细胞构成。

动脉瘤样骨囊肿常会在病变部位产生不同的反应骨成分。其囊腔大多由流动的血液填充。这种病变在一开始被认为是肿瘤性的，因为其中 70% 的病例存在典型的染色体异位 t（16；17）（q22；p13）和 t（17；17）（q22；p13），从而分别产生嵌合蛋白 CDH11-USP6 和 COL1A1-USP6。并且相比于其他骨肿瘤（如骨巨细胞瘤、软骨母细胞瘤或骨纤维结构不良），这种基因异位被认为是有功能的。

重点： 因为其在影像学和病理方面表现出的侵袭性，动脉瘤样骨囊肿经常被误诊为恶性骨肿瘤。

流行病学： 动脉瘤样骨囊肿约占原发性骨肿瘤的 2%，发病无性别差异。并且这种疾病多发生在 10 ～ 20 岁（85% 的病例发生在 20 岁以下的青少年，极少发生在 50 岁以上人群）（图 19-1）。

发病部位： 动脉瘤样骨囊肿可以发生在任何骨组织。最常见的部位是长骨干骺端与脊柱。

临床表现： 疼痛和肿胀一般至少持续 3 个月，多有创伤史。在某些病例中，上述症状可在妊娠期间出现或加重。

影像学特点： 动脉瘤样骨囊肿的影像学特点是骨膜下出现边界不清的骨溶解，膨胀抬高骨膜，并逐渐侵蚀骨皮质（图 19-2）。CT 和 MRI 对显示囊内液体很有帮助。血管造影表现为造影剂在病变部位强烈和持续的聚集。同位素骨扫描通常显示摄取量增加及中心区低摄取。

L. Campanacci，MD

意大利博洛尼亚，Rizzoli 骨科研究所，第三骨科与创伤诊疗中心

e-mail：laura.campanacci@ior.it

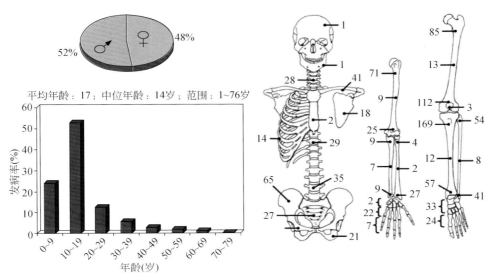

图 19-1 动脉瘤样骨囊肿流行病学（1111 例，包括 41 例"实性"动脉瘤样骨囊肿）

1900—2012 年，意大利 - 博洛尼亚 - Rizzoli 骨科研究所 - 实验肿瘤学实验室 - 流行病学

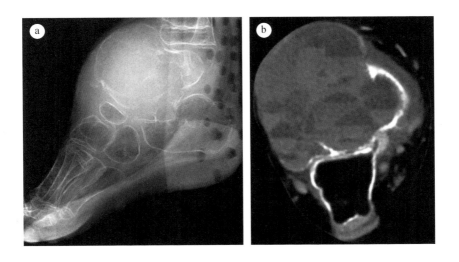

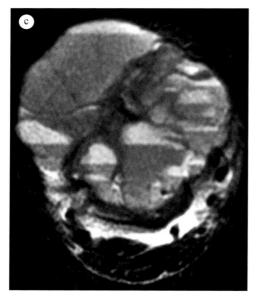

图 19-2 距骨动脉瘤样骨囊肿 X 线、CT 和
MRI T$_2$ 加权像表现

病变局限于薄且已经发生骨化的骨膜反应骨中，尽管
肿块体积巨大，但是生长缓慢。CT 中可观察到液 - 液
平面，但 MRI 可观察得更为清楚

组织病理学： 大体上，病变由纤维间隔分割的富含血液的囊腔组成。囊内壁不是由内皮细胞组成，而是由成纤维细胞、组织细胞、薄壁毛细血管及分散的多核巨细胞形成的丰富的间充质组织组成（图 19-3 ）。

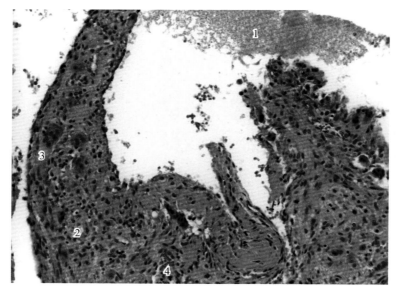

图 19-3 动脉瘤样骨囊肿组织病理学

可以观察到典型的海绵状结构：不同大小的多房囊性空腔充满血液，并且以良性的纤维组织为分隔。1. 血液填充的间隙；2. 腔壁由纤维结缔组织形成；3. 多核巨细胞；4. 细毛细血管

病程与分期：病变可能进展得很快，但在某些情况下，骨折或活检后可以自行愈合。最近的遗传学数据表明，在部分动脉瘤样骨囊肿中有融合基因存在，但其起源仍有争议。动脉瘤样骨囊肿通常被认为是良性肿瘤。

治疗与预后：在病灶局部切除术后，约有 20% 的病例会发生局部复发。放疗（30 ~ 40Gy）能有效地诱导骨囊肿骨化，但放疗会增加肉瘤恶变的风险，并且会对儿童的生长骺板造成损害。在病变部位不宜手术的情况下（脊柱或骨盆），选择性栓塞滋养动脉是一种可行的治疗手段。

本章要点

临床表现	年轻患者，疼痛和肿胀
影像学特点	偏心的溶骨性病变；液 - 液平面
组织病理学	组织病理学特征：囊内壁和分隔并不是由内皮细胞组成
鉴别诊断	毛细血管扩张性骨肉瘤

染色体异位

t（16；17）（q22；q13）CDH11-USP6	40% ~ 50%
t（17；17）（q12；q13）COL1A1-USP6	极少

主要参考文献

Kransdorf MJ，Sweet DE（1995）Aneurysmal bone cyst：concept，controversy，clinical presentation，and imaging. AJR Am J Roentgenol 164（3）：573-580. Review

Mankin HJ，Hornicek FJ，Ortiz-Cruz E，Villafuerte J，Gebhardt MC（2005）Aneurysmal bone cyst：a review of 150 patients. J Clin Oncol 23（27）：6756-6762. Review

Mendenhall WM，Zlotecki RA，Gibbs CP，Reith JD，Scarborough MT，Mendenhall NP（2006）Aneurysmal bone cyst. Am J Clin Oncol 29（3）：311-315. Review

Oliveira AM，Hsi BL，Weremowicz S，Rosenberg AE，Dal Cin P，Joseph N，Bridge JA，PerezAtayde AR，Fletcher JA（2004）USP6（Tre2）fusion oncogenes in aneurysmal bone cyst. Cancer Res 64（6）：1920-1923

Panagopoulos I，Mertens F，Löfvenberg R，Mandahl N（2008）Fusion of the COL1A1 and USP6 genes in a benign bone tumor. Cancer Genet Cytogenet 180（1）：70-73

第二十章　骨巨细胞瘤

Marco Manfrini

定义： 骨巨细胞瘤（giant cell tumor，GCT）是由单核细胞和破骨细胞样多核巨细胞构成的髓内肿瘤，具有不同程度的生长能力。

流行病学： 骨巨细胞瘤约占骨肿瘤的 5%，占良性骨肿瘤的 20%。其好发于女性，常见于年轻人（20～40 岁的患者约占 65%），50 岁以上人群罕见。在未成熟的骨骼中罕见（约占所有病例的 2%）（图 20-1）。

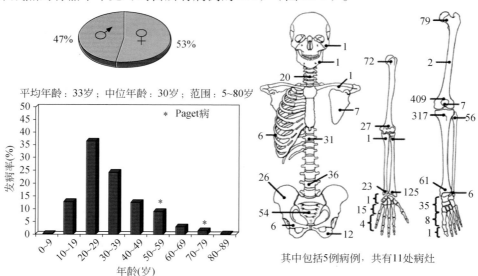

图 20-1　骨巨细胞瘤流行病学（1449 例，包括发生在 Paget 病的 7 例患者）

1900—2012 年，意大利 - 博洛尼亚 - Rizzoli 骨科研究所 - 实验肿瘤学实验室 - 流行病学

M. Manfrini，MD

意大利博洛尼亚，Rizzoli 骨科研究所，第三骨科与创伤诊疗中心

e-mail：marco.manfrini@ior.it

发病部位： 本病好发于长骨干骺端，常见于股骨远端、胫骨近端及桡骨远端（约占所有病例的 65%），多为偏心性，骶骨和骨盆罕见。当发生在长骨骺板闭合前时，肿瘤常发生于干骺端。多发性骨巨细胞瘤少见（少于 0.5%，排除甲状旁腺功能亢进）。

临床表现： 以疼痛为主，也常见肿胀和肌萎缩。严重的肢体僵硬和病理性骨折少见。

影像学特点： 主要表现为边界相对清晰的骨溶解（类似于沙滩上的水坑），但不如其他良性骨肿瘤分界明显，且根据分期不同有着不同的影像学表现。皮质通常变薄，常伴扩张，少见骨膜反应。软组织常伴有边缘骨化。在同位素骨扫描中，核素浓聚范围往往和影像学表现相一致，常表现为外周摄取较强，而中心摄取弱；在侵袭性骨巨细胞瘤中，核素浓聚范围往往超过影像学显示的边界。CT 检查往往表现为骨松质边缘的等密度占位性病变（图 20-2）。某些病例中，病灶囊性区可见明显的液平面。在 MRI 中显示为非均质信号，T_1 低信号，T_2 高信号。

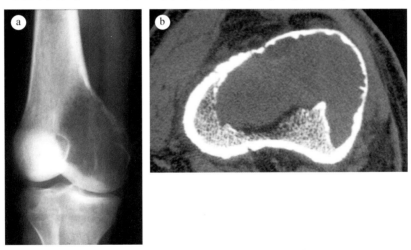

图 20-2　骨巨细胞瘤膝关节 X 线和 CT 表现

局限性的单纯骨溶解、不伴硬化，累及骨骺及干骺端。皮质很薄，但无骨质破坏

组织病理学： 大体上，淡红色的肉样组织和黄色的软组织相间隔，并且常出现囊性结构（与动脉瘤样骨囊肿类似）。组织病理学：单核细胞和巨核细胞在病灶中均匀分布。单核细胞和巨核细胞均有分裂活性但没有非典型的有丝分裂或细胞异型性。坏死区和泡沫细胞在病灶中常见，有时也会出现异常丰富的梭形细胞区。基质细胞代表着病变中的肿瘤和增殖成分，它们分泌多种趋化因子，刺激血液中的单核细胞迁移到肿瘤组织中，这些单核细胞融合形成破骨细胞样的多核巨细胞（图 20-3）。

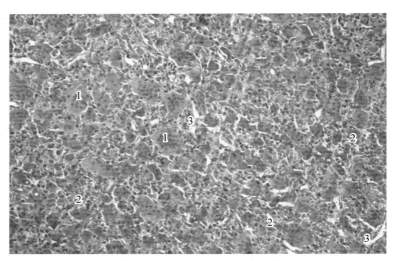

图 20-3　骨巨细胞瘤组织病理学

病变主要由致密的大小相近的单核细胞组成，伴大量多核巨细胞浸润。1. 组织中存在大量多核巨细胞（所示细胞剖面中心可聚集多达 50 ～ 100 个细胞核）；2. 基质细胞，有和巨细胞相似的细胞核；3. 血管

病程与分期： 如果不治疗，疾病的进展难以预期，有时进展缓慢，有时进展迅速。组织病理学分级在骨巨细胞瘤中没有价值。局部的复发率主要取决于分期和治疗。2% ～ 3% 的患者会出现转移，大多为肺转移。肿瘤恶变：约 1% 是自发性的，5% ～ 15% 是辐射导致的。首诊时分期状况：约 10% 是 1 期，60% 是 2 期，30% 是 3 期。

治疗： 病灶刮除术是 1 期、2 期和部分 3 期病变的首选治疗方法。使用局部辅助治疗（骨水泥、苯酚、液氮等）后的局部复发率为 10% ～ 15%，在不使用辅助治疗时，局部复发率为 15% ～ 30%。整块切除（enbloc resection）是 3 期病变伴有大量骨质破坏、移位的病理性骨折、骨溶解的首选治疗方法。病灶切除术后的辅助放疗可以在手术不易操作的部位（脊柱、骨盆和骶骨）使用。最近的研究表明，抗 RANK-L 抗体治疗可能会成为骨巨细胞瘤的一种可行的治疗方法（详见第二十一章）。

本章要点	
临床表现	疼痛和肿胀
影像学特点	骨骺及干骺端偏心性骨溶解，伴有轻微的骨膜反应
组织病理学	单核细胞及多核巨细胞
鉴别诊断	年轻人的动脉瘤样骨囊肿，成人的溶解性骨肿瘤（但通常不在骨骺，即巨细胞丰富型骨肉瘤）

主要参考文献

Errani C，Ruggieri P，Asenzio MA，Toscano A，Colangeli S，Rimondi E，Rossi G，Longhi A，Mercuri M（2010）Giant cell tumor of the extremity：a review of 349 cases from a single institution. Cancer Treat Rev 36（1）：1-7

Kwon JW，Chung HW，Cho EY，Hong SH，Choi SH，Yoon YC，Yi SK（2007）MRI findings of giantcell tumors of the spine. AJR Am J Roentgenol 189（1）：246-250. Review

Mendenhall WM，Zlotecki RA，Scarborough MT，Gibbs CP，Mendenhall NP（2006）Giant celltumor of bone. Am J Clin Oncol 29（1）：96-99. Review

Turcotte RE（2006）Giant cell tumor of bone. Orthop Clin North Am 37（1）：35-51. Review

Yasko AW（2002）Giant cell tumor of bone. Curr Oncol Rep 4（6）：520-526. Review

第二十一章　骨巨细胞瘤生物学

Maria Serena Benassi

骨巨细胞瘤是一种血管丰富的肿瘤，由代表其增殖模式的梭形单核基质细胞、圆形单核细胞及多核巨细胞组成。

单核基质细胞是成骨细胞样细胞，由骨髓间充质干细胞分化而成，它表达Ⅰ型胶原、骨涎蛋白、骨粘连蛋白、骨钙素及碱性磷酸酶。

多核巨细胞来源于造血干细胞，它表达抗酒石酸酸性磷酸酶（tartrate-resistant acid phosphatase，TRAP）、组织蛋白酶 K、玻连蛋白受体、降钙素受体、CD68 和 CD14 巨噬细胞标志物（Thomas and Skubitz，2009）。

增殖的单核细胞除了产生肿瘤相关的因子（生长因子、BMP 等），还能产生一种肿瘤坏死因子（tumor-necrosis factor，TNF）超家族成员蛋白，即穿膜蛋白核因子 -κB 受体活化因子配体（receptor activator for nuclear factor κB ligand，RANKL）。RANKL 能与单核细胞谱系和破骨细胞前体表面表达的核因子 -κB（nuclear factor κB，NF- κB）受体活化因子（RANK）相互作用，并且在包括巨噬细胞集落刺激因子（macrophage colony-stimulating factor，M-CSF）的细胞因子作用下，诱导破骨细胞分化，从而将骨重塑向骨质溶解方向偏移（Wittrant 等，2004）。

在溶骨性肿瘤中，酸性蛋白酶能溶解并消化骨基质中的许多无机和有机成分，从而释放出一系列复杂的可溶性因子，如转化生长因子 -β（transforming growth factor-β，TGF-β）和激素，这些因子又能激活单核细胞增殖，形成一个恶性循环。在这个循环过程中，有很多值得研究的治疗靶点（Broadhead 等，2011）。以往的研究显示，在 Enneking 分期系统中分类为侵袭性更强的骨巨

M. S. Benassi，PhD
意大利博洛尼亚，Rizzoli 骨科研究所，肌肉骨骼系统肿瘤及实验肿瘤学实验室
e-mail：mariaserena.benassi@ior.it

细胞瘤，尿激酶型纤溶酶原激活系统表达增加，基质金属蛋白酶9（matrix metalloproteinase 9，MMP9）和碳酸酐酶 -2（Carbonate dehy dratase 2，CA Ⅱ）的活性增强（Gamberi 等，2004；Fujisaki 等，2006）。近期有研究显示，通过阻断 RANKL 和 RANK 结合、抑制细胞黏附与转移或抑制酶活性靶向抑制破骨细胞，都是现在探索较多的骨肿瘤治疗新方向。有趣的是，作者还指出了 RANKL 不依赖破骨细胞，促进肿瘤细胞增殖的作用机制（Heymann，2012）。

　　从细胞遗传学角度看，骨巨细胞瘤中最常见的染色体畸变是涉及多个染色体末端的端粒融合，这可能是骨巨细胞瘤复发的重要因素。有研究显示，侵袭性高的骨巨细胞瘤中存在着更多基因不稳定和畸变，包括涉及染色体 1、2、11p、12、18p、13p、15p 和 19 的端粒融合（Moskovszky 等，2009；Gorunova 等，2009）。分子生物学的发展让我们进一步了解肿瘤恶变的机制，也使我们能够通过检测一些关键的分子或通路，找出患骨巨细胞瘤风险较高的人群，以便对其进行更密切的观察和辅助治疗。

　　通过综合分析 mRNA、miRNA 和蛋白质组学的数据，我们发现了与疾病临床进展最相关的通路，也确定了特定的终点；除此之外，我们还展示了蛋白质和细胞内通路的相互作用。

　　许多证据表明，肿瘤细胞与骨骼微环境之间的相互作用，有利于肿瘤进展及转移。许多与骨基质重组和黏附相关的基因，如生腱蛋白 C（tenascin C, TNC）、骨钙蛋白（osteocalcin，BGLAP）、软骨黏着素（chondroadherin，CHAD）、整联蛋白（integrin，ITAGBL1）、纤维连接蛋白 2（fibronectin protein 2，FLRT2）和纤维蛋白调节素等，在侵袭转移的骨巨细胞瘤中都出现表达异常。研究发现，通过匹配患者的疾病进展与 MRINA 和蛋白表达水平，TNC 的高表达和骨巨细胞瘤预后不佳（恶变及复发）呈现强相关性（Pazzaglia 等，2010）。

　　更有趣的是，基因 NFIB、TNC 和 FLRT2 对于其预测的 miRNA 调节因子而言是反向表达的，而且 Consensus Path DB（CPDB）数据库通过整合信号通路和其他功能相互作用资源，提供了激活的终点列表（Mosakhani 等，2013）。

　　另外，在骨巨细胞瘤样本上进行的蛋白质组学研究，则揭示了一些与侵袭性相关的标志物，包括控制细胞氧化 - 还原状态和生存的分子，以及生长因子信号通路。具体来说，Kaplan-Meier 分析显示，谷胱甘肽过氧化物酶 1 过表达患者，无病生存率显著降低；而肿瘤基质细胞中的 EGFR 信号通路，则可通过促进基质细胞增殖和破骨细胞发生而促进疾病进展（Conti 等，2011；Balla 等，2011）。

主要参考文献

Balla P，Moskovszky L，Sapi Z，Forsyth R，Knowles H，Athanasou NA，Szendroi M，Kopper L，Rajnai H，Pinter F，Petak I，Benassi MS，Picci P，Conti A，Krenacs T（2011）

Epidermal growth factor receptor signalling contributes to osteoblastic stromal cell proliferation, osteoclastogenesis and disease progression in giant cell tumour of bone. Histopathology 59（3）: 376-389

Broadhead ML, Clark JC, Dass CR, Choong PF, Myers DE（2011）Therapeutic targeting of osteoclast function and pathways. Expert Opin Ther Targets 15（2）: 169-181

Conti A, Rodriguez GC, Chiechi A, Blazquez RM, Barbado V, Krènacs T, Novello C, Pazzaglia L, Quattrini I, Zanella L, Picci P, De Alava E, Benassi MS（2011）Identifi cation of potential biomarkers for giant cell tumor of bone using comparative proteomics analysis. Am J Pathol 178 （1）: 88-97

Fujisaki K, Tanabe N, Suzuki N, Mitsui N, Oka H, Ito K, Maeno M（2006）The effect of IL-1alpha on the expression of matrix metalloproteinases, plasminogen activators, and their inhibitors in osteoblastic ROS 17/2. 8 cells. Life Sci 78（17）: 1975-1982

Gamberi G, Benassi MS, Ragazzini P, Pazzaglia L, Ponticelli F, Ferrari C, Balladelli A, Mercuri M, Gigli M, Bertoni F, Picci P（2004）Proteases and interleukin-6 gene analysis in 92 giant cell tumors of bone. Ann Oncol 15（3）: 498-503

Gorunova L, Vult von Steyern F, Storlazzi CT, Bjerkehagen B, Folleräs G, Heim S, Mandahl N, Mertens F（2009）Cytogenetic analysis of 101 giant cell tumors of bone: nonrandom patterns of telomeric associations and other structural aberrations. Genes Chromosomes Cancer 48（7）: 583-602

Heymann D（2012）Anti-RANKL therapy for bone tumours. Basic, pre-clinical and clinical evidence. J Bone Oncol 1: 2-11

Mosakhani N, Pazzaglia L, Benassi MS, Borze I, Quattrini I, Picci P, Knuutila S（2013） MicroRNA expression profi les in metastatic and non-metastatic giant cell tumor of bone. Histol Histopathol 28（5）: 671-8

Moskovszky L, Szuhai K, Krenács T, Hogendoorn PC, Szendroi M, Benassi MS, Kopper L, Füle T, Sápi Z（2009）Genomic instability in giant cell tumor of bone. A study of 52 cases using DNA ploidy, relocalization FISH, and array-CGH analysis. Genes Chromosomes Cancer 48（6）: 468-479

Pazzaglia L, Conti A, Chiechi A, Novello C, Magagnoli G, Astolfi A, Pession A, Krenacs T, Alberghini M, Picci P, Benassi MS（2010）Differential gene expression in classic giant cell tumours of bone: Tenascin C as biological risk factor for local relapses and metastases. Histopathology 57（1）: 59-72

Thomas DM, Skubitz KM（2009）Giant cell tumour of bone. Curr Opin Oncol 21（4）: 338-344

Wittrant Y, Théoleyre S, Chipoy C, Padrines M, Blanchard F, Heymann D, Rédini F（2004） RANKL/RANK/OPG: new therapeutic targets in bone tumours and associated osteolysis. Biochim Biophys Acta 1704（2）: 49-57

第二十二章　软骨母细胞瘤

Andrea Ferraro

定义：软骨母细胞瘤是一种好发于儿童的良性肿瘤，多发于骨骺，由软骨母细胞组成。

流行病学：该肿瘤属于罕见的肿瘤（在所有骨肿瘤中占比 < 1%，在良性骨肿瘤中占 4% ～ 5%）；男性比女性发病率高 2 ～ 3 倍。绝大多数病例（约60%）发生于 10 ～ 20 岁；35 岁之后少见，极少在 10 岁之前发病（图 22-1）。

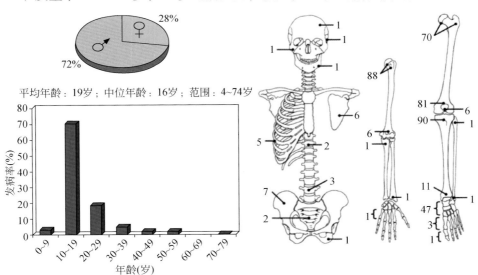

平均年龄：19岁；中位年龄：16岁；范围：4~74岁

图 22-1　软骨母细胞瘤流行病学（438 例）

1900—2012 年，意大利 - 博洛尼亚 - Rizzoli 骨科研究所 - 实验肿瘤学实验室 - 流行病学

A. Ferraro，MD

意大利博洛尼亚，Rizzoli 骨科研究所，第三骨科与创伤诊疗中心

e-mail：andrea.ferraro@ior.it

　　发病部位：通常好发于长骨末端（股骨、胫骨、肱骨等），跗骨、骨盆少见，其余部位则更为罕见。好发于骨骺及干骺端，在少数情况下，可能发生于骨突。

　　临床表现：几乎所有患者都有中度至重度疼痛，关节积液、肌肉萎缩和僵硬也较常见。

　　影像学特点：病灶可透 X 线，呈圆形或椭圆形，小到中等大小（1 ～ 7cm），位于骨骺内或骨突，有时也会穿透骺板。由于一般有硬化边缘，病灶边界清晰。骨皮质可能出现膨胀，但大多数情况下仍存在。一般不会出现骨膜反应，30% ～ 40% 的病灶中会出现钙化，在软组织中的复发病灶也往往会被一层骨化的外缘包围。同位素骨扫描：肿瘤和骺板的核素浓聚区融合在一起，边缘和 X 线显示一致。CT：细小点状钙化，存在囊性的区域。MRI：肿瘤内呈均质信号，可侵犯骺板（图 22-2）。

　　组织病理学：大体标本，灰粉色至棕褐色，外观呈“湿锯木屑”状，可以有容易识别的软骨样基质、钙化和出血部位。组织病理学：单核细胞和巨细胞混杂存在。单核细胞有椭圆形核仁，有时候呈现“咖啡豆”样外观。大多数肿瘤存在软骨样基质。约 1/3 的病例中可看到特征性的“鸡笼样”钙化。核分裂可见，但无异型性核分裂象。35% 的患者可见继发的类似动脉瘤样骨囊肿的改变（图 22-3）。

　　病程与分期：生长缓慢，在发现时一般处于 2 期。1 期和 3 期较为少见。3 期多见于复发的患者，或病变位于骨盆。

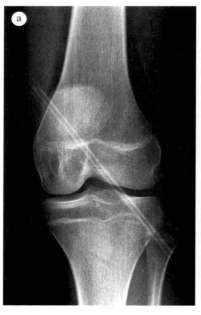
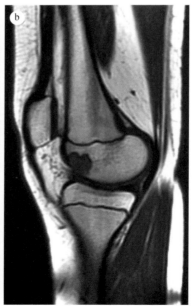

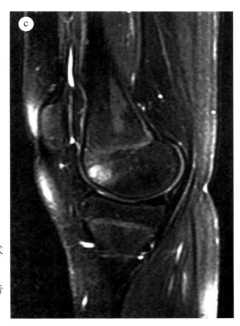

图 22-2　软骨母细胞瘤 X 线、MRI 矢状面 T_1 加权像和脂肪抑制 T_2 加权像表现
显示边界清晰的骨骺内病灶，T_2 加权像能明显看到炎症反应

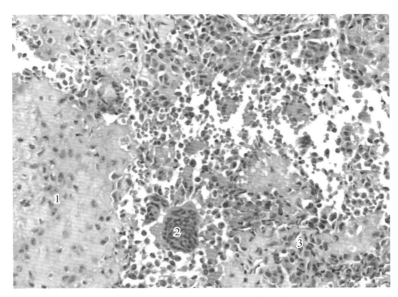

图 22-3　软骨母细胞瘤组织病理学

1. 不成熟、形态不规则的软骨母细胞，具有清晰的胞质边界和圆形深染的细胞核；2. 多核巨细胞；3. 局部胞内钙化，此特征具备诊断价值

治疗：对于 1、2 期及部分 3 期病变，可以采用刮除术。在术中应避免打开关节腔，以防止肿瘤扩散。对于伴或不伴组织肿块的严重骨质破坏的 3 期病变，或复发的肿块，可以采用肿瘤整块切除术。刮除术后的复发率约为 10%，整块切除术后复发率极低。

本章要点	
临床表现	年轻患者，疼痛，可能出现炎症症状
影像学特点	骨骺或干骺端病灶，伴钙化
组织病理学	软骨样基质伴"鸡笼样"钙化
鉴别诊断	透明细胞软骨肉瘤

主要参考文献

Bacchini P，Inwards C，Biscaglia R，Picci P，Bertoni F（1999）Chondroblastoma-like osteosarcoma. Orthopedics 22（3）：337-339

Kaim AH，Hügli R，Bonél HM，Jundt G（2002）Chondroblastoma and clear cell chondrosarcoma：radiological and MRI characteristics with histopathological correlation. Skeletal Radiol31（2）：88-95

Lin PP，Thenappan A，Deavers MT，Lewis VO，Yasko AW（2005）Treatment and prognosis of chondroblastoma. Clin Orthop Relat Res 438：103-109

Sailhan F，Chotel F，Parot R（2009）SOFOP. Chondroblastoma of bone in a pediatric population. J Bone Joint Surg Am 91（9）：2159-2168

Springfield DS，Capanna R，Gherlinzoni F，Picci P，Campanacci M（1985）Chondroblastoma. A review of seventy cases. J Bone Joint Surg Am 67（5）：748-755

第二十三章 软骨黏液样纤维瘤

Andrea Ferraro

定义：软骨黏液样纤维瘤是由分叶状、纤维黏液样及软骨样组织组成的良性骨肿瘤。

流行病学：本病非常罕见（在全部骨肿瘤中仅占 0.5%，在良性骨肿瘤中约占 2%），男性发病率是女性的 1 ～ 1.5 倍，好发于 10 ～ 30 岁人群（图 23-1）。

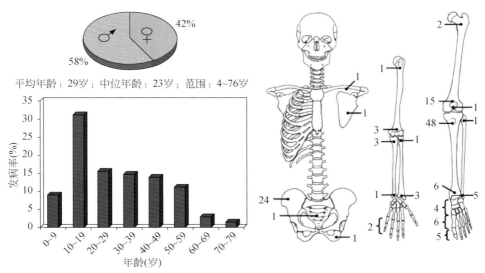

图 23-1 软骨黏液样纤维瘤流行病学（135 例）

1900—2012 年，意大利 - 博洛尼亚 - Rizzoli 骨科研究所 - 实验肿瘤学实验室 - 流行病学

A. Ferraro，MD

意大利博洛尼亚、Rizzoli 骨科研究所，第二骨科与创伤诊疗中心

e-mail：andrea.ferraro@ior.it

　　发病部位：常见于长骨干骺端，也可侵入骨骺，尤其在成年人中多见。30%的病例发生在胫骨近端，其他好发部位还包括足骨和骨盆，上肢骨和躯干其他部位少见。

　　临床表现：肿瘤生长缓慢，典型症状为长期的轻至中度疼痛，有时还有局部肿胀。本病也可以无任何症状，由 X 线偶然发现。

　　影像学特点：呈偏心性的低密度病变，一般直径小于 5cm，位于干骺端，长轴一般与肿瘤所位于的长骨纵轴平行，占据骨干的 1/2 ～ 2/3。发生在较小的骨内时，溶骨性病灶可呈膨胀性生长。边缘清晰，可见分叶状内膜反应及硬化边缘。骨皮质常被破坏、消失，肿瘤可侵入软组织内。一般没有骨膜反应，瘤内钙化少见；肿瘤生长缓慢，类似于骨膜软骨瘤。同位素骨扫描：肿瘤病灶内呈中等程度核素浓聚，与 X 线显示的范围一致。CT：位于干骺端的偏心性骨膜下病变，边缘清晰，内部透光，通常不伴矿化（图 23-2）。MRI：瘤内均质信号。

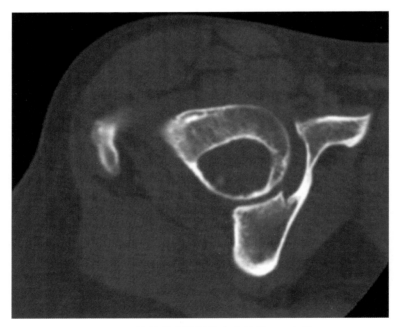

图 23-2　软骨黏液样纤维瘤肩关节 CT 表现

病灶有明显的硬化边缘，位于干骺端，呈偏心性，包含微小钙化（往往 X 线中不可见）

　　组织病理学：大体标本，肿瘤质软，可见分叶，与周边骨组织分界清晰。软骨黏液区呈蓝白色或半透明，未分化和血管丰富的区域呈暗红色。组织病理学：低倍镜下可见明显分叶，中心较亮，周边较暗。基本组成成分为蓝色的星状细胞和黏液基质。小叶中心细胞较少，边缘则细胞较多。较小的小叶在镜下颜色较深，较大的小叶则非常明亮，只有其边缘和间隙颜色较深。但当小叶相互融合时，则难以见到此深染的条带。核分裂象并不常见，在 15% ～ 20% 的病例中，可见异型细胞。偶尔在边缘可见类似软骨母细胞瘤的细胞（图 23-3）。

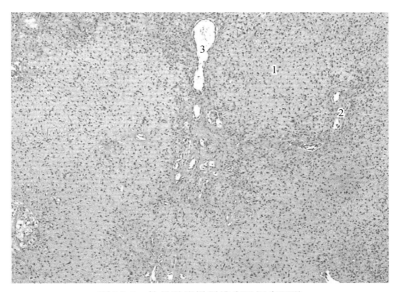

图 23-3　软骨黏液样纤维瘤组织病理学

在低倍镜下更为典型，本图显示肿瘤典型的分叶状结构。1. 小叶透明的中心，由散布于大量液态基质中的梭形 - 星状细胞构成。这些区域代表了肿瘤更为成熟的时期，并且不包含血管；2. 小叶较深染的边缘。这个区域细胞密集，染色较深，不具备多形性，核较为饱满，并具备丰富的扩张血管。这个区域代表了肿瘤较为幼稚的时期，增殖更为活跃，分化较低；3. 血管

病程与分期： 软骨黏液样纤维瘤生长缓慢，一般在发现时瘤体较小，多处于 2 期，3 期较为少见。少数病例发生恶变。

治疗： 积极行病灶刮除术往往能够治愈 2 期和 3 期的肿瘤，复发率一般低于骨巨细胞瘤和软骨母细胞瘤。对于复发的病灶或可被切除的骨组织，可考虑行整块切除术。

本章要点	
临床表现	症状较轻
影像学特点	分叶状、骨膜下溶骨病变
组织病理学	被含血管的细胞簇围绕着的黏液软骨小叶
鉴别诊断	组织细胞纤维瘤（影像学）

主要参考文献

Gherlinzoni F，Rock M，Picci P（1983）Chondromyxoid fi broma. The experience at the IstitutoOrtopedico Rizzoli. J Bone Joint Surg Am 65（2）：198-204

Lersundi A，Mankin HJ，Mourikis A，Hornicek FJ（2005）Chondromyxoid fi broma：a rarelyencountered and puzzling tumor. Clin Orthop Relat Res 439：171-175

Romeo S，Duim RA，Bridge JA，Mertens F，de Jong D，Dal Cin P，Wijers-Koster PM，Debiec-Rychter M，Sciot R，Rosenberg AE，Szuhai K，Hogendoorn PC（2010）Heterogeneous andcomplex rearrangements of chromosome arm 6q in chondromyxoid fi broma：delineation ofbreakpoints and analysis of candidate target genes. Am J Pathol 177（3）：1365-1376

Wu CT，Inwards CY，O'Laughlin S，Rock MG，Beabout JW，Unni KK（1998）Chondromyxoidfibroma of bone：a clinicopathologic review of 278 cases. Hum Pathol 29（5）：438-446

Zustin J，Akpalo H，Gambarotti M，Priemel M，Rueger JM，Luebke AM，Reske D，Lange C，Pueschel K，Lohmann C，Rüther W，Amling M，Alberghini M（2010）Phenotypic diversity inchondromyxoid fi broma reveals differentiation pattern of tumor mimicking fetal cartilagecanals development：an immunohistochemical study. Am J Pathol 177（3）：1072-1078

第二十四章　硬纤维瘤

Laura Campanacci

骨促结缔组织增生性纤维瘤

定义： 与软组织硬纤维瘤类似，骨促结缔组织增生性纤维瘤是一种由梭形细胞和胶原构成的良性肿瘤。

重点： 生长缓慢的良性肿瘤，局部复发率高。

流行病学： 本病较罕见，男性多发，绝大多数患者年龄小于30岁（图24-1）。

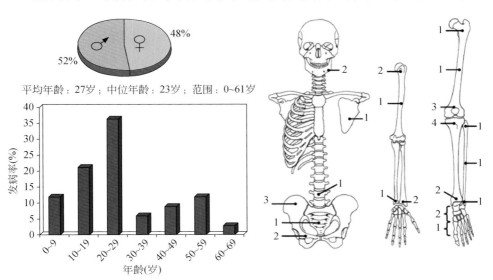

图 24-1　骨促结缔组织增生性纤维瘤流行病学（33 例）

1900—2012 年，意大利－博洛尼亚－Rizzoli 骨科研究所－实验肿瘤学实验室－流行病学

L. Campanacci，MD

意大利博洛尼亚，Rizzoli 骨科研究所，第三骨科和创伤诊疗中心

e-mail：laura.campanacci@ior.it

　　发病部位： 促结缔组织增生性纤维瘤常见于下颌骨、长骨和骨盆。在长骨多见于干骺端，也见于骨干。在成人期常侵犯骨骺。

　　临床表现： 由于病灶生长缓慢，血管并不丰富，症状较轻，且出现较晚。一般出现中度疼痛，也可能有病理性骨折发生。

　　影像学特点： X 线检查显示较大的溶骨性病变，通常伴骨膨胀。原有的骨皮质可能被一薄层新生骨替代。有时，肿瘤能突破骨皮质，与周边组织分界不清。典型的病灶表现为清晰的骨小梁呈网状或泡沫状外观。慢性反应性的骨质增生可在肿瘤边界表现为一层硬化带。在血管造影和增强 CT 检查中，肿瘤仅呈现中等程度增强；在同位素骨扫描中，肿瘤呈现相对"冷区"。MRI 在 T_1 加权像和 T_2 加权像均呈低信号，提示致密的胶原组织（图 24-2）。

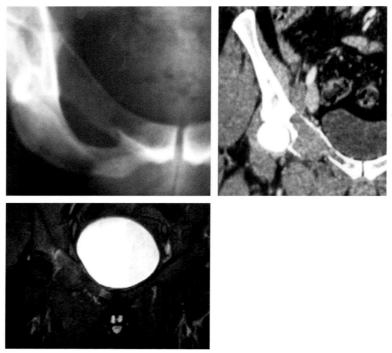

图 24-2　促结缔组织增生性纤维瘤髂骨 X 线、CT 及 MRI 表现

髂耻支边界清晰的溶骨性病灶，部分皮质消失。病灶在 T_2 加权像呈低信号，提示为纤维组织

　　组织病理学： 细胞不多的梭形细胞肿瘤，含有丰富的胶原纤维。核染色不深，少有分裂象，异型性不明显。偶尔可见细胞相对增多的区域（图 24-3）。β-catenin 信号通路在促结缔组织增生性纤维瘤肿瘤发生中的作用似乎与其在韧带样纤维瘤病中的作用不一致。

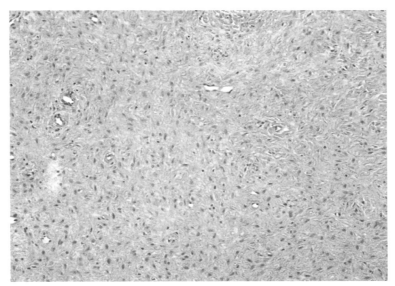

图 24-3 促结缔组织增生性纤维瘤组织病理学

核细长的梭形细胞，稀疏分布于大量纤维化、玻璃样变或瘢痕样胶原中

病程与分期：肿瘤生长十分缓慢，甚至经历数年才出现症状，往往为 2 或 3 期。

治疗与预后：广泛切除术在以往虽是公认的最佳治疗手段，但最近的经验表明，积极行刮除术的有效率与广泛切除术几乎相同，并且能更好地保留功能。促结缔组织增生性纤维瘤不发生转移。

本章要点	
临床表现	症状较轻
影像学特点	缓慢生长的溶骨性病变，可能伴皮质扩张
组织病理学	梭形细胞，类似软组织促结缔组织增生性纤维瘤
鉴别诊断	低级别纤维肉瘤

免疫组化	
VIM	+
MS Act	±
Smooth M act	±
β-catenin	+（偶尔出现，核染色）

主要参考文献

Frick MA，Sundaram M，Unni KK，Inwards CY，Fabbri N，Trentani F，Bacchini P，Bertoni F（2005）Imaging findings in desmoplastic fi broma of bone：distinctive T2 characteristics. AJR Am J Roentgenol 184（6）：1762-1767

Gould CF，Ly JQ，Lattin GE Jr，Beall DP，Sutcliffe JB III（2007）Bone tumor mimics：avoiding misdiagnosis. Curr Probl Diagn Radiol 36（3）：124-141. Review

Hauben EI，Jundt G，Cleton-Jansen AM，Yavas A，Kroon HM，Van Marck E，Hogendoorn PC（2005）Desmoplastic fi broma of bone：an immunohistochemical study including beta-catenin expression and mutational analysis for beta-catenin. Hum Pathol 36（9）：1025-1030

Taconis WK，Schütte HE，van der Heul RO（1994）Desmoplastic fi broma of bone：a report of 18 cases. Skeletal Radiol 23（4）：283-288

Vaz G，Richard A，Guyen O，Bejui-Hugues J，Carret JP（2005）Desmoplastic fi broma or bone desmoid tumor：two cases. Rev Chir Orthop Reparatrice Appar Mot 91（8）：782-787

第二十五章　软骨肉瘤

Nicola Fabbri，Davide Donati

定义：软骨肉瘤（chondrosarcoma，CHS）是一种成软骨基质的恶性肿瘤。其分型及占比见表 25-1，流行病学见图 25-1。

表 25-1　软骨肉瘤分型及占比

软骨肉瘤分型	占比（%）
中央型	55 ～ 60
周围型	15 ～ 20
去分化中央型	15
透明细胞型	3
骨膜型	2 ～ 3
间质细胞型	1 ～ 2
去分化周围型	1

N. Fabbri，MD
纪念斯隆 - 凯特琳癌症中心，骨外科手术部
美国纽约，约克大道 1275 号，10065
e-mail：fabbrin@mskcc.org

D. Donati，MD
意大利博洛尼亚，Rizzoli 骨科研究所，第三骨科和创伤诊疗中心
e-mail：davide.donati@ior.it

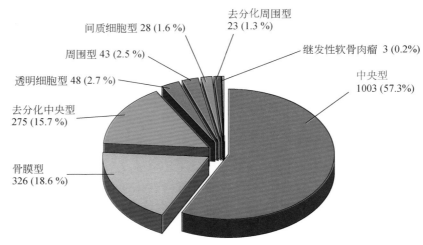

图 25-1　软骨肉瘤（1749 例）

1900—2012 年，意大利 - 博洛尼亚 - Rizzoli 骨科研究所 - 实验肿瘤学实验室 - 流行病学

第二十六章　中央型软骨肉瘤

Nicola Fabbri，Davide Donati

流行病学： 中央型软骨肉瘤多见于成年男性，几乎不发生在儿童（图 26-1）。

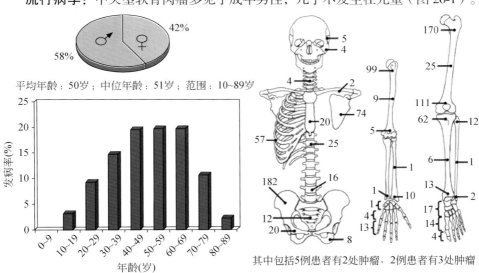

其中包括5例患者有2处肿瘤，2例患者有3处肿瘤

图 26-1　中央型软骨肉瘤流行病学（1003 例，32 例为 Ollier 病患者，7 例来自 Maffucci 综合
征患者）

1900—2012 年，意大利 - 博洛尼亚 - Rizzoli 骨科研究所 - 实验肿瘤学实验室 - 流行病学

N. Fabbri，MD
纪念斯隆 - 凯特琳癌症中心，骨外科手术部
美国纽约，约克大道 1275 号，10065
e-mail：fabbrin@mskcc.org

D. Donati，MD
意大利博洛尼亚，Rizzoli 骨科研究所，第三骨科与创伤诊疗中心
e-mail：davide.donati@ior.it

发病部位：股骨近端、骨盆、肱骨近端、肩胛骨及胫骨近端。发生于长骨的肿瘤通常起始于干骺端，并向远端浸润至一半甚至整个长骨。

临床表现：间断的轻度深部疼痛伴随轻微肿胀，发生在骨盆的肿瘤或高级别肿瘤可出现体积巨大的软组织肿块，病理性骨折罕见。

影像学特点：X 线检查常见骨内地图状溶骨性破坏伴弥散分布的不规则颗粒状肿瘤小结节，以及不透光的环形钙化斑。有时钙化灶表现为泡沫状或蜂窝状的金属影或致密影的形态学特征。骨皮质呈现扇贝样改变，变薄，骨质破坏。通常骨皮质增厚，因为骨皮质被缓慢生长的肿瘤浸润，造成反应性骨质增生。骨膜反应表现为模糊影，并伴有天鹅绒或胡须样的垂直毛糙影。肿瘤边界可清晰，伴部分边缘硬化或边界不清。软组织肿块没有钙化。骨扫描：核素浓聚范围超过 X 线显示的范围。血管造影：肿瘤内无血管，但肿瘤周边可有血管生成。CT：典型的钙化灶，通常在骨内为边界清楚的弓形或扇贝形的未增强影，可显示先前软骨瘤的残余（图 26-2）。MRI：T_1 加权像上与骨髓白色信号相比，肿瘤表现为灰色均匀的信号，在 T_2 加权像上病变区域表现为高信号，冠状面影像中可见其他影像学检查不能显示的骨髓浸润。

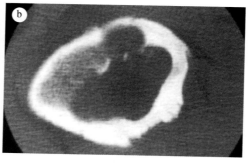

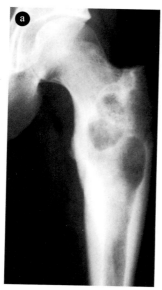

图 26-2　中央型软骨肉瘤 X 线和 CT 表现

向心性边界清楚的病变，软骨钙化灶包含其中的情况罕见，骨皮质变薄，可见一个不规则的骨膜成骨

组织病理学：为小叶状扁平的肿块，相比正常的软骨，颜色更灰、更透明，质地更柔软、湿润。常见呈黏液状和凝胶状、颜色灰白的出血性坏死区域。肿瘤小叶周围常有点状或环状的灰黄色钙化灶，质硬，呈沙砾样（图 26-3）。

　　1级：约占20%，在软骨中分化良好，核圆，轻度增大，大小不一，无核分裂象，常见双核细胞，多见钙化，肿瘤浸润周围骨小梁。

　　2级：约占60%，肿瘤组织内细胞密度大，核深染，常见双核细胞，黏液变性区域常见星形纺锤样细胞聚集，呈短索状分布或小灶样广泛播散分布，基质呈半流体状，肿瘤广泛浸润骨髓腔，可见薄的假包膜及肿瘤卫星灶。

　　3级：约占20%，可见细胞形态多变且胞质丰富，可见深染的巨大异形细胞核，可见核分裂象，常见三核或更多核的细胞。骨髓腔广泛浸润，伴随骨小梁及软组织破坏。可有静脉石形成。

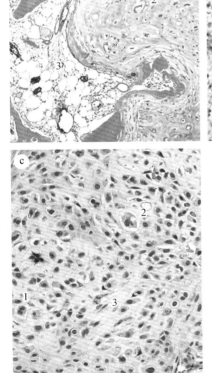
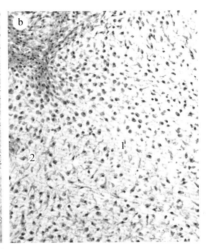

图26-3　中央型软骨肉瘤组织病理学

a. 中央型软骨肉瘤1级，软骨大部分分化良好。1. 细胞数量与大部分软骨瘤有关；2. 细胞核出现轻度的增大和多形性，通常还能保持圆形；3. 浸润骨小梁

b. 中央型软骨肉瘤2级，这是最常见的变异，软骨组织表现出明显的不典型外观，伴有核染色加深，双核细胞常见，近一半的病例中肿瘤呈现部分或完全黏液样变。1. 细胞通常呈星形纺锤样，分布形式可为弥散分布、簇状分布或纵向单列短束样分布，细胞质清晰可见，细胞核相当圆润且深染；2. 基质丰富，形态呈半流质样，染色呈浅嗜碱性

c. 中央型软骨肉瘤3级，肿瘤细胞多形性和异型性明显，胞质增多。1. 软骨细胞数目相当多，且异型性相当明显；2. 细胞核呈现出明显的异型性，核染色相当深；3. 可见有丝分裂象

病程与分期：生长非常缓慢。典型恶性肿瘤的进展期表现为细胞形态从低级转变为高级或转变成其他恶性肿瘤。

1 级：短期内及远期均极少转移、复发。

2 级：常在 5 年内可有早期或迟发转移、复发。

3 级：常在 1 年内可有转移、复发，分期常为 Ⅱ B 期。

治疗与预后：有效治疗方案常为广泛性或根治性切除术。一方面肿瘤组织没有明显的界线，另一方面行切开活检操作时不够谨慎而导致肿瘤种植转移在软组织中，这两个因素常造成肿瘤的高复发率。肺部转移灶必须切除。因为其疗效欠佳，一般不进行放化疗。1 级患者很少死亡，2 级患者死亡率约为 30%，3 级患者死亡率约为 60%。

本章要点	
临床表现	疼痛，多见于成年人，儿童病例罕见
影像学特点	溶骨破坏伴颗粒状钙化灶，增生并侵犯骨皮质
组织病理学	软骨小叶侵犯骨小梁
鉴别诊断	软骨瘤，去分化型软骨肉瘤

主要参考文献

Gelderblom H，Hogendoorn PC，Dijkstra SD，van Rijswijk CS，Krol AD，Taminiau AH，Bovée JV（2008）The clinical approach towards chondrosarcoma. Oncologist 13（3）：320-329. Review. Erratum in Oncologist 2008 May；13（5）：618

Gitelis S，Bertoni F，Picci P，Campanacci M（1981）Chondrosarcoma of bone. The experience at the Istituto Ortopedico Rizzoli. J Bone Joint Surg Am 63（8）：1248-1257

Murphey MD，Walker EA，Wilson AJ，Kransdorf MJ，Temple HT，Gannon FH（2003）From the archives of the AFIP：imaging of primary chondrosarcoma：radiologic-pathologic correlation. Radiographics 23（5）：1245-1278. Review

Riedel RF，Larrier N，Dodd L，Kirsch D，Martinez S，Brigman BE（2009）The clinical management of chondrosarcoma. Curr Treat Options Oncol 10（1-2）：94-106. Review

Varma DG，Ayala AG，Carrasco CH，Guo SQ，Kumar R，Edeiken J（1992）Chondrosarcoma：MRI imaging with pathologic correlation. Radiographics 12（4）：687-704

第二十七章　外周型（继发性）软骨肉瘤

Nicola Fabbri，Davide Donati

　　定义：外周型（继发性）软骨肉瘤是一种来源于骨表面的骨软骨瘤的恶性肿瘤。

　　流行病学：本病多见于成人，男性居多，发病率低于中央型软骨肉瘤，但年纪较小的患者相对较多（图 27-1）。

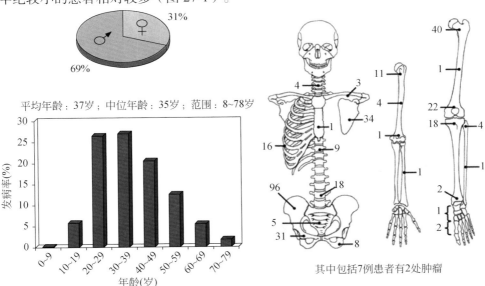

平均年龄：37岁；中位年龄：35岁；范围：8~78岁

其中包括7例患者有2处肿瘤

图 27-1　外周型（继发性）软骨肉瘤流行病学（326 例病例，其中 94 例继发于多发性骨软骨瘤）

1900—2012 年，意大利 - 博洛尼亚 - Rizzoli 骨科研究所 - 实验肿瘤学实验室 - 流行病学

N. Fabbri，MD
纪念斯隆 - 凯特琳癌症中心，骨外科手术部
美国纽约，约克大道 1275 号，10065
e-mail：fabbrin@mskcc.org

D. Donati，MD
意大利博洛尼亚，Rizzoli 骨科研究所，第三骨科和创伤诊疗中心
e-mail：davide.donati@ior.it

临床表现：生长缓慢，质地坚硬，患处疼痛、肿胀，瘤体附着于骨质。有时，患者没有早期骨软骨瘤的病史和临床表现。肿瘤侵犯椎管时可能引起神经根痛和截瘫。

发病部位：骨盆（髂骨翼）、股骨远端（干骺端）、椎体（后弓）、肱骨远端及肋骨。

影像学特点：X 线检查呈典型的骨软骨瘤表现，伴随大量钙化灶或骨化灶，这些病灶表现为散发的致密高密度影，表面有一层较厚的钙化层，肿瘤与软组织的边界模糊（图 27-2a）。有时，骨软骨瘤的种植基底仍然可见，或肿瘤已经侵犯骨髓腔。骨扫描：肿瘤处显像剂浓聚。CT：可见许多较大无钙化的肿瘤小叶，环状的"爆米花"样高密度影，以及更厚的软骨组织帽状结构（图 27-2b）。MRI：T_1 加权像上可见小叶状边界不清的不均一强信号影，T_2 加权像上可见极不均一的信号影，同时可见由钙化灶引起的低信号影，以及由帽状病变引起的白色信号影的厚周围层（图 27-3）。

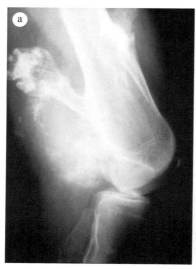
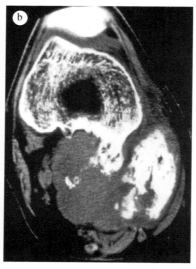

图 27-2　外周型（继发性）软骨肉瘤膝关节 X 线和 CT 表现

骨软骨瘤的骨皮质与正常骨的骨皮质相连，可见较大的非钙化恶性肿块

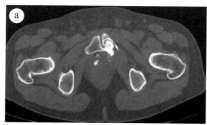
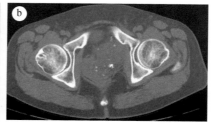

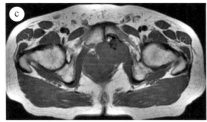
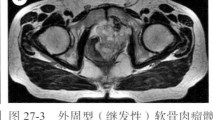
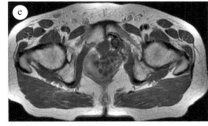

图 27-3　外周型（继发性）软骨肉瘤髋关节 CT 和 MRI 表现

CT（a，b）和轴向 MRI［c（T$_1$）、d（T$_2$）和 e（T$_1$）均为注射造影剂以后的图像］。CT（a）和 MRI 上都能清晰地看到骨皮质的连续性。肿瘤中包含典型拱形的软骨钙化灶（b），可见小瘤体的形成，MRI 的 T$_2$ 加权像为高信号，注射造影剂后无明显增强

组织病理学：软骨肉瘤肿块大，表面不平，呈菜花状，由一层薄层假膜包裹，软骨帽增厚。软骨肉瘤肿瘤软骨可侵犯骨软骨瘤的骨松质，软骨肉瘤肿瘤软骨较骨软骨瘤更加疏松，且湿润、半透明，为浅灰色。而低级别中央型软骨肉瘤钙化明显，钙化灶呈颗粒状、环状或点状，呈黄白色或白色，沙砾状，质地坚硬。分化良好的肿瘤软骨：许多体积较大的细胞分布于丰富的细胞外基质中，细胞核为双核，核染色深。可见结节、核分裂象、囊状或黏液样改变。软骨肉瘤假包膜中可发现肿瘤细胞团块。肿瘤软骨可浸润骨软骨瘤骨松质的骨髓腔（图 27-4）。

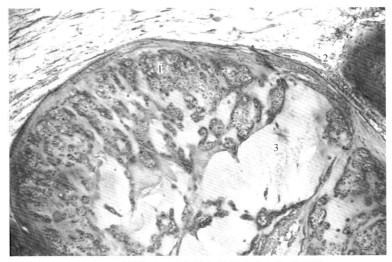

图 27-4　外周型（继发性）软骨肉瘤组织病理学

1. 在肿瘤小叶周围有成簇分布的软骨细胞；2. 分叶结构；3. 黏液样改变及厚度超过 2cm 的软骨帽结构

病程与分期：外周型软骨肉瘤比中央型软骨肉瘤的生长更为缓慢，在数月至 10 年内皆可复发。小于 20% 的病例有肺转移和晚期转移。去分化的外周型软骨肉瘤很罕见（4%），分期通常为 Ⅰ B 期。

治疗：一般为手术广泛切除，手术切除不充分可能导致瘢痕组织中残留散在的肿瘤小结节。放疗和化疗一般没有效果。当肿瘤过大或有其他不宜手术的因素存在时有必要进行截肢术。由于外周型（继发性）软骨肉瘤病理分级以 1 级常见，且 3 级很罕见，所以其比中央型软骨肉瘤的恶性程度低。

本章要点

临床表现	生长缓慢，肿胀
影像学特点	有溶解破坏区域的骨软骨瘤
组织病理学	厚软骨帽
鉴别诊断	骨软骨瘤，去分化周围型软骨肉瘤

主要参考文献

Ahmed AR，Tan TS，Unni KK，Collins MS，Wenger DE，Sim FH（2003）Secondary chondrosar-coma in osteochondroma：report of 107 patients. Clin Orthop Relat Res 411：193-206

Bernard SA，Murphey MD，Flemming DJ，Kransdorf MJ（2010）Improved differentiation of benign osteochondromas from secondary chondrosarcomas with standardized measurement of cartilage cap at CT and MRI imaging. Radiology 255（3）：857-865

Gitelis S，Bertoni F，Picci P，Campanacci M（1981）Chondrosarcoma of bone. The experience at the Istituto Ortopedico Rizzoli. J Bone Joint Surg Am 63（8）：1248-1257

Lin PP，Moussallem CD，Deavers MT（2010）Secondary chondrosarcoma. J Am Acad Orthop Surg 18（10）：608-615. Review

Norman A，Sissons HA（1984）Radiographic hallmarks of peripheral chondrosarcoma. Radiology 151（3）：589-596

第二十八章　去分化型软骨肉瘤

Nicola Fabbri，Davide Donati

定义： 去分化型软骨肉瘤是由高级别非软骨样肉瘤发生的恶性软骨肿瘤。

流行病学： 15% 的患者年龄大于 50 岁，以男性患者为主（图 28-1、图 28-2）。

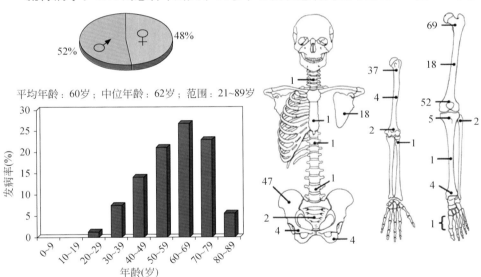

图 28-1　去分化中心型软骨肉瘤流行病学（275 例，2 例见于 Ollier 病，2 例见于 Maffucci 综合征）

1900—2012 年，意大利 - 博洛尼亚 - Rizzoli 骨科研究所 - 实验肿瘤学实验室 - 流行病学

N. Fabbri，MD

纪念斯隆 - 凯特琳癌症中心，骨外科手术部

美国纽约，约克大道 1275 号，10065

e-mail：fabbrin@mskcc.org

D. Donati，MD

意大利博洛尼亚，Rizzoli 骨科研究所，第三骨科与创伤诊疗中心

e-mail：davide.donati@ior.it

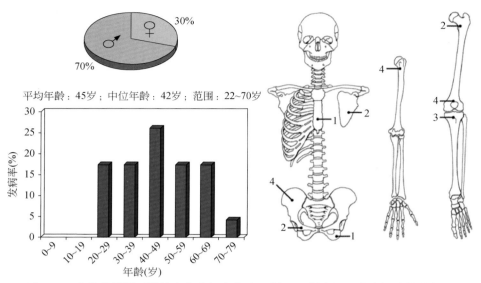

图 28-2　去分化周围型软骨肉瘤流行病学（23 例，12 例来源于多发性骨软骨瘤）

1900—2012 年，意大利－博洛尼亚－Rizzoli 骨科研究所－实验肿瘤学实验室－流行病学

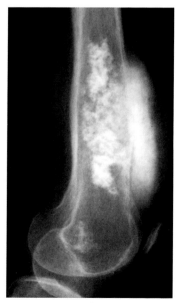

图 28-3　去分化型软骨肉瘤股骨
侧位 X 线表现

早期低级别的软骨瘤中包含拱形的钙化
灶，软骨肉瘤中未分化部可成骨，且
在软组织中侵袭生长，与骨肉瘤类似

发病部位： 股骨近端、骨盆和肱骨近端。

临床表现： 在长时间较轻症状的病史基础上，突然出现伴随肿胀和疼痛的急性进展。病理性骨折常见。

影像学特点： X 线有两种表现。①陈旧性软骨病变：病变骨中度膨大，伴有厚的扇贝样骨皮质改变，以及许多钙化灶。②新的病变：骨皮质及周围软组织破坏，钙化灶溶解样破坏，边界不清。有下列三种特征：病理性骨折，发生于受到新的进展期溶解性破坏的原有陈旧性软骨病变的钙化灶处，这种钙化灶通常透光度极低；通常为软骨肉瘤样外形，伴有小的高级别溶解性病变；典型的高级别肉瘤特征及少量骨软骨瘤的残留灶（图 28-3）。CT：可见不同密度、基质和增强的两种病变。MRI：T_1 加权像和 T_2 加权像上可见两种不同的信号强度。

组织病理学： 有两种组织类型。①低级别的软骨肿瘤组织；②高级别恶性肿瘤如未分化多形性肉瘤、骨肉瘤、纤维肉瘤一样的组织。两种类型的组织之间边界鲜明（图 28-4）。

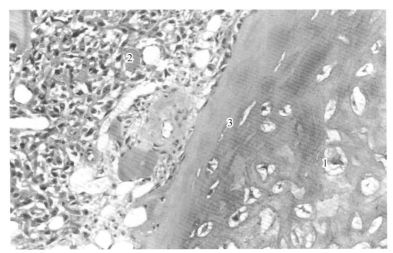

图 28-4 去分化型软骨肉瘤组织病理学

可看到两种截然不同的肿瘤组织：一种是分化良好的软骨瘤；另一种是呈高度恶变特点的不同分化类型的肿瘤组织（通常为骨肉瘤、未分化多形性肉瘤或纤维肉瘤），不同组织类型间边界分明
1. 软骨肉瘤样组织；2. 高级别呈骨肉瘤样的恶性肿瘤组织；3. 两者之间的边界明显

病程与分期： 在确诊时就可观测到肿瘤生长迅速，难以手术完全切除且复发风险高，还有很高的转移率。分期通常为ⅡB期或者Ⅲ期。

治疗： 去分化型软骨肉瘤常需行广泛或根治切除术。目前的化疗方案与骨肉瘤相同，且疗效确切，为保证手术切缘阴性，通常需要行截肢术，其预后差。

本章要点	
临床表现	生长迅速，可有病理性骨折
影像学特点	低级别的软骨病变上可见极具侵袭性的表现
组织病理学	包括两个不同方面：低级别的软骨瘤组织和高级别的肉瘤组织
鉴别诊断	中心或周围型高级别软骨肉瘤

主要参考文献

Capanna R，Bertoni F，Bettelli G，Picci P，Bacchini P，Present D，Giunti A，Campanacci M（1988）
Dedifferentiated chondrosarcoma. J Bone Joint Surg Am 70（1）：60-69
Littrell LA，Wenger DE，Wold LE，Bertoni F，Unni KK，White LM，Kandel R，Sundaram M

（2004）Radiographic, CT, and MRI imaging features of dedifferentiated chondrosarcomas: a retrospec-tive review of 174 de novo cases. Radiographics 24（5）: 1397-1409. Review

Mercuri M, Picci P, Campanacci L, Rulli E（1995）Dedifferentiated chondrosarcoma. Skeletal Radiol 24（6）: 409-416

Staals EL, Bacchini P, Bertoni F（2006）Dedifferentiated central chondrosarcoma. Cancer 106（12）: 2682-2691

Staals EL, Bacchini P, Mercuri M, Bertoni F（2007）Dedifferentiated chondrosarcomas arising in preexisting osteochondromas. J Bone Joint Surg Am 89（5）: 987-993

第二十九章　骨膜型软骨肉瘤

Nicola Fabbri，Davide Donati

定义：骨膜型软骨肉瘤为起源于骨表面的恶性肿瘤。

流行病学：本病罕见，以成年男性为主（图 29-1）。

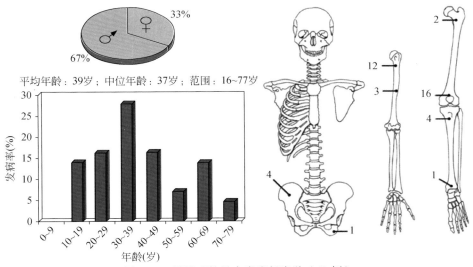

图 29-1　骨膜型软骨肉瘤流行病学（43 例）

1900—2012 年，意大利−博洛尼亚−Rizzoli 骨科研究所−实验肿瘤学实验室−流行病学

N. Fabbri，MD
纪念斯隆−凯特琳癌症中心，骨外科手术部
美国纽约，约克大道 1275 号，10065
e-mail：fabbrin@mskcc.org

D. Donati，MD
意大利博洛尼亚，Rizzoli 骨科研究所，第二骨科与创伤诊疗中心
e-mail：davide.donati@ior.it

　　发病部位：主要见于四肢，股骨远端、胫骨近端及肱骨近端。

　　临床表现：常见肿胀，伴轻度疼痛或无痛。

　　影像学特点：X 线表现为球形肿块覆盖于骨皮质的外表面，透光性很好，或伴有颗粒状、环状或斑片状的软骨，极少情况下可见模糊的成骨灶（图 29-2）。外部皮质侵袭，形成"茶托"样骨皮质改变，邻近的骨皮质增厚，有骨膜反应形成的拱形结构，内部的边缘硬化，肿瘤边界清晰。CT 显示为局限于骨膜的肿瘤，并没有侵犯骨髓腔。

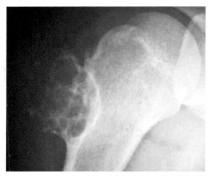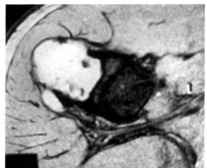
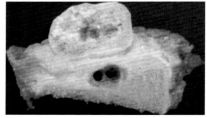

图 29-2　骨膜型软骨肉瘤 X 线表现、轴向 MRI 及大体标本

病变包含钙化灶，主要集中在骨皮质，侵袭部位边界清晰

　　组织病理学：与周围型软骨肉瘤相似，骨膜型软骨肉瘤分化良好，很少发生黏液样变。1 级考虑为骨膜型软骨瘤，2 级常见，3 级罕见（图 29-3）。

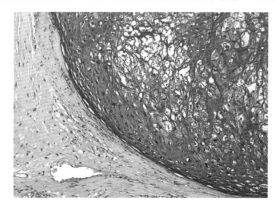

图 29-3　骨膜型软骨肉瘤组织病理学

由软骨小叶组成的直径较大的软骨肿瘤（通常＞5cm），可能伴有基质黏液样改变。肿瘤侵袭周围软组织是其恶变的明确指标

病程与分期：若手术充分切除，术后很少复发。转移很晚，且极少发生。分期通常为ⅠA期。

治疗：需行广泛切除术，预后良好。

本章要点	
临床表现	好发于成人，肿胀明显
影像学特点	发生于骨膜下、干骺端，伴骨皮质的侵袭、颗粒状钙化灶、骨膜反应
组织病理学	低级别的软骨瘤小叶
鉴别诊断	周围型软骨瘤，周围型软骨肉瘤

主要参考文献

Chaabane S，Bouaziz MC，Drissi C，Abid L，Ladeb MF（2009）Periosteal chondrosarcoma. AJR Am J Roentgenol 192（1）：W1-W6. Review

Mitchell A，Rudan JR，Fenton PV（1996）Juxtacortical dedifferentiated chondrosarcoma from a primary periosteal chondrosarcoma. Mod Pathol 9（3）：279-283

Papagelopoulos PJ，Galanis EC，Mavrogenis AF，Savvidou OD，Bond JR，Unni KK，Sim FH（2006）Survivorship analysis in patients with periosteal chondrosarcoma. Clin Orthop Relat Res 448：199-207

Robinson P，White LM，Sundaram M，Kandel R，Wunder J，McDonald DJ，Janney C，Bell RS（2001）Periosteal chondroid tumors：radiologic evaluation with pathologic correlation. AJR Am J Roentgenol 177（5）：1183-1188

Vanel D，De Paolis M，Monti C，Mercuri M，Picci P（2001）Radiological features of 24 periosteal chondrosarcomas. Skeletal Radiol 30（4）：208-212

第三十章　透明细胞型软骨肉瘤

Nicola Fabbri，Davide Donati

定义：透明细胞型软骨肉瘤为一种充满大量透明细胞的软骨肉瘤。

流行病学：本病罕见，多发于成年男性（图 30-1）。

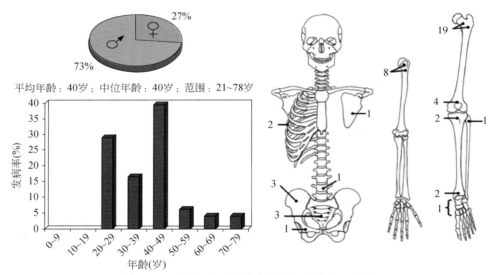

图 30-1　透明细胞型软骨肉瘤流行病学（48 例）

1900—2012 年，意大利 - 博洛尼亚 - Rizzoli 骨科研究所 - 实验肿瘤学实验室 - 流行病学

N. Fabbri，MD

纪念斯隆 - 凯特琳癌症中心，骨外科手术部

美国纽约，约克大道 1275 号，10065

e-mail：fabbrin@mskcc.org

D. Donati，MD

意大利博洛尼亚，Rizzoli 骨科研究所，第二骨科与创伤诊疗中心

e-mail：davide.donati@ior.it

发病部位：长骨的骨骺或骨突（股骨和肱骨近端）、扁骨和短骨。

临床表现：中度疼痛。

影像学特点：X线表现类似软骨母细胞瘤，边界清晰且不规则的溶骨性破坏，伴钙化灶，硬化带边界不清（图30-2）。CT可见软骨肿瘤的典型斑片状或小颗粒状改变。

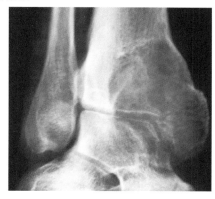
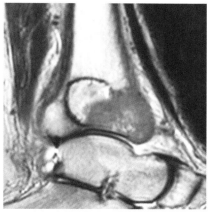
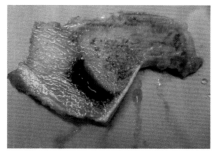

图30-2　透明细胞型软骨肉瘤X线表现、MRI矢状位和大体标本

骨骺局限性病变，MRI所显示高信号影对应标本中相关的血肿

组织病理学：小叶状肿瘤组织内可见透明细胞，核居中，完全透明的胞质，糖原染色（过碘酸希夫染色，periodic acid-Schiff stain，PAS）强阳性，极少见有丝分裂象。外周有反应性的巨细胞，可能有分化良好的软骨肉瘤病变区域，有类似软骨母细胞瘤的细胞间钙化灶，可见囊泡及反应性的类骨质（图30-3）。

病程与分期：生长缓慢，当肿瘤内部基底受到损坏时可能出现复发，转移较罕见。分期通常为ⅠA期。

治疗：需行广泛切除术，其预后良好。

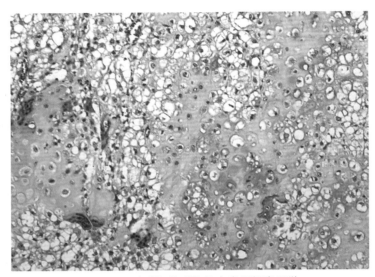

图 30-3　透明细胞型软骨肉瘤组织病理学

细胞大量增殖，可见大量透光的或嗜酸性的细胞质，以及居中的小细胞核。肿瘤细胞产生的幼稚骨组织是其独特的表现。随处可见散在的巨型细胞

本章要点	
临床表现	好发于成人的骨骺和骨突
影像学特点	溶骨性破坏，类似软骨母细胞瘤
组织病理学	透明细胞的肿瘤小叶，可能有透明软骨区域，巨细胞，钙化灶，反应性的类骨质
鉴别诊断	软骨母细胞瘤

主要参考文献

Aigner T，Dertinger S，Belke J，Kirchner T（1996）Chondrocytic cell differentiation in clear cell chondrosarcoma. Hum Pathol 27（12）：1301-1305

Bosse A，Ueda Y，Wuisman P，Jones DB，Vollmer E，Roessner A（1991）Histogenesis of clear cell chondrosarcoma. An immunohistochemical study with osteonectin，a non-collagenous struc-ture protein. J Cancer Res Clin Oncol 117（1）：43-49

Corradi D，Bacchini P，Campanini N，Bertoni F（2006）Aggressive clear cell chondrosarcomas：do distinctive characteristics exist?：a report of 4 cases. Arch Pathol Lab Med 130（11）：1673-1679

Present D，Bacchini P，Pignatti G，Picci P，Bertoni F，Campanacci M（1991）Clear cell chondrosar-coma of bone. A report of 8 cases. Skeletal Radiol 20（3）：187-191

Swanson PE（1997）Clear cell tumors of bone. Semin Diagn Pathol 14（4）：281-291. Review

第三十一章　间质细胞型软骨肉瘤

Nicola Fabbri，Davide Donati

　　流行病学：间质细胞型软骨肉瘤非常罕见，发病率无性别差异，好发于青年和老年患者（图 31-1 ）。

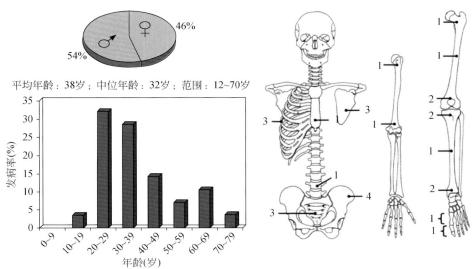

图 31-1　间质细胞型软骨肉瘤流行病学（28 例）

1900—2012 年，意大利 – 博洛尼亚 – Rizzoli 骨科研究所 – 实验肿瘤学实验室 – 流行病学

N. Fabbri，MD

纪念斯隆 – 凯特琳癌症中心，骨外科手术部

美国纽约，约克大道 1275 号，10065

e-mail：fabbrin@mskcc.org

D. Donati，MD

意大利博洛尼亚，Rizzoli 骨科研究所，第三骨科与创伤诊疗中心

e-mail：davide.donati@ior.it

发病部位：常见于躯干和颅面骨，四肢骨罕见。

临床表现：疼痛和肿胀。

影像学特点：X 线表现为伴有浸润性骨质破坏的溶骨性病变，边界不清，皮质破坏，可见软组织肿块，并具有典型钙化（图 31-2）。

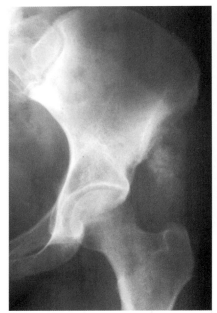
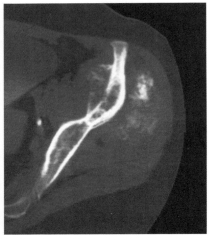
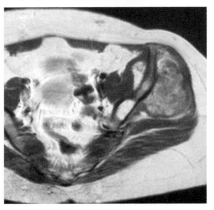

图 31-2   间质细胞型软骨肉瘤 X 线、CT 表现及 MRI T_1 加权像

肿瘤含有钙化软骨，并有强化

组织病理学：血管外皮细胞样的圆形细胞密集增生，在组织内有小灶或较大的分化良好的透明软骨细胞岛（图 31-3）。

病程与分期：生长迅速，手术切除不充分时复发率高，转移常见。通常处于 Ⅱ B 期。

治疗：需行广泛或根治性切除，可采用化疗，但疗效尚不确切，预后差。

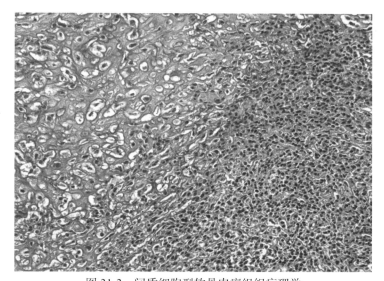

图 31-3　间质细胞型软骨肉瘤组织病理学

高分化的软骨岛被增生的小圆形到卵圆形的未分化的细胞所包围

本章要点

临床表现	很少发生于骨骼，好发于成人，表现为疼痛和肿胀
影像学特点	侵袭性溶骨性，可能有钙化
组织病理学	软骨岛和未分化圆形细胞的混合
鉴别诊断	无

主要参考文献

Bertoni F，Picci P，Bacchini P，Capanna R，Innao V，Bacci G，Campanacci M（1983）Mesenchymal chondrosarcoma of bone and soft tissues. Cancer 52（3）：533-541

Cesari M，Bertoni F，Bacchini P，Mercuri M，Palmerini E，Ferrari S（2007）Mesenchymal chondrosarcoma. An analysis of patients treated at a single institution. Tumori 93（5）：423-427

Fanburg-Smith JC，Auerbach A，Marwaha JS，Wang Z，Rushing EJ（2010）Reappraisal of mesenchymal chondrosarcoma：novel morphologic observations of the hyaline cartilage and endochondral ossi fi cation and beta-catenin，Sox9，and osteocalcin immunostaining of 22 cases. Hum Pathol 41（5）：653-662

Nussbeck W，Neureiter D，Söder S，Inwards C，Aigner T（2004）Mesenchymal chondrosarcoma：an immunohistochemical study of 10 cases examining prognostic significance of proliferative activity and cellular differentiation. Pathology 36（3）：230-233

Swanson PE，Lillemoe TJ，Manivel JC，Wick MRI（1990）Mesenchymal chondrosarcoma. An immunohistochemical study. Arch Pathol Lab Med 114（9）：943-948

第三十二章　中央型和周围型软骨肉瘤生物学

Maria Serena Benassi

中央型和周围型软骨肉瘤（CHS）呈现复杂的核型及由早期特异性基因突变引起的继发性基因突变如 TP53 突变和 CDKN2 缺失等导致的遗传不稳定。

中央型 CHS 可能由内生软骨瘤发展而来，过程中涉及 IHH 信号通路（indian hedgehog）和被下调的甲状旁腺激素样激素（parathyroid hormone-like hormone，PTHLH）信号通路，该通路涉及长骨纵向生长和软骨细胞分化。

此外，内生软骨瘤和中央型 CHS 的异柠檬酸脱氢酶基因 IDH1 和 IDH2 的频繁突变表明，这些突变可能是肿瘤发生过程的早期事件，但是仍需进一步研究来揭示线粒体缺陷导致肿瘤发展的确切机制（Szuhai 等，2012）。

中央型 CHS 进展期间发生遗传或表观遗传改变，包括信号通路 IHH/ PTHLH/ Bcl-2 的激活（Tiet 等，2006）；Src、Akt 和 PDGFR（Schrage 等，2009；Grignani 等，2011）；IGF；以及缺氧和糖酵解途径（Bovéeet 等，2005，2010）。最近发现 Bcl-2 家族成员的过表达在 CHS 的化学抗性中起到重要作用（van Oosterwijk 等，2012）。

细胞遗传学研究强调了染色体 9p21 和 12q13—q15 畸变从低级别到高级别中央型 CHS 进展的作用，导致 CDKN2A 肿瘤抑制基因活性的丢失、CDK4 的扩增和 pRB 途径的失调。TP53 突变和转录因子 Jun-B 的过表达也与恶性转化有关，而环氧合酶（COX2）、基质金属蛋白酶（MMP）和组织蛋白酶端点被认为可能是辅助治疗的候选靶点（Bovée 等，2010）。

多发性和散发性骨软骨瘤的特征是肿瘤抑制基因 EXT1 和 WXT2 发生突变（Szuhai 等，2011；Reijnders 等，2010），导致硫酸乙酰肝素（HS）合成障碍

M. S. Benassi，PhD

意大利博洛尼亚，Rizzoli 骨科研究所，肌肉骨骼系统肿瘤及实验肿瘤学实验室
e-mail：mariaserena.benassi@ior.it

及 IHH 信号通路干扰。EXT1 和 EXT2 分别位于染色体条带 8q24 和 11p11—p12
上，其种系突变影响了 HS 生物合成，而 HS 的生物合成对于 IHH 蛋白的扩散是
必不可少的。通过 DNA 去甲基化可以逆转减少的 HS。体外和体内研究表明，
将 EXT1 重新引入癌细胞株沉默了 DNA 甲基化，从而诱导细胞集落形成密度减
少及裸鼠异种移植模型中肿瘤的生长减慢（Ropero 等，2004）。

　　从骨软骨瘤进展到低级别周围型 CHS 需要 PTHLH 信号的再激活和 Bcl-2
的表达。进一步发展到高级别周围型 CHS 涉及更多的遗传和结构变化，包括
p53 中与突变相关的缺陷细胞周期检查点、细胞信号通路 WINT、IHH 和 TGF-β
的失调、细胞数量和血管生成的增加（van Oosterwijk 等，2012）。

　　在软骨肉瘤患者中，无论亚型如何（Schrage 等，2010；van Oosterwijk 等，
2013），对常规化疗或放疗的反应均不佳，表明需要新的治疗方法来改善无病
生存率和总体生存率。

　　分子治疗的有效性取决于生物标志物是否表达，CHS 辅助分子治疗的潜在
靶标包括 PTHLH、COX2、MMP、TGFβ 抑制剂、BH-3 模拟物、小分子抑制剂
和 Hh 拮抗剂的单克隆抗体。

　　骨外黏液样软骨肉瘤是一种软组织恶性肿瘤（详见相关章节），其中 67%
的复发易位 t（9；22）（q22；q12）可导致 PPARG 核受体基因 CHNEWSR1 融合。
更少见的是发现了 t（9；17）（q22.3；q12）和 t（9；15）（q22.3；q21.3）易位，
分别使得 RBP56、TCF12 融合到 CHN（Stacchiotti 等，2012）。融合转录子可
以和 p21、p27、p16 等检查点细胞周期蛋白调节剂相互作用，诱导细胞增殖。

主要参考文献

Bovée JV，Cleton-Jansen AM，Taminiau AH，Hogendoorn PC（2005）Emerging pathways in
　　the development of chondrosarcoma of bone and implications for targeted treatment. Lancet Oncol
　　6：599-607

Bovée JV，Hogendoorn PC，Wunder JS，Alman BA（2010）Cartilage tumours and bone
　　development：molecular pathology and possible therapeutic targets. Nat Rev Cancer 10：481-
　　488

Grignani G，Palmerini E，Stacchiotti S，Boglione A，Ferraresi V，Frustaci S，Comandone A，
　　Casali PG，Ferrari S，Aglietta M（2011）A phase 2 trial of imatinib mesylate in patients with
　　recurrent nonresectable chondrosarcomas expressing platelet-derived growth factor receptor-alpha
　　or -beta：an Italian Sarcoma Group study. Cancer 117：826-831

Reijnders CM，Waaijer CJ，Hamilton A，Buddingh EP，Dijkstra SP，Ham J，Bakker E，Szuhai K，
　　Karperien M，Hogendoorn PC，Stringer SE，Bovée JV（2010）No haploinsuffi ciency but loss
　　of heterozygosity for EXT in multiple osteochondromas. Am J Pathol 177：1946-1957

Ropero S，Setien F，Espada J，Fraga MF，Herranz M，Asp J，Benassi MS，Franchi A，Patino A，

Ward LS, Bovee J, Cigudosa JC, Wim W, Esteller M（2004）Epigenetic loss of the familial tumor-suppressor gene exostosin-1（EXT-1）disrupts heparan sulfate synthesis in cancer cells. Hum Mol Genet 13：2753-2765

Schrage YM, Briaire-de Bruijn IH, de Miranda NFCC et al（2009）Kinome profi ling of chondrosarcoma reveals Src-pathway activity and dasatinib as option for treatment. Cancer Res 69：6216-6222

Schrage YM, Machado I, Meijer D, Briaire-de Bruijn I, van den Akker BE, Taminiau AH, Kalinski T, Llombart-Bosch A, Bovée JV（2010）COX-2 expression in chondrosarcoma：a role for celecoxib treatment? Eur J Cancer 46：616-624

Stacchiotti S, Dagrada GP, Carlo Morosi C, Negri T, Romanini A, Silvana Pilotti S, Gronchi A, Casali PG（2012）Extraskeletal myxoid chondrosarcoma：tumor response to sunitinib. Clin Sarcoma Res 2：22

Szuhai K, Jennes I, de Jong D, Bovée JV, Wiweger M, Wuyts W, Hogendoorn PC（2011）Tiling resolution array-CGH shows that somatic mosaic deletion of the EXT gene is causative in EXT gene mutation negative multiple osteochondromas patients. Hum Mutat 32：E2036-E2049

Szuhai K, Cleton-Jansen AM, Hogendoorn PC, Bovée JV（2012）Molecular pathology and its diagnostic use in bone tumors. Cancer Genet 205：193-204

Tiet TD, Hopyan S, Nadesan P, Gokgoz N, Poon R, Lin AC, Yan T, Andrulis IL, Alman BA, Wunder JS（2006）Constitutive hedgehog signaling in chondrosarcoma up-regulates tumor cell proliferation. Am J Pathol 168：321-330

van Oosterwijk JG, Herpers B, Meijer D, Briaire-de Bruijn IH, Cleton-Jansen AM, Gelderblom H, van de Water B, Bovée JV（2012）Restoration of chemosensitivity for doxorubicin and cisplatin in chondrosarcoma in vitro：BCL-2 family members cause chemoresistance. Ann Oncol 23：1617-1626

van Oosterwijk JG, Meijer D, van Ruler MA, van den Akker BE, Oosting J, Krenács T, Picci P, Flanagan AM, Liegl-Atzwanger B, Leithner A, Athanasou N, Daugaard S, Hogendoorn PC, Bovée JV（2013）Screening for potential targets for therapy in mesenchymal, clear cell, and dedifferentiated chondrosarcoma reveals Bcl-2 family members and TGFβ as potential targets. Am J Pathol 182：1347-1356

第三十三章 骨 肉 瘤

Piero Picci

定义：骨肉瘤（osteosarcoma，OS）是一种由产生类骨质和不成熟骨质的间充质细胞组成的恶性肿瘤，其几乎全部发生于骨髓腔内，少数情况下可起源于骨表面。骨肉瘤有时可能会出现跳跃转移或远处转移，但它也可表现为多中心原发病灶。因此，一些不同类型骨肉瘤的解剖临床表现、治疗与预后之间差异并没有那么显著，以致无法单独分类（表 33-1、图 33-1）。然而其他类型的骨肉瘤的临床、病理和治疗预后特征则显著不同，其被归类为独立的类型（如骨膜骨肉瘤、骨旁骨肉瘤、低级别中央型骨肉瘤）。

表 33-1　骨肉瘤分型和其占比

骨肉瘤分型	占比（%）
高级别骨肉瘤	90
经典型骨肉瘤	75
毛细血管扩张型骨肉瘤	6（7）
下颌骨骨肉瘤	4
继发性骨肉瘤	4
小圆细胞型骨肉瘤	＜ 1
表面骨肉瘤	1（2）
多中心性骨肉瘤	0.5
皮质内骨肉瘤	0.05
低级别骨肉瘤	9（10）
骨旁骨肉瘤	5
中心型骨肉瘤	2.5
骨膜骨肉瘤	1.5

P. Picci，MD

意大利博洛尼亚，Rizzoli 骨科研究所，肌肉骨骼系统肿瘤及实验肿瘤学实验室

e-mail：Piero Picci@ior.it

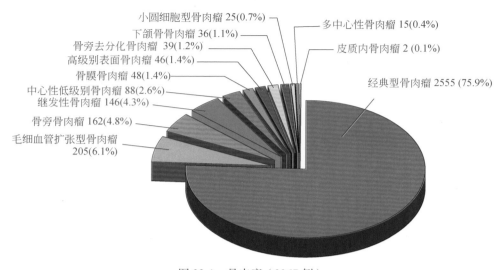

小圆细胞型骨肉瘤 25(0.7%)
下颌骨骨肉瘤 36(1.1%)
骨旁去分化骨肉瘤 39(1.2%)
高级别表面骨肉瘤 46(1.4%)
骨膜骨肉瘤 48(1.4%)
中心性低级别骨肉瘤 88(2.6%)
继发性骨肉瘤 146(4.3%)
骨旁骨肉瘤 162(4.8%)
毛细血管扩张型骨肉瘤 205(6.1%)

多中心性骨肉瘤 15(0.4%)
皮质内骨肉瘤 2 (0.1%)
经典型骨肉瘤 2555 (75.9%)

图 33-1　骨肉瘤（3367 例）

1900—2012 年，意大利－博洛尼亚－Rizzoli 骨科研究所－实验肿瘤学实验室－流行病学

第三十四章　经典型骨肉瘤

Piero Picci

　　流行病学：经典型骨肉瘤是骨骼系统内除骨髓瘤外最常见的原发恶性肿瘤。其发病率每年为 2 ～ 3 例 /100 万（仅占所有恶性肿瘤的 0.2%），男女比例为 1.5 ∶ 1，好发于 10 ～ 20 岁人群（图 34-1）。老年患者通常是继发于辐射、Paget 病、软骨肉瘤、其他原发性骨肿瘤，或为特发性。

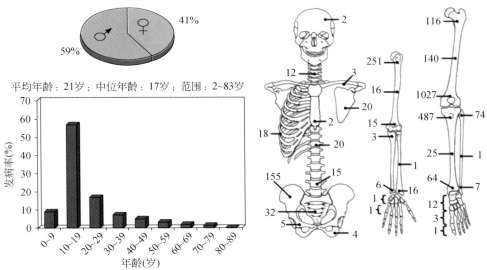

平均年龄：21岁；中位年龄：17岁；范围：2~83岁

图 34-1　经典型骨肉瘤流行病学（2555 例）

1900—2012 年，意大利 - 博洛尼亚 - Rizzoli 骨科研究所 - 实验肿瘤学实验室 - 流行病学

　　发病部位：70% 的骨肉瘤发生在膝关节或肩关节周围。其他好发部位为股骨近

P. Picci，MD
意大利博洛尼亚，Rizzoli 骨科研究所，肌肉骨骼系统肿瘤及实验肿瘤学实验室
e-mail：Piero Picci@ior.it

端和中段、髂骨、胫骨中段和远端、腓骨近端和脊柱。手、足少见。骨肉瘤通常在干骺端或骨干内生长，但即使生长板存在的情况下，也倾向于侵入骨骺（图 34-1）。

临床表现：首发症状多为疼痛，通常与创伤有关。几周内疼痛加重并且出现肿胀，进一步出现皮温增高和关节活动受限，溶骨型骨肉瘤可出现病理性骨折。碱性磷酸酶通常升高，乳酸脱氢酶（lactic acid dehydrogenase，LDH）也可能升高，但较少见。

影像学特点：X 线检查是常用的诊断方法。通常，骨肉瘤起源于髓内，可以破坏骨皮质并侵犯软组织（图 34-2）。常同时出现低密度和高密度影，有时表现为完全的高密度象牙影伴模糊边缘。完全溶骨性病灶见于典型的毛细血管扩张型骨肉瘤。肿瘤侵犯软组织表现为不规则、云雾状和（或）与皮质垂直的密度条纹（日光放射样）。少数情况下其与周围骨组织密度完全相同，这时只能通过 CT 和 MRI 发现。在被肿瘤破坏的骨皮质区域的周围，可见未成熟骨形成的三角（Codman 三角），这是由急性骨膜反应产生的反应骨。同位素骨扫描显示异常核素浓聚，甚至超出影像学所显示范围。极罕见情况下，X 线片可见跳跃或远处转移病灶。CT 可显示肿瘤的骨内及骨外侵犯程度和肿瘤内部的组织密度（放射密度）。在 MRI 上，大多数骨肉瘤表现为 T_1 加权像低信号和 T_2 加权像高信号。然而，硬化型骨肉瘤在 T_1 加权像和 T_2 加权像上都表现为低信号。在观察肿瘤边界、骨骺侵犯及跳跃性病灶时，MRI 是最佳检查方式。增强 CT 和 MRI 可显示肿瘤与血管的关系，但在某些情况下，血管造影更为可靠。患者常需接受胸部 CT 检查，以确定有无肺部转移病灶，其在 X 线片上表现为高密度的圆形结节影。

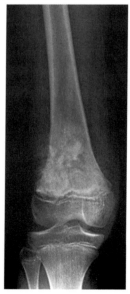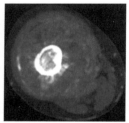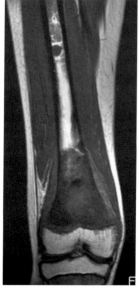

图 34-2　经典型骨肉瘤膝关节 X 线、CT 表现和冠状位 MRI T_1 加权像

肿瘤侵犯干骺端，部分骨皮质被破坏，侵入软组织。MRI 可见髓腔内跳跃转移灶

　　组织病理学：大体上，骨肉瘤的肿瘤细胞区质韧，伴少量基质，成纤维细胞区质地坚韧，有胶原纤维，成骨区则质地坚硬。其常可见出血、坏死和囊性变。其最典型特征是病变沿瘤体边缘包绕并破坏骨小梁，并沿骨髓腔不断侵袭，骨皮质也可被侵袭并被破坏，此时可相应出现骨内和骨膜旁反应骨。骨肉瘤可侵犯关节囊和韧带，偶可在毗邻骨肉瘤的静脉中发现瘤栓。跳跃病灶常与原发病灶发生在同一骨内，但少数情况下，也可跨越邻近关节。显微镜下，经典型骨肉瘤的典型特征是许多产生类骨质和编织骨的高级别肉瘤细胞（图 34-3、图 34-4）。与肿瘤内类骨质及骨化明显的区域相比，成骨活动不活跃的区域呈高度细胞化，有明显的高级别恶性肿瘤特征。细胞体积大、异型性明显、色素沉着、核仁明显且多见非典型有丝分裂象，约 10% 的患者去分化不明显，易与良性肿瘤如成骨细胞瘤、成软骨细胞瘤和巨细胞肿瘤混淆。骨肉瘤细胞可生成不规则的骨小梁。骨肉瘤内明显硬化区细胞体积小且数目稀少，无有丝分裂；组织内几乎不含血管，组织也可能是坏死的。在这些区域，恶性肿瘤的特征可能不明显，因此其诊断多依赖于肿瘤的浸润性生长。少数情况下，骨肉瘤表现为广泛的成软骨细胞性（像一种高级别软骨肉瘤）或成纤维细胞性（类似于纤维肉瘤），只有在显微镜下观察其组织切片方可鉴别。在出血区域中，可见到反应性巨细胞。在肿瘤周边，应注意区分反应性成骨与肿瘤成骨。免疫组化显示碱性磷酸酶强阳性。

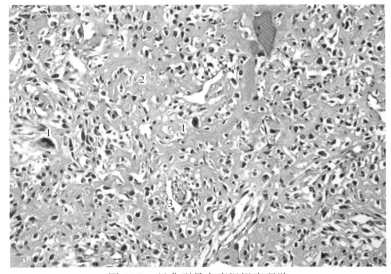

图 34-3　经典型骨肉瘤组织病理学

产生类骨质和骨质的肉瘤组织。1. 肉瘤组织。高级别恶性肿瘤特征：可见大的异型性和高色素性细胞。2. 成骨型骨样和骨质成分，无规则骨小梁。3. 血管丰富，无形态正常和连续的血管壁。在部分区域，其直接被肉瘤细胞包绕

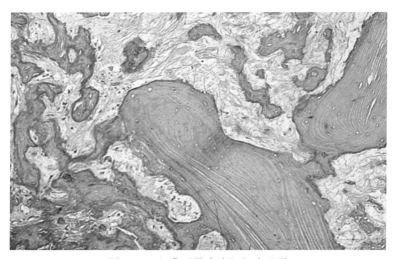

图 34-4　经典型骨肉瘤组织病理学

对术前新辅助化疗反应良好肿瘤的组织学表现

病程与分期：骨肉瘤进展快。80% 的骨肉瘤患者为 Ⅱ B 期，只有 5% 的是 Ⅱ A 期，约 15% 为 Ⅲ 期。若单纯切除原发肿瘤而不使用化疗，80% ～ 90% 的骨肉瘤患者将死于肿瘤转移，但是 80% ～ 90% 的病例在发病时就存在微小转移灶，且转移主要发生在肺部。

治疗：原发性和转移性骨肉瘤的治疗均以化疗（甲氨蝶呤，methotrexate，MTX）和手术为主。术后辅助 MTX 化疗始于 1971 年，术前新辅助化疗则于 1978 年被引入。目前最有效的药物为阿霉素（adriamycin，ADM）、大剂量甲氨蝶呤（high-dose methotrexate，HDMTX）、顺铂（cisdiaminoplatinum，CDP）和异环磷酰胺（ifosfamide，IFO）。诊断明确后应立即开始 MTX 术前新辅助化疗。经过几个周期化疗（约 2 个月），应重新评估肿瘤，包括临床表现（疼痛缓解，肿块变小、变硬）、实验室生化检查（血清碱性磷酸酶降低）和影像学表现（生长受限，肿瘤包裹与机化，骨化，血供和水肿消退，同位素摄取率降低）。然而，现在尚无可用于精确评估术前 MTX 有效剂量的手段。动态同位素骨扫描和增强 MRI 是相对较好的评估手段。经过化疗后进行手术切除，对整个肿瘤进行组织病理学检查，量化肿瘤坏死程度，坏死达 90% ～ 100% 被认为是化疗反应良好。在术后 1 ～ 2 周开始，继续使用 MTX，持续 4 ～ 6 个月。通常情况下，若患者化疗反应良好则继续使用与术前相同的化疗方案。若患者化疗反应不佳，可更换化疗药物。

预后：未化疗患者的 10 年生存率为 10% ～ 15%。使用现有 MTX 方案，对于未转移的和包括附肢骨骼的骨肉瘤患者，10 年生存率约为 70%。截肢后局部复发率为 2% ～ 3%，而目前保肢手术后其复发率约为 5%。转移（主要是肺部）通常发生于术后前 2 ～ 3 年。然而，在治疗后 5 ～ 10 年，仍可发生转移，第二常见的转移部位是骨。

本章要点

临床表现	好发于年轻人，疼痛和肿胀
影像学特点	侵袭性、高密度、中央型病灶
组织病理学	高级别、成骨性
鉴别诊断	无

主要参考文献

Klein MJ，Siegal GP（2006）Osteosarcoma：anatomic and histologic variants. Am J Clin Pathol 125（4）：555-581. Review

Picci P（2007）Osteosarcoma（osteogenic sarcoma）. Orphanet J Rare Dis 2：6. Review

Picci P，Mercuri M，Ferrari S，Alberghini M，Briccoli A，Ferrari C，Pignotti E，Bacci G（2010）Survival in high-grade osteosarcoma：improvement over 21 years at a single institution. Ann Oncol 21（6）：1366-1373

Raymond AK，Jaffe N（2009a）Osteosarcoma multidisciplinary approach to the management from the pathologist's perspective. Cancer Treat Res 152：63-84.

Review Raymond AK，Jaffe N（2009b）Conditions that mimic osteosarcoma. Cancer Treat Res 152：85-121. Review

第三十五章　毛细血管扩张型骨肉瘤

Piero Picci

定义：毛细血管扩张型骨肉瘤（约占所有骨肉瘤的 6%）是一种单纯溶骨性肉瘤，组织内为充满血液及含有少量未成熟骨的海绵样结构。

流行病学：本病发病性别、年龄和部位与经典型骨肉瘤相同（图 35-1）。

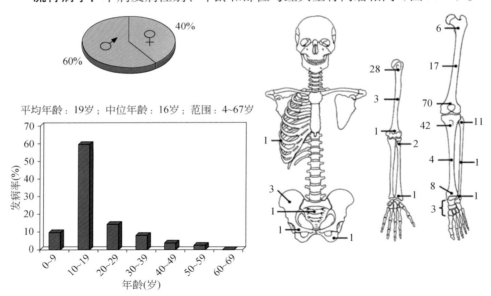

图 35-1　毛细血管扩张型骨肉瘤流行病学（205 例）

1900—2012 年，意大利 – 博洛尼亚 – Rizzoli 骨科研究所 – 实验肿瘤学实验室 – 流行病学

P. Picci，MD

意大利博洛尼亚，Rizzoli 骨科研究所，肌肉骨骼系统肿瘤及实验肿瘤学实验室

e-mail：Piero Picci@ior.it

临床表现：肿瘤具有较强侵袭性，软组织肿胀明显，触诊柔软，局部皮温升高。病理性骨折常见。

影像学特点：X 线表现为单纯的溶骨性破坏，边界不清。同位素骨扫描显示病灶内核素浓聚。CT 和 MRI 可见病灶内多发囊腔及液平面（因充满液体和含铁血黄素沉积，T_1 加权像和 T_2 加权像均呈高信号）（图 35-2）。

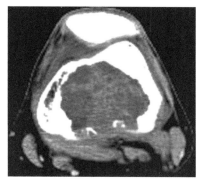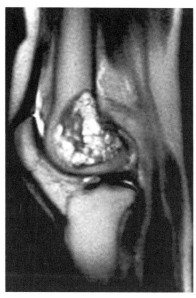

图 35-2　毛细血管扩张型骨肉瘤膝关节 CT 和矢状位 MRI T_2 加权像

干骺端侵袭性肿瘤、破坏骨皮质、侵犯软组织、信号强度不均、MRI 可见多个小囊腔中的液-液平面

组织病理学：大体上，肿瘤由充满血液和血凝块的大腔隙构成。腔隙间有由肿瘤组织构成的隔膜分隔，隔膜柔软且稀薄，可被血液浸没。肿瘤侵袭性明显，骨皮质和骨膜常被广泛破坏。毛细血管扩张型骨肉瘤是一种高级别恶性肿瘤，在低倍镜下，其组织学改变似动脉瘤样骨囊肿，只有在高倍镜下，细胞的肉瘤特性看起来才较为明显。然而，有时候组织内出血和坏死范围太大以至于难以找到肿瘤细胞和识别去分化程度。成骨性骨肉瘤通常是局灶性的，常需要在多部位病灶内仔细寻找，且少数病例可能无法发现。在临床中，除了在类似动脉瘤样骨囊肿的囊壁内可见肉瘤细胞产生的类骨质或骨组织，其他大体和组织学改变与常见毛细血管扩张型骨肉瘤完全一致（图 35-3）。此外，非典型有丝分裂象较易发现。

病程：进展快，分期几乎均是ⅡB 期或Ⅲ期。

治疗与预后：治疗与预后和经典型骨肉瘤相同。一些数据表明，术前使用环磷酰胺的治疗效果极佳，这可以通过肿瘤血供丰富，化疗药物更易到达肿瘤发挥杀伤作用来解释。

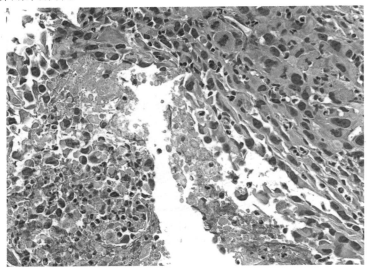

图 35-3　毛细血管扩张型骨肉瘤组织病理学

由只在局部产生类骨质的恶性间充质细胞包绕充满血液的腔隙

本章要点	
临床表现	好发于年轻人，疼痛、肿胀，可能有病理性骨折
影像学特点	侵袭性强，单纯溶骨性改变
组织病理学	高级别肿瘤，多腔隙
鉴别诊断	动脉瘤样骨囊肿

<h2 style="text-align:center">主要参考文献</h2>

Bacci G，Picci P，Ferrari S，Sangiorgi L，Zanone A，Brach del Prever A（1994）Primary chemotherapy and delayed surgery for non-metastatic telangiectatic osteosarcoma of the extremities. Results in 28 patients. Eur J Cancer 30A（5）：620-626

Mervak TR，Unni KK，Pritchard DJ，McLeod RA（1991）Telangiectatic osteosarcoma. Clin Orthop Relat Res 270：135-139

Murphey MD，Robbin MRI，McRae GA，Flemming DJ，Temple HT，Kransdorf MJ（1997）The many faces of osteosarcoma. Radiographics 17（5）：1205-1231

Murphey MD，wan Jaovisidha S，Temple HT，Gannon FH，Jelinek JS，Malawer MM（2003）Telangiectatic osteosarcoma：radiologic-pathologic comparison. Radiology 229（2）：545-553

Weiss A，Khoury JD，Hoffer FA，Wu J，Billups CA，Heck RK，Quintana J，Poe D，Rao BN，Daw NC（2007）Telangiectatic osteosarcoma：the St. Jude Children's Research Hospital's experience. Cancer 109（8）：1627-1637

第三十六章　继发性骨肉瘤
Piero Picci

　　定义：继发性骨肉瘤是在软骨肿瘤（去分化型软骨肉瘤）、辐射、Paget 病、骨纤维异常增殖症、骨梗死和慢性骨髓炎基础上发生的骨肉瘤。

　　继发性骨肉瘤多见于老年人（图 36-1）。治疗上与经典型骨肉瘤一样，但因患者年龄较高，可能无法使用环磷酰胺。因其对化疗的反应差，且患者年龄偏大，继发性骨肉瘤的预后通常比原发性骨肉瘤更差（图 36-2）。

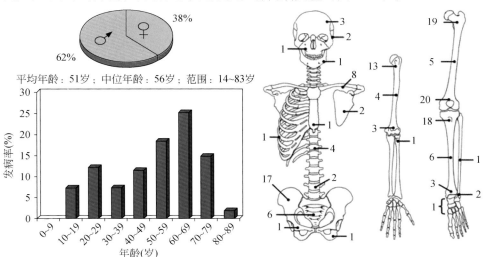

图 36-1　继发性骨肉瘤流行病学，共 146 例（除去去分化的软骨肉瘤），继发于骨梗死或骨碎片（18 例）、辐射（63 例）、骨纤维异常增殖症（5 例）或其他良性情况（14 例）

1900—2012 年，意大利 - 博洛尼亚 - Rizzoli 骨科研究所 - 实验肿瘤学实验室 - 流行病学

P. Picci，MD
意大利博洛尼亚，Rizzoli 骨科研究所，肌肉骨骼系统肿瘤及实验肿瘤学实验室
e-mail：Piero Picci@ior.i

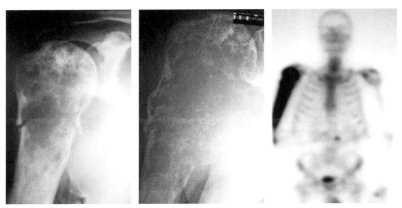

图 36-2　继发性骨肉瘤右肩关节首次发病及 2 个月后 X 线、骨扫描表现

肱骨近端溶骨性病灶，侵犯骨骺及干骺端，信号不均。厚的层状皮质提示预先存在的 Paget 病，骨扫描显示核素浓聚、分布均匀可以证实。发病 2 个月后，肿瘤进展明显

主要参考文献

Dray MS，Miller MV（2008）Paget's osteosarcoma and post-radiation osteosarcoma：secondary osteosarcoma at Middlemore Hospital，New Zealand. Pathology 40（6）：604-610

HaMRIe MRI，Severson RK，Chuba P，Lucas DR，Thomas RL，Mott MP（2002）Osteosarcoma as a second malignant neoplasm. Radiother Oncol 65（3）：153-157

Okada A，Hatori M，Hosaka M，Watanuki M，Itoi E（2009）Secondary osteosarcoma arising after treatment for childhood hematologic malignancies. Ups J Med Sci 114（4）：249-255

Picci P，Sieberova G，Alberghini M，Balladelli A，Vanel D，Hogendoorn PC，Mercuri M（2011）Late sarcoma development after curettage and bone grafting of benign bone tumors. Eur J Radiol 77（1）：19-25

Tabone MD，Terrier P，Pacquement H，Brunat-Mentigny M，Schmitt C，Babin-Boilletot A，Mahmoud HH，Kalifa C（1999）Outcome of radiation-related osteosarcoma after treatment of childhood and adolescent cancer：a study of 23 cases. J Clin Oncol 17（9）：2789-2795

第三十七章　小圆细胞型骨肉瘤

Piero Picci

　　定义：小圆细胞型骨肉瘤的肿瘤由小圆细胞组成，其类似于尤因肉瘤细胞，但可产生骨基质。

　　小圆细胞型骨肉瘤是骨肉瘤的一种罕见类型（占所有骨肉瘤的 1% ～ 2%），其流行病学、临床表现和影像学表现与经典型骨肉瘤不完全一致（图 37-1）。与经典型骨肉瘤相比，小圆细胞型骨肉瘤报道的病例较少，且预后较差（图 37-2）。这种类型骨肉瘤使用尤因肉瘤治疗方案的治疗效果最好。

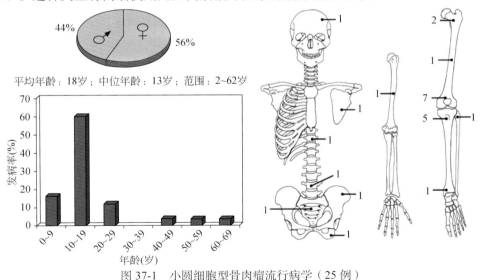

图 37-1　小圆细胞型骨肉瘤流行病学（25 例）

1900—2012 年，意大利 – 博洛尼亚 – Rizzoli 骨科研究所 – 实验肿瘤学实验室 – 流行病学

P. Picci，MD

意大利博洛尼亚，Rizzoli 骨科研究所，肌肉骨骼系统肿瘤及实验肿瘤学实验室

e-mail：Piero Picci@ior.it

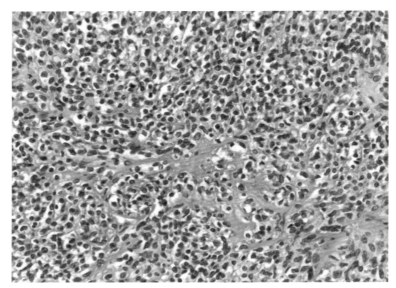

图 37-2　小圆细胞型骨肉瘤组织病理学

卵圆形细胞，类似于尤因肉瘤细胞，呈片状或巢状排列，可见骨样基质

主要参考文献

Bertoni F，Present D，Bacchini P，Pignatti G，Picci P，Campanacci M（1989）The Istituto Rizzoli experience with small cell osteosarcoma. Cancer 64（12）：2591-2599

Bishop JA，Shum CH，Sheth S，Wakely PE Jr，Ali SZ（2010）Small cell osteosarcoma：cytopathologic characteristics and differential diagnosis. Am J Clin Pathol 133（5）：756-761

Devaney K，Vinh TN，Sweet DE（1993）Small cell osteosarcoma of bone：an immunohistochemical study with differential diagnostic considerations. Hum Pathol 24（11）：1211-1225

Lee AF，Hayes MM，Lebrun D，Espinosa I，Nielsen GP，Rosenberg AE，Lee CH（2011）FLI-1 distinguishes Ewing sarcoma from small cell osteosarcoma and mesenchymal chondrosarcoma. Appl Immunohistochem Mol Morphol 19：233-238

Nakajima H，Sim FH，Bond JR，Unni KK（1997）Small cell osteosarcoma of bone. Review of 72 cases. Cancer 79（11）：2095-2106

第三十八章　高级别表面骨肉瘤

Piero Picci

　　定义：高级别表面骨肉瘤是一种在骨表面发生的高级别骨肉瘤，很少累及底层骨皮质。

　　除了肿瘤病灶的部位，高级别表面骨肉瘤与经典中心型骨肉瘤在发病年龄、部位和组织病理学上相似（图 38-1）。影像学显示混合的非矿化和矿化肿瘤基

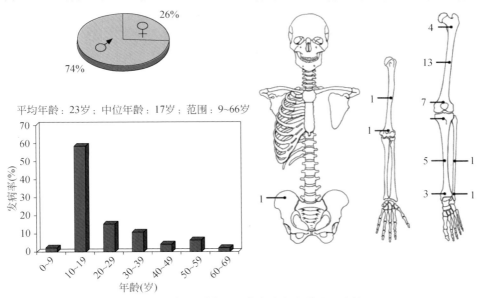

平均年龄：23岁；中位年龄：17岁；范围：9~66岁

图 38-1　高级别表面骨肉瘤流行病学（46 例）

1900—2012 年，意大利 - 博洛尼亚 - Rizzoli 骨科研究所 - 实验肿瘤学实验室 - 流行病学

P. Picci，MD

意大利博洛尼亚，Rizzoli 骨科研究所，肌肉骨骼系统肿瘤及实验肿瘤学实验室

e-mail：roberto.casadei@ior.it

质及一定程度的骨膜反应性成骨，但不同于骨膜或骨旁骨肉瘤的特异性表现（图38-2）。组织病理学表现与经典型骨肉瘤相同（图38-3），治疗与预后也与经典型骨肉瘤没有区别。

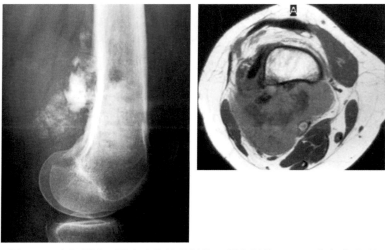

图 38-2　高级别表面骨肉瘤膝关节侧位 X 线与轴位 MRI T₁ 加权像表现

肿瘤成骨，主要发生于软组织，但起始于骨皮质，有局限性溶骨现象。MRI 上可见少许成骨

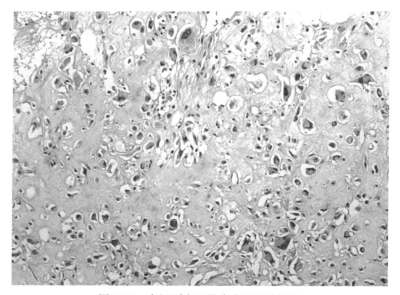

图 38-3　高级别表面骨肉瘤组织病理学

高级别表面骨肉瘤与经典中心型骨肉瘤特点相同，但其发生于骨表面，大多数是成骨型骨肉瘤的变异体

主要参考文献

Okada K，Unni KK，Swee RG，Sim FH（1999）High grade surface osteosarcoma：a clinicopathologic study of 46 cases. Cancer 85（5）：1044-1054

Raymond AK（1991）Surface osteosarcoma. Clin Orthop Relat Res（270）：140-148. Review

Schajowicz F，McGuire MH，Santini Araujo E，Muscolo DL，Gitelis S（1988）Osteosarcomas arising on the surfaces of long bones. J Bone Joint Surg Am 70（4）：555-564

Staals EL，Bacchini P，Bertoni F（2008）High-grade surface osteosarcoma：a review of 25 cases from the Rizzoli Institute. Cancer 112（7）：1592-1599

Vanel D，Picci P，De Paolis M，Mercuri M（2001）Radiological study of 12 high-grade surface osteosarcomas. Skeletal Radiol 30（12）：667-671

第三十九章　多中心性骨肉瘤

Piero Picci

　　定义：多中心性骨肉瘤是多个骨或单个骨多处同时发生的骨肉瘤，通常无肺转移病灶。

　　多中心性骨肉瘤极其罕见（占所有高级别骨肉瘤的 0.5%）。好发年龄为 5 ～ 15 岁（低于普通骨肉瘤）。病灶的数量从少到多不等，不仅发生在长骨，也可发生于躯干骨，其可分布于椎骨、肋骨、胸骨、颅骨及手足等骨肉瘤罕见发病部位（图 39-1）。该病通常被认为有一个较大的原发病灶，其他的则是其

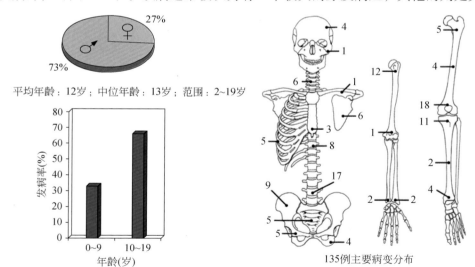

平均年龄：12岁；中位年龄：13岁；范围：2~19岁

135例主要病变分布

图 39-1　多中心性骨肉瘤流行病学（15 例）

1900—2012 年，意大利 - 博洛尼亚 - Rizzoli 骨科研究所 - 实验肿瘤学实验室 - 流行病学

P. Picci，MD
意大利，博洛尼亚，Rizzoli 骨科研究所，肌肉骨骼系统肿瘤及实验肿瘤学实验室
e-mail：Piero Picci@ior.it

转移灶。所有病灶广泛硬化，一般不破坏皮质（图39-2）。组织病理学表现为典型的成骨性、广泛硬化的高级别骨肉瘤（图39-3）。多中心性骨肉瘤是早期转移扩散所致还是多中心起源，目前尚未明确。其病程进展迅速，预后不佳。

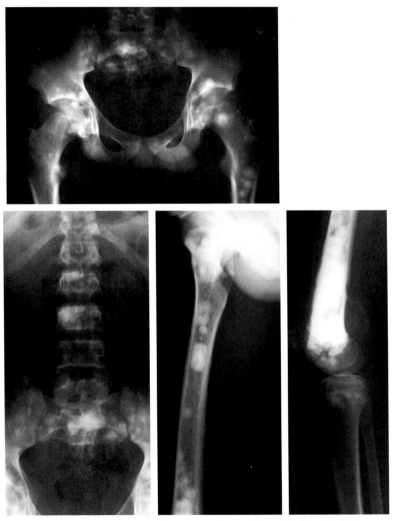

图39-2　多中心性骨肉瘤骨盆、腰椎、股骨及膝关节 X 线表现

X 线片可见多个以硬化为主的病灶，该病常累及骨骺

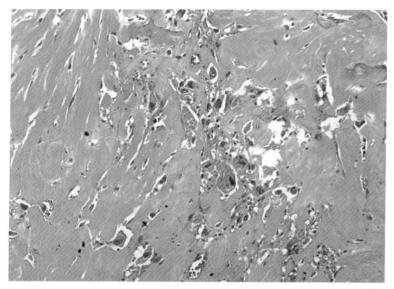

图 39-3　多中心性骨肉瘤组织病理学

与肿瘤较少硬化的部位相比，高级别成骨型骨肉瘤通常表现为广泛硬化、细胞密度低和细胞去分化减少等特征

主要参考文献

Bacci G，Fabbri N，Balladelli A，Forni C，Palmerini E，Picci P（2006）Treatment and prognosis for synchronous multifocal osteosarcoma in 42 patients. J Bone Joint Surg Br 88（8）：1071-1075

Biagini R，Ruggieri P，De Cristofaro R，Torricelli P，Picci P，Bacci G（1991）Multicentric osteosarcoma. Report of 5 cases. Chir Organi Mov 76（2）：113-122

Cermik TF，Salan A，Firat MF，Berkarda S（2003）Tc-99m MDP bone scintigraphy in a patient with multicentric osteosarcoma. Clin Nucl Med 28（7）：599-600

Daffner RH，Kennedy SL，Fox KR，Crowley JJ，Sauser DD，Cooperstein LA（1997）Synchronous multicentric osteosarcoma：the case for metastases. Skeletal Radiol 26（10）：569-578

Hopper KD，Eggli KD，Haseman DB，Moser RP Jr（1993）Osteosarcomatosis and metastatic osteosarcoma. Cancer Treat Res 62：163-171. Review

第四十章　骨膜骨肉瘤

Piero Picci

　　定义：骨膜骨肉瘤是一种发生于骨表面的中度恶性的成软骨性骨肉瘤，其起源于骨膜，好发于长骨骨干。

　　流行病学：骨膜骨肉瘤罕见（占所有骨肉瘤的 1% ～ 2%）。发病年龄分布广泛，主要发生在 10 ～ 20 岁群体，稍多见于男性（图 40-1）。

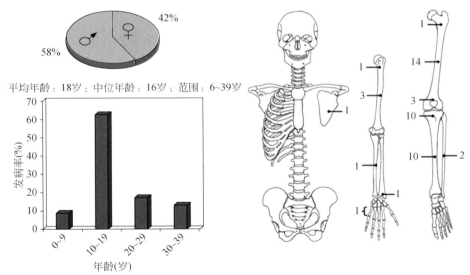

图 40-1　骨膜骨肉瘤流行病学（48 例）

1900—2012 年，意大利 - 博洛尼亚 - Rizzoli 骨科研究所 - 实验肿瘤学实验室 - 流行病学

P. Picci，MD

意大利，博洛尼亚，Rizzoli 骨科研究所，肌肉骨骼系统肿瘤及实验肿瘤学实验室

e-mail：Piero Picci@ior.it

发病部位：好发于胫骨和股骨，肱骨较少见，腓骨和其他长骨则更为少见。通常位于骨干，偶尔也可发生在干骺端（图 40-1）。

临床表现：有可触及的肿块，伴中度疼痛，其生长速度慢于普通骨肉瘤。

影像学特点：可出现骨膜反应，或形成梭形、可透射线的包块，边界清晰。它通常包含垂直于皮质突出的"日光放射"样骨化，包块完整或表面被侵蚀，有时具有 Codman 三角（图 40-2）。病变通常不累及髓腔。CT 和 MRI 可更好地证实。

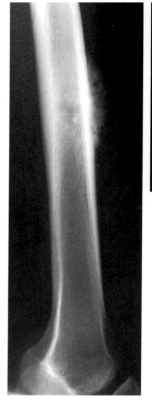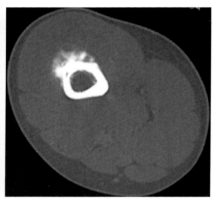

图 40-2　骨膜骨肉瘤股骨 X 线及 CT 表现

骨干表面的病灶，可出现成骨反应，并伴较厚的垂直于骨干的反应骨形成，侵袭骨皮质，未累及髓腔

组织病理学：肿瘤的解剖面柔韧，呈半透明状。肿瘤形成大的小叶，由与皮质垂直的骨化条纹隔开。组织类型主要是软骨母细胞型，细胞外周有梭形细胞和条带状类骨质，更多的软骨样细胞在小叶中心。恶性成骨细胞及细胞之间的条带状类骨质是鉴定该型肿瘤为骨肉瘤的依据（图 40-3）。组织学分级为 1～3 级。在骨界面，肿瘤可以侵犯浅层骨皮质。

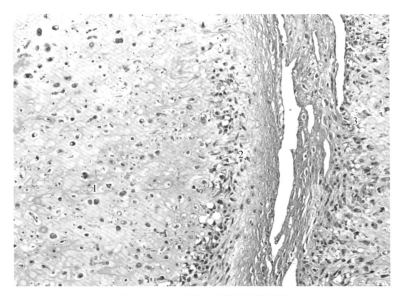

图 40-3　骨膜骨肉瘤组织病理学

主要由成片的小叶状软骨样组织组成的中度恶性肿瘤。1.软骨样细胞；
2.恶性肿瘤细胞中的花边状类骨质；3.小叶周边附有少量基质的梭形细胞

病程与分期： 骨膜骨肉瘤生长速度慢于普通骨肉瘤，远慢于骨旁骨肉瘤。如果肿瘤累及髓内，分期则为ⅠA期或ⅠB期。

治疗与预后： 由于影像学表现相当典型，结合术中冰冻切片分析常足以明确诊断。治疗方式为包含肿块的广泛切除手术。肺转移患者约占15%。因此，广泛切除手术后不进行化疗，预后也相对良好。

本章要点	
临床表现	好发于青年，症状轻微
影像学特点	骨干表面病灶，日光放射样影
组织病理学	软骨样细胞及低度恶性
鉴别诊断	骨膜型软骨肉瘤、高度恶性表面骨肉瘤

主要参考文献

Cesari M，Alberghini M，Vanel D，Palmerini E，Staals EL，Longhi A，Abate M，Ferrari C，Balladelli A，Ferrari S（2011）Periosteal osteosarcoma：a single-institution experience. Cancer 117：1731-1735

Grimer RJ，Bielack S，Flege S，Cannon SR，Foleras G，Andreeff I，Sokolov T，Taminiau A，

Dominkus M, San-Julian M, Kollender Y, Gosheger G（2005）European Musculo Skeletal Oncology Society. Periosteal osteosarcoma—a European review of outcome. Eur J Cancer 41（18）：2806-2811

Murphey MD, Jelinek JS, Temple HT, Flemming DJ, Gannon FH（2004）Imaging of periosteal osteosarcoma：radiologic-pathologic comparison. Radiology 233（1）：129-138

Revell MP, Deshmukh N, Grimer RJ, Carter SR, Tillman RM（2002）Periosteal osteosarcoma：a review of 17 cases with mean follow-up of 52 months. Sarcoma 6（4）：123-130

Rose PS, Dickey ID, Wenger DE, Unni KK, Sim FH（2006）Periosteal osteosarcoma：long-term outcome and risk of late recurrence. Clin Orthop Relat Res 453：314-317

第四十一章　骨旁骨肉瘤

Piero Picci

定义： 骨旁骨肉瘤起源于骨表面，产生大量的骨密质，并具有低级别间变性。约 10% 的病例可能进展为恶性肿瘤，特别是多次复发或误诊为良性骨肿瘤的患者。

流行病学： 骨旁骨肉瘤不常见（占骨肉瘤的 5% ～ 6%），女性发病率稍高于男性。该病好发于 20 ～ 50 岁群体，在生长发育停止之前非常罕见（图 41-1）。

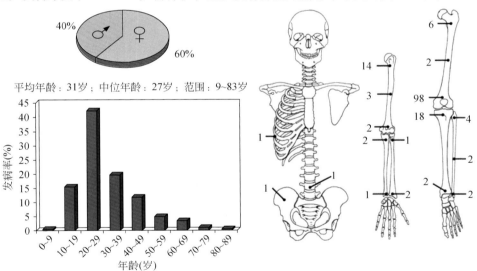

平均年龄：31岁；中位年龄：27岁；范围：9~83岁

图 41-1　骨旁骨肉瘤流行病学（162 例）

1900—2012 年，意大利 - 博洛尼亚 - Rizzoli 骨科研究所 - 实验肿瘤学实验室 - 流行病学

发病部位： 几乎都发生在长骨，起源于干骺端，骨干罕见，扁平骨更为少见。

P. Picci，MD
意大利，博洛尼亚，Rizzoli 骨科研究所，肌肉骨骼系统肿瘤及实验肿瘤学实验室
e-mail：Piero Picci@ior.it

最典型的部位是股骨远端干骺端后方（占 60% 病例）（图 41-1）。

临床症状： 无痛或轻微疼痛，可扪及坚硬的骨性包块。患者症状持续时间较长，有的超过 1 ～ 2 年，甚至达 5 年。常见患者历经一次或多次手术切除后仍出现局部复发。

影像学特点： 由于生长缓慢，骨旁骨肉瘤较大时才被发现。它呈分叶状骨性包块，宽基底部与骨皮质融合，通常包绕骨皮质（图 41-2）。放射线密度在靠近肿瘤基底部处最大，而外缘趋于模糊。更精细的放射线照片显示了从毛玻璃样到象牙样密度的小梁网格（"钢丝绒"图案）。其沿骨干方向侵袭，通常不累及髓腔。在骨骺，肿瘤经常突破薄的皮质向骨松质侵袭延伸。这种侵袭程度随着恶性程度的增加和肿瘤持续时间的延长而增加，在 60% 的病例中可被 CT 发现。CT、MRI、血管造影可显示肿瘤附着或包裹的血管束，同位素骨扫描临床应用也较为常见。

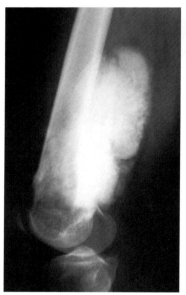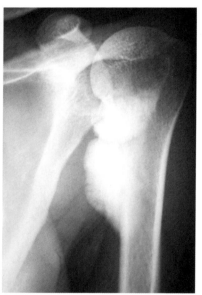

图 41-2　骨旁骨肉瘤膝关节、肩关节 X 线表现

肿瘤均质、硬化，附着于骨

组织病理学： 骨旁骨肉瘤由嵌入骨小梁的梭形细胞和胶原纤维组成，偶尔可见软骨细胞。细胞排列呈扫帚状，细胞核平行排列。骨小梁也呈水泥龟裂般的平行射线排列，如同畸形性骨炎的马赛克征。瘤骨形成于肿瘤细胞化生（纤维-骨化生），骨小梁可以不出现成骨性边缘。骨旁骨肉瘤是 1 级或 2 级，但可能进展为恶性肿瘤甚至转变成高级别骨肉瘤（图 41-3）。在同一病例中发现不同组织学分级的区域并不少见。转移灶（肺、骨骼）通常与原发部位最恶性部分相同，常为致密硬化。

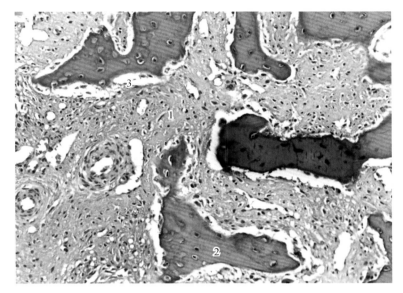

图 41-3　骨旁骨肉瘤组织病理学

骨旁骨肉瘤组织病理学特征：骨小梁陷于肉瘤样梭形细胞和胶原基质中。
1.大量的不典型梭形细胞，像纤维肉瘤。细胞核大，呈椭圆形和多形性。肿瘤的分级从 1 级到 2 级，以梭形细胞为基础；2.骨小梁排列规律；3.骨细胞无恶性特征，发现去分化的最佳位置是在成纤维细胞基质中，或在软骨中，即肿瘤骨性部分的软骨帽上

病程与分期： 进展通常很慢。骨旁骨肉瘤通常分期为ⅠA 期或ⅠB 期，当组织学分级为 3 或 4 级（去分化）时，分期为Ⅱ期。

治疗及预后： 手术旨在对肿瘤行广泛切除。在腘窝，可取双侧入路（内侧和外侧），抬高股四头肌，行半圆形切除。当肿瘤侵入血管束时，通常需要行血管切除和重建以达到广泛切除。化疗仅在 3 级和 4 级病变中应用，且与经典型骨肉瘤化疗方案相同。病灶内切除必然导致术后局部复发。2 级也可能会出现转移，主要是由于深层骨被侵犯。与经典型骨肉瘤相比，远处转移不太常见：1、2 级骨旁骨肉瘤为 2% ～ 10%，但 3、4 级去分化型骨旁骨肉瘤高达 60% ～ 70%。

本章要点	
临床表现	症状轻，病史长，疼痛、肿胀
影像学特点	骨表面，黑星芋螺状（呈倒锥形）
组织病理学	低级别、成骨性
鉴别诊断	去分化骨肉瘤、高度恶性表面骨肉瘤

基因扩增子		
MDM2 12q15	基因扩增	荧光原位杂交：47.7 ± 21.9
CDK4 12q13—14	基因扩增	荧光原位杂交：31.5 ± 13.9

　　在典型的骨旁骨肉瘤中，极少数情况可在影像资料中发现溶骨区域，在组织病理学上与肿瘤高级别病变区域相对应，表现为去分化。去分化型骨旁骨肉瘤与普通骨肉瘤恶性程度一致（图 41-4 ～图 41-6）。

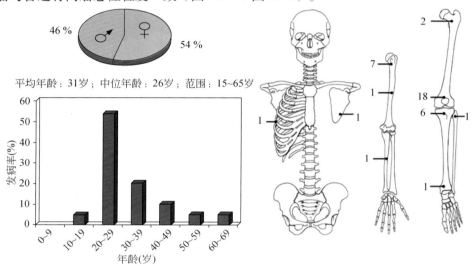

图 41-4　去分化型骨旁骨肉瘤流行病学（39 例）

1900—2012 年，意大利 - 博洛尼亚 - Rizzoli 骨科研究所 - 实验肿瘤学实验室 - 流行病学

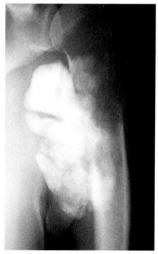

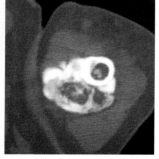

图 41-5　骨旁骨肉瘤肱骨 X 线和 CT 表现

典型的骨旁骨肉瘤的影像，CT 上的溶骨性中央区域，
提示病理很可能为去分化型

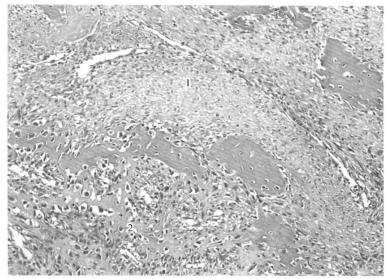

图 41-6　骨旁骨肉瘤、去分化型骨肉瘤组织病理学

1. 骨旁骨肉瘤 2 级；2. 去分化成骨细胞骨肉瘤 3 级

主要参考文献

Azura M，Vanel D，Alberghini M，Picci P，Staals E，Mercuri M（2009）Parosteal osteosarcoma dedifferentiating into telangiectatic osteosarcoma：importance of lytic changes and fluid cavities at imaging. Skeletal Radiol 38（7）：685-690

Bertoni F，Bacchini P，Staals EL，Davidovitz P（2005）Dedifferentiated parosteal osteosarcoma：the experience of the Rizzoli Institute. Cancer 103（11）：2373-2382

Campanacci M，Picci P，Gherlinzoni F，Guerra A，Bertoni F，Neff JR（1984）Parosteal osteosarcoma. J Bone Joint Surg Br 66（3）：313-321

Mejia-Guerrero S，Quejada M，Gokgoz N，Gill M，Parkes RK，Wunder JS，Andrulis IL（2010）Characterization of the 12q15 MDM2 and 12q13-14 CDK4 amplicons and clinical correlations in osteosarcoma. Genes Chromosomes Cancer 49（6）：518-525

Ritschl P，Wurnig C，Lechner G，Roessner A（1991）Parosteal osteosarcoma. 2-23-year follow-up of 33 patients. Acta Orthop Scand 62（3）：195-200

Sheth DS，Yasko AW，Raymond AK，Ayala AG，Carrasco CH，Benjamin RS，Jaffe N，Murray JA（1996）Conventional and dedifferentiated parosteal osteosarcoma. Diagnosis，treatment，and outcome. Cancer 78（10）：2136-2145

第四十二章 髓内型（中央型）低级别骨肉瘤

Piero Picci

　　定义：髓内型（中央型）低级别骨肉瘤是一种髓内低度恶性的（1～2级）骨肿瘤，被认为是与骨旁骨肉瘤相对应的一种骨肉瘤类型。

　　流行病学：罕见（占骨肉瘤的2%～3%），发病率无性别差异，发病年龄为10～70岁，平均年龄为30岁左右（图42-1）。

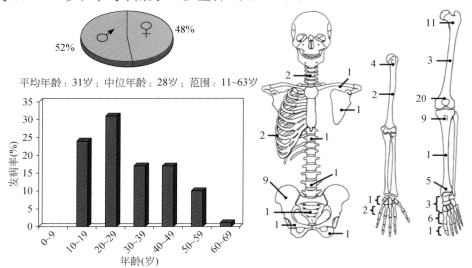

图 42-1　髓内型（中央型）低级别骨肉瘤流行病学（88 例）

1900—2012 年，意大利－博洛尼亚－Rizzoli 骨科研究所－实验肿瘤学实验室－流行病学

P. Picci，MD
意大利，博洛尼亚，Rizzoli 骨科研究所，肌肉骨骼系统肿瘤及实验肿瘤学实验室
e-mail：Piero Picci@ior.it

　　发病部位： 好发于长骨，尤其是股骨远端和胫骨近端。在扁骨中少见，手足部位尤其罕见。通常位于干骺端，也常累及骨骺，大多发生在成年人（图 42-1）。

　　临床表现： 偶有轻度至中度疼痛，偶可伴中度肿胀，病史一般较长。病理性骨折罕见。

　　影像学特点： 由于病程缓慢，肿瘤通常会生长较大。病变区质地不均匀，溶骨和成骨同时存在（图 42-2）。即使溶骨，通常可以发现一些磨玻璃样密度病灶。相反，当其硬化时，通常会有一些低密度信号区域。骨骼轮廓可能由一些不连续的薄皮质扩张延续。在 50% 的病例中，可发现软组织肿块，其可以是低密度的或高密度矿化的肿块。通常，肿瘤呈现类似于硬纤维瘤的粗糙小梁。偶可观察到慢性骨膜反应和皮质增厚。同位素骨扫描显影明显。CT 和 MRI 对于确定肿瘤的侵袭范围至关重要。

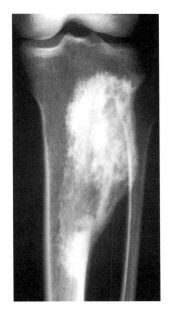

图 42-2　髓内型（中央型）低级别骨
肉瘤 X 线表现

不均一骨溶解和硬化，干骺端肿瘤。病变局
限，但破坏骨皮质

　　组织病理学： 梭形细胞产生胶原和骨质（图 42-3）。髓内型（中央型）低级别骨肉瘤与骨旁骨肉瘤的组织学特征高度相似。当骨形成稀少时，表现类似于硬纤维瘤或低级别纤维肉瘤。偶可见类似"汉字型"的纤维异常增殖症的外观和软骨病灶。细胞表现出轻微的非典型性，几乎没有有丝分裂象，具有轻度不典型性。骨小梁骨细胞正常。肿瘤分级为 1 或 2 级，肿瘤通常具有侵袭性。

　　病程与分期： 病程进展缓慢，约 15% 的病例中肿瘤显示恶性进展，转化为高级别骨肉瘤。肿瘤分期一般为 Ⅰ A 期或 Ⅰ B 期，转化为高级别的肿瘤为 Ⅱ 期。

　　治疗： 病灶内或边缘切除常发生局部复发，因此，手术必须行广泛切除或姑息性切除。除非肿瘤出现明显恶变，一般无化疗指征。

　　预后：10% 的病例中报道出现肺转移，且这些病例大多出现恶变，这可以在症状出现许多年后发生。因此，除非肿瘤进展为高级别骨肉瘤，本病通常预后良好。

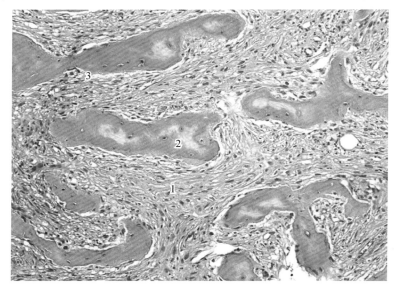

图 42-3　髓内型（中央型）低级别骨肉瘤组织病理学

组织病理学特点与骨旁骨肉瘤相似：1. 梭形细胞围绕骨小梁，有轻度异型性；
2. 肿瘤性骨小梁，常规排列于骨小梁的成骨细胞可缺失

本章要点

临床表现	长时间症状轻微，通常为疼痛
影像学特点	中心性，质地不均
组织病理学	低级别骨形成
鉴别诊断	骨母细胞瘤、高级别骨肉瘤

基因扩增子

MDM2 12q15	基因扩增	CGH 分析：100%
CDK4 12q13—14	基因扩增	CGH 分析：100%

主要参考文献

Bertoni F，Bacchini P，Donati D，Martini A，Picci P，Campanacci M（1993a）Osteoblastomalike osteosarcoma. The Rizzoli Institute experience. Mod Pathol 6（6）：707-716

Bertoni F，Bacchini P，Fabbri N，Mercuri M，Picci P，Ruggieri P，Campanacci M（1993b）Osteosarcoma. Low-grade intraosseous-type osteosarcoma，histologically resembling parosteal osteosarcoma，fibrous dysplasia，and desmoplastic fibroma. Cancer 71（2）：338-345

Choong PF，Pritchard DJ，Rock MG，Sim FH，McLeod RA，Unni KK（1996）Low grade central osteogenic sarcoma. A long-term followup of 20 patients. Clin Orthop Relat Res（322）：198-206

Dujardin F，Binh MB，Bouvier C，Gomez-Brouchet A，Larousserie F，Muret AD，Louis-Brennetot C，Aurias A，Coindre JM，Guillou L，Pedeutour F，Duval H，Collin C，de Pinieux G（2011）MDM2 and CDK4 immunohistochemistry is a valuable tool in the differential diagnosis of low-grade osteosarcomas and other primary fibro-osseous lesions of the bone. Mod Pathol 24（5）：624-637

Yoshida A，Ushiku T，Motoi T，Shibata T，Beppu Y，Fukayama M，Tsuda H（2010）Immunohistochemical analysis of MDM2 and CDK4 distinguishes low-grade osteosarcoma from benign mimics. Mod Pathol 23（9）：1279-1288

第四十三章　骨肉瘤生物学

Massimo Serra

与其他肉瘤不同，骨肉瘤的生物学特征复杂，具有不平衡的核型和多种基因、信号通路的改变。这种遗传背景源自骨肉瘤细胞的高度遗传不稳定性，可导致同一肿瘤内存在多种恶性细胞群体（Hattinger 等，2010；Atiye 等，2005）。

由肿瘤抑制基因 P53 和视网膜母细胞瘤 1（retinoblastoma 1，RB1）调控的信号通路是目前发现的与骨肉瘤发病机制最相关的通路。事实上，大多数（约80%）的骨肉瘤患者都有一种或两种信号通路发生改变（Hattinger 等，2010）。P53 基因产物在细胞对 DNA 损伤的反应中发挥主要作用，RB1 基因可调节细胞周期进程：由这两个基因调控通路的改变可诱导细胞发生恶性转化。这就是患有利 - 弗劳梅尼综合征（携带种系缺失 / P53 突变）或家族性视网膜母细胞瘤（携带 RB1 的种系突变）患儿有更高的骨肉瘤发病风险的原因。

对骨肉瘤自然进展的研究已经清楚地表明，在发育和进展过程中，肿瘤细胞获得了一些基因突变，不仅可用于解释这种肿瘤的侵袭性，也可能是肿瘤对化疗耐药的原因之一（Hattinger 等，2003，2009）。考虑到这些特点，对于高级别骨肉瘤新型治疗方法的研究一直致力于证实和验证新的、已经证实与骨肉瘤发病和疗效或预后密切相关的候选靶向药物。

目前针对骨肉瘤药物研发的目标主要包括鉴定和验证可以作为常规化疗药的辅助药物，以更好地控制局部和转移性病灶，以及提高标准化疗方案的疗效而不增加其副作用。这些不仅有望提高患者生存率，而且可提高生活质量，这对于主要发病群体为年轻人的骨肉瘤患者而言，具有特别重要的意义。

M. Serra，MD

意大利，博洛尼亚，Rizzoli 骨科研究所，肌肉骨骼系统肿瘤及实验肿瘤学实验室

e-mail：massimo.serra@ior.it

　　同时，寻找高级别骨肉瘤的预后标志物也是非常必要的，以便基于肿瘤特定特征对患者进行分类，并且进行精确的风险评估，鉴定并筛选出最有可能在相应新兴治疗方法中获益的患者。

　　几项关于高级别骨肉瘤临床参数的研究结果曾引起关注，如患者年龄、肿瘤大小、解剖部位、组织学类型或肿瘤坏死，但是它们与临床预后的关系在不同的研究之间有明显差异，出现不一致、甚至完全相反的试验结果（Hattinger 等，2010）。

　　从临床研究中可明确的是，目前高级别骨肉瘤治疗方案失败的主要原因是先天性或获得性耐药，其可发生在 35% ～ 45% 的患者中。因此，鉴定和验证耐药相关标志物作为预后因素和潜在的新治疗靶点是非常有必要的。尽管在过去 10 ～ 15 年已经报道了这一领域的一些进展，但仍缺乏对决定骨肉瘤化疗耐药的关键分子机制的清晰阐述（Hattinger 等，2010）。

　　几项研究表明，ATP 结合盒亚科 B 运载体 1（ATP-binding cassette subfamily B member 1，ABCB1）转运蛋白，也称为多药耐药蛋白 1（multidrug resistance 1，MDR1）或 P- 糖蛋白（P-glycoprotein，P-gp），在高级别骨肉瘤患者的耐药性和治疗反应中起重要作用。因此，以该分子为靶点来改善对常规治疗无反应的骨肉瘤患者的疗效是一个令人感兴趣的治疗方案（Hattinger 等，2010；Serra 等，1995，2003，2006；Baldini 等，1995；Scionti 等，2008）。

　　在过去 30 年中有几种 ABC 转运蛋白调节剂或抑制剂进入肿瘤 I ～ III 期临床试验的报道。不幸的是，这种调节剂的临床应用因存在严重毒副作用而受到限制，这种毒性是在使这些药物显著抑制 ABC 转运蛋白活性所需的浓度下发生的。最近，研究人员开发出新一代 ABC 转运蛋白抑制剂，其中一些已经在不同的肿瘤中进行了临床评估：一些姜黄素类似物的研究结果显示了其转化为临床应用的美好前景，最近，姜黄素作为逆转耐药的药物已经在进行 I、II 期临床试验（Clinical Trial Identifier：NCT00689195；http：//www.clinicaltrial.gov/），目前正在招募患者（Hattinger 等，2010）。试验目的在于明确姜黄素在未接受其他二线化疗的高级别复发性或转移性骨肉瘤患者中的疗效。在接下来数年里，根据正在进行的骨肉瘤和其他肿瘤临床试验的结果，应该可获得更多采用 ABC 转运蛋白抑制剂与常规化疗药物联合治疗常规药物耐药的高级别骨肉瘤患者的证据。

　　过去几年出现了一个重要挑战，意在改善常规治疗在几种肿瘤中的临床疗效，它不仅靶向与治疗无反应直接相关的肿瘤特征，而且也靶向支持肿瘤生长和进展的生物系统特征。这些不同辅助疗法的研究成果可使经典化疗药物疗效增强，但不增加其毒副作用。

　　此外，针对骨肉瘤的遗传和分子机制的研究，以及与常规治疗反应及预后不佳的相关标志物的鉴定，已发现几种治疗高级别骨肉瘤患者的新的潜在靶点（Hattinger 等，2010；Pasello 等，2008；Toffoli 等，2009；Buddingh 等，2011；Wolf 等，2000）。

目前，一些临床试验正在评估用于治疗高级别骨肉瘤药物的疗效及副作用，如针对特定信号通路（IGF/ IGF-IR、Src、mTOR、VEGF）和骨吸收（RANK/RANK-L）或者增强免疫系统活性（胞壁酰三肽 - 磷脂酰乙醇胺）的药物。尽管已有几种临床前和临床试验研究报道了这些药物和其中一些药物在高级别骨肉瘤中的疗效，但这多被认为是初步研究，尚需进一步研究证实，才能将这些药物应用在临床标准治疗方案中（Hattinger 等，2010）。

根据迄今为止已报道的部分资料，可以预见在未来的 5 ～ 10 年内，定会出现优于常规药物药效和安全性的药物，可作为针对具有特定特征的高级别骨肉瘤患者的创新治疗策略。

主要参考文献

Atiye J，Wolf M，Kaur S，Monni O，Bohling T，Kivioja A，Tas E，Serra M，Tarkkanen M，Knuutila S（2005）Gene amplifications in osteosarcoma-CGH microarray analysis. Genes Chromosomes Cancer 42：158-163

Baldini N，Scotlandi K，Barbanti-Brodano G，Manara MC，Maurici D，Bacci G，Bertoni F，Picci P，Sottili S，Campanacci M，Serra M（1995）Expression of P-glycoprotein in high-grade osteosarcomas in relation to clinical outcome. N Engl J Med 333：1380-1385

Buddingh EP，Kuijjer ML，Duim RA，Bürger H，Agelopoulos K，Myklebost O，Serra M，Mertens F，Hogendoorn PC，Lankester AC，Cleton-Jansen AM（2011）Tumor-infiltrating macrophages are associated with metastasis suppression in high-grade osteosarcoma：a rationale for treatment with macrophage activating agents. Clin Cancer Res 17：2110-2119

Hattinger CM，Reverter-Branchat G，Remondini D，Castellani G，Benini S，Pasello M，Manara MC，Scotlandi K，Picci P，Serra M（2003）Genomic imbalances associated with methotrexate resistance in human osteosarcoma cell lines detected by comparative genomic hybridizationbased techniques. Eur J Cell Biol 82：483-493

Hattinger CM，Stoico G，Michelacci F，Pasello M，Scionti I，Remondini D，Castellani GC，Fanelli M，Scotlandi K，Picci P，Serra M（2009）Mechanisms of gene amplification and evidence of coamplification in drug-resistant human osteosarcoma cell lines. Genes Chromosomes Cancer 48：289-309

Hattinger CM，Pasello M，Ferrari S，Picci P，Serra M（2010）Emerging drugs for high-grade osteosarcoma. Expert Opin Emerg Drugs 15：615-634

Pasello M，Michelacci F，Scionti I，Hattinger CM，Zuntini M，Caccuri AM，Scotlandi K，Picci P，Serra M（2008）Overcoming glutathione S-transferase P1-related cisplatin resistance in osteosarcoma. Cancer Res 68：6661-6668

Scionti I, Michelacci F, Pasello M, Hattinger CM, Alberghini M, Manara MC, Bacci G, Ferrari S, Scotlandi K, Picci P, Serra M（2008）Clinical impact of the methotrexate resistance-associated genes C-MYC and dihydrofolate reductase（DHFR）in high-grade osteosarcoma. Ann Oncol 19：1500-1508

Serra M, Scotlandi K, Manara MC, Maurici D, Benini S, Sarti M, Campanacci M, Baldini N（1995）Analysis of P-glycoprotein expression in osteosarcoma. Eur J Cancer 12：1998-2002

Serra M, Scotlandi K, Reverter-Branchat G, Ferrari S, Manara MC, Benini S, Incaprera M, Bertoni F, Mercuri M, Briccoli A, Bacci G, Picci P（2003）Value of P-glycoprotein and clinicopathologic factors as the basis for new treatment strategies in high-grade osteosarcoma of the extremities. J Clin Oncol 21：536-542

Serra M, Pasello M, Manara MC, Scotlandi K, Ferrari S, Bertoni F, Mercuri M, Alvegard TA, Picci P, Bacci G, Smelalnd S（2006）May P-glycoprotein status be used to stratify high-grade osteosarcoma patients? Results from the Italian/Scandinavian Sarcoma Group 1 treatment protocol. Int J Oncol 29：1459-1468

Toffoli G, Biason P, Russo A, De Mattia E, Cecchin E, Hattinger CM, Pasello M, Alberghini M, Ferrari C, Scotlandi K, Picci P, Serra M（2009）Impact of TP53 Arg72Pro and MDM2 SNP309 polymorphisms on the risk of high grade osteosarcoma development and survival. Clin Cancer Res 15：3550-3556

Wolf M, El-Rifai W, Tarkkanen M, Kononen J, Serra M, Eriksen EF, Elomaa I, Kallionemi A, Kallionemi O-P, Knuutila S（2000）Novel findings in gene expression detected in human osteosarcoma by cDNA microarray. Cancer Genet Cytogenet 123：128-132

第四十四章　骨肉瘤的化疗

Stefano Ferrari

骨肉瘤的治疗方法主要是原发肿瘤的手术切除辅以系统性化疗。

在治疗成骨型骨肉瘤方面,化疗显著改善了患者预后。过去患者只接受手术治疗时,生存率低于 20%(Campanacci,1999)。

骨肉瘤化疗的标准方案是基于术前化疗、手术及术后辅助化疗。

术前化疗(新辅助化疗)在 20 世纪 70 年代被引入,因其提供了通过对手术切取样本的组织学检查来评估化疗介导的肿瘤坏死的机会,从而被广泛应用(Rosen 等,1982)。

肿瘤坏死程度被用作判断化疗是否敏感的指标,其被证明是预测生存率的一个重要因素。近期发表的一篇文献中揭示了非转移性骨肉瘤的一些预后因素,其中化疗介导的肿瘤坏死率仍然是重要的预后因素(Bacci 等,2006)。另有一些研究也证实了可以采用一些影像学技术如 PET 和动态 MRI 来预测病理反应(Denecke 等,2010;Kong 等,2013)。

最近基因芯片技术已被用于预测化疗效果,并且开发了一种多基因预测模型,以完成对术前化疗反应良好和不佳的患者分类(Man 等,2005)。

44.1　化疗的选择

大多数用于成骨型骨肉瘤的化疗方案是基于甲氨蝶呤(MTX)、顺铂(CDP)、阿霉素(ADM)和异环磷酰胺(IFO)的方案。

S. Ferrari,MD

意大利,博洛尼亚,Rizzoli 骨科研究所,肌肉骨骼系统肿瘤化疗科

e-mail:Stefano.ferrari@ior.it

已明确当仅使用 CDP 和 ADM 时，无病生存率可达 45%（Whelan 等，2012）。

使用上述四种有效化疗药物的化疗方案可使无病生存率达到 60% ~ 65%（Bacci 等，2000；Fuchs 等，1998；Ferrari 等，2005；Meyers 等，2005）。

一个值得讨论的问题是，是否所有患者都需要基于这四种药物进行长期的治疗（Anninga 等，2011）。

在最近的一项研究中，意大利肉瘤组织（Italian Sarcoma Group，ISG）研究证明，IFO 可以术后给药，但仅适用于术前 MTX、CDP 和 ADM 化疗反应差的患者（Ferrari 等，2012），这种方法与四药联用的化疗方案相比具有相同的疗效及较低的毒性反应。

儿童癌症学组（Children's Cancer Group）和小儿肿瘤学组（Pediatric Oncology Group）的一项最近研究报道了将经典的细胞毒性化疗与免疫治疗联合使用的研究结果，该研究评估了 MTX、CDP 和 ADM 的方案中加入 IFO 和（或）胞壁酰三肽 - 磷脂酰乙醇胺（muramyl tripeptide-phosphatidylethanolamine，MTP-PE）是否可以改善患者预后（Meyers 等，2005）。MTP-PE 是与磷脂酰乙醇胺共轭的细菌细胞壁的组成部分，具有免疫刺激活性。总体来说，从无事件生存率来看，用 MTP-PE 治疗的患者的生存率较对照组要高，基于上述数据，欧洲药物管理局（European Medicines Agency，EMA）批准该药在欧洲使用。

此外，在骨肉瘤患者的辅助治疗中，免疫疗法已成为新的热点之一。EURAMOS 1 试验对 MAP 方案反应良好的患者进行随机分配，并接受干扰素的维持治疗。然而不幸的是，美国临床肿瘤学会（American Society of Clinical Oncology，ASCO）会议最近报道，干扰素组的患者并没有显示出明显的预后优势（Bielack 等，2013）。

44.2　补救性化疗

尽管化疗在骨肉瘤一线治疗中的重要性毋庸置疑，但其在复发性骨肉瘤中的使用尚存在争议。所有复发部位的手术根治切除对骨肉瘤患者复发后的生存至关重要，然而值得注意的是化疗在无复发间期短于 24 个月的患者中的作用最近得到重视（Chou 等，2005）。文中特别指出，推荐使用高剂量异环磷酰胺来预防或延缓第二次复发（Chou 等，2005）。也有文献报道了手术根治切除转移性病灶对长期生存至关重要（Crompton 等，2006；Ferrari 等，2003）。

尽管进行了积极的手术和化疗，诊断时已有转移的患者预后比没有明显转移的患者预后通常更差（Daw 等，2006；Bacci 等，2003）。

　　Chou 等研究报道，发生转移的骨肉瘤患者接受传统化疗联用 MTP-PE 治疗可取得更好的疗效（Chou 等，2009）。

　　此外，一篇较新的文献报道了在骨肉瘤患者中使用多激酶抑制剂索拉非尼的新策略（Grignani 等，2012）。该研究数据提示，有必要在更多的骨肉瘤患者中尝试使用索拉非尼，且可与经典的抗肿瘤药物联合使用。

44.3　骨旁、骨膜和中央型低级别骨肉瘤

　　广泛切除术是这些低级别骨肉瘤的标准治疗方法。经典高级别骨肉瘤的化疗方案可用于去分化骨旁骨肉瘤或复发肿瘤中恶性程度增加的情况。

44.4　小圆细胞型骨肉瘤

　　小圆细胞型骨肉瘤罕见，其标准治疗与经典骨肉瘤相同。目前对化疗方案有一些争议，因为小圆细胞型骨肉瘤似乎有不同的化学敏感性和更差的预后。部分学者建议使用与治疗尤因肉瘤相同的化疗方案，但这仍然有争议。此外也有报道用常规骨肉瘤化疗方案并取得良好疗效。

44.5　多中心性骨肉瘤

　　多中心性骨肉瘤极罕见，无论采取哪种治疗其预后均较差。一般认为积极的新辅助化疗，随后序贯或同时联合针对病变部位的放疗，以及可能的选择性病变部位的手术切除是标准治疗方案。但尽管如此，其仍进展迅速。

44.6　继发性骨肉瘤

　　继发性骨肉瘤可能继发于几种骨良性病变，如 Paget 病、纤维异常增殖症、骨梗死、慢性骨髓炎、辐射及去分化型软骨肉瘤。其预后通常不佳，但在某些情况下，这可能是与这些患者的年龄较大而未接受积极治疗有关。因此，给予积极的治疗后，其预后不一定比传统骨肉瘤差。因此，强烈建议对这些罕见的骨肉瘤也进行积极的新辅助化疗和广泛切除手术。

主要参考文献

Anninga JK，Gelderblom H，Fiocco M，Kroep JR，Taminiau AH，Hogendoorn PC，Egeler RM（2011）Chemotherapeutic adjuvant treatment for osteosarcoma：where do we stand? EurJ Cancer 47（16）：2431-2445

Bacci G，Ferrari S，Bertoni F et al（2000）Long-term outcome for patients with nonmetastatic osteosarcoma of the extremity treated at the istituto ortopedico rizzoli according to the istituto ortopedico rizzoli/osteosarcoma-2 protocol：an updated report. J Clin Oncol 18：4016-4027

Bacci G，Briccoli A，Rocca M et al（2003）Neoadjuvant chemotherapy for osteosarcoma of the extremities with metastases at presentation：recent experience at the Rizzoli Institute in 57 patients treated with cisplatin，doxorubicin，and a high dose of methotrexate and ifosfamide. Ann Oncol 14（7）：1126-1134

Bacci G，Longhi A，Versari M et al（2006）Prognostic factors for osteosarcoma of the extremity treated with neoadjuvant chemotherapy：15-year experience in 789 patients treated at a single institution. Cancer 106：1154-1161

Bielack SS，Smeland S，Whelan J et al（2013）MAP plus maintenance pegylated interferon α-2b（MAPIfn）versus MAP alone in patients with resectable high-grade osteosarcoma and good histologic response to preoperative MAP：first results of the EURAMOS-1 "good response" randomization. J Clin Oncol 31（suppl；abstr LBA10504）

Campanacci M（1999）High grade osteosarcomas. In：Campanacci M（ed）Bone and soft tissue tumors，2nd edn. Springer，Wien/New York，pp 463-515

Chou AJ，Merola PR，Wexler LH et al（2005）Treatment of osteosarcoma at first recurrence after contemporary therapy：the Memorial Sloan-Kettering Cancer Center experience. Cancer 104：2214-2221

Chou AJ，Kleinerman ES，Krailo M et al（2009）Addition of muramyl tripeptide to chemotherapy for patients with newly diagnosed metastatic osteosarcoma：a report from the Children's Oncology Group. Cancer 115（22）：5339-5348

Crompton BD，Re G，Weinberg VK et al（2006）Survival after recurrence of osteosarcoma：a 20-year experience at a single institution. Pediatr Blood Cancer 47：255-259

Daw NC，Billups CA，Rodriguez-Galindo C et al（2006）Metastatic osteosarcoma. Cancer 106：403-412

Denecke T，Hundsdörfer P，Misch D et al（2010）Assessment of histological response of paediatric bone sarcomas using FDG PET in comparison to morphological volume measurement and standardized MRI parameters. Eur J Nucl Med Mol Imaging 37（10）：1842-1853

Ferrari S，Briccoli A，Mercuri M et al（2003）Postrelapse survival in osteosarcoma of the extremities：prognostic factors for long-term survival. J Clin Oncol 21（4）：710-715

Ferrari S，Smeland S，Mercuri M et al（2005）Neoadjuvant chemotherapy with high-dose ifosfamide，high-dose methotrexate，cisplatin，and doxorubicin for patients with localized osteosarcoma of the extremity：a joint study by the Italian and Scandinavian Sarcoma Groups. J

Clin Oncol 23：8845-8852

Ferrari S，Ruggieri P，Cefalo G et al（2012）Neoadjuvant chemotherapy with methotrexate，cisplatin，and doxorubicin with or without ifosfamide in nonmetastatic osteosarcoma of the extremity：an Italian sarcoma group trial ISG/OS-1. J Clin Oncol 30（17）：2112-2118

Fuchs N，Bielack SS，Epler D et al（1998）Long-term results of the co-operative German-AustrianSwiss osteosarcoma study group's protocol COSS-86 of intensive multidrug chemotherapy and surgery for osteosarcoma of the limbs. Ann Oncol 9：893-899

Grignani G，Palmerini E，Dileo P et al（2012）A phase II trial of sorafenib in relapsed and unresectable high-grade osteosarcoma after failure of standard multimodal therapy：an Italian Sarcoma Group study. Ann Oncol 23（2）：508-516

Kong CB，Byun BH，Lim I et al（2013）18F-FDG PET SUVmax as an indicator of histopathologic response after neoadjuvant chemotherapy in extremity osteosarcoma. Eur J Nucl Med Mol Imaging 40（5）：728-736

Man TK，Chintagumpala M，Visvanathan J et al（2005）Expression profiles of osteosarcoma that can predict response to chemotherapy. Cancer Res 65：8142-8150

Meyers PA，Schwartz CL，Krailo M et al（2005）Osteosarcoma：a randomized，prospective trial of the addition of ifosfamide and/or muramyl tripeptide to cisplatin，doxorubicin，and high-dose methotrexate. J Clin Oncol 23：2004-2011

Rosen G，Caparros B，Huvos A et al（1982）Preoperative chemotherapy for osteogenic sarcoma：Selection of postoperative adjuvant chemotherapy based on the response of the primary tumor to preoperative chemotherapy. Cancer 49：1221-1230

Whelan JS，Jinks RC，McTiernan A et al（2012）Survival from high-grade localised extremity osteosarcoma：combined results and prognostic factors from three European Osteosarcoma Intergroup randomised controlled trials. Ann Oncol 23（6）：1607-1616

第四十五章　未分化多形性肉瘤
Piero Picci

定义：未分化多形性肉瘤（UPS）是一种高级别恶性肿瘤，其特征是由没有特别分化方向、具有弥漫性多形性的肿瘤细胞组成。

流行病学：UPS 发病率低于骨肉瘤，高于纤维肉瘤，在继发性骨组织肉瘤中最为常见。各年龄段均可发病，其中继发性 UPS 多发于老年人群（图 45-1）。

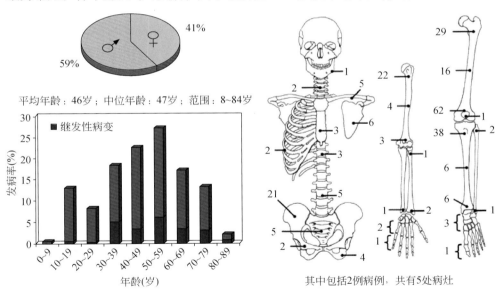

其中包括2例病例，共有5处病灶

图 45-1　未分化多形性肉瘤流行病学（257 例，包括 60 例继发性病变）

1900—2012 年，意大利 - 博洛尼亚 - Rizzoli 骨科研究所 - 实验肿瘤学实验室 - 流行病学

P. Picci，MD

意大利，博洛尼亚，Rizzoli 骨科研究所、肌肉骨骼系统肿瘤及实验肿瘤学实验室

e-mail：roberto.casadei@ior.it

发病部位： 未分化多形性肉瘤最常见于长骨、股骨、胫骨和肱骨，好发于干骺端及骨骺，但偶可见于骨干部位。其在股骨远端和胫骨近端发病率较高，但低于骨肉瘤（图 45-1）。

临床表现： 疼痛和肿胀通常持续时间较短，病理性骨折常见。

影像学特点： 未分化多形性肉瘤为一种单纯溶骨性肿瘤，呈中央性或偏心性生长。骨质溶解可呈均一、模糊不清的地图边界样。病变密度不均时出现虫蚀样改变。较少出现病变边缘的硬化，骨皮质通常被肿瘤侵袭、破坏，而骨膜反应少见。与所有单纯溶骨性肿瘤一样，肿瘤向骨和周围软组织中侵袭通常比 X 线片中显示的要更明显。CT、MRI、同位素骨扫描、血管造影、大体和显微镜检查将进一步显示其真实的侵袭情况。

组织病理学： 未分化多形性肉瘤通常会破坏皮质并侵犯软组织。肿瘤质软，呈实性或髓样，通常为黄色或褐色组织，也可以表现为稍坚韧的肿瘤，颜色发白，易出现坏死或出血。肿瘤易侵犯骨与软组织。未分化多形性肉瘤镜下通常呈多形性高级别，席纹状，组织样细胞大而圆，有时呈纺锤状，伴较多的胶质形成（图 45-2）。在成纤维细胞区，席纹状图案更加明显，因为其有大量深染、呈嗜酸性、颗粒状泡沫样的细胞质，细胞核大而圆（或呈椭圆），核膜厚，染色质呈块状，核仁明显（某些可能存在巨大多核）。通常存在大量非典型细胞分裂。可见良性的巨细胞稀疏分布。"纤维"的分化与"正常化"作用相联系，

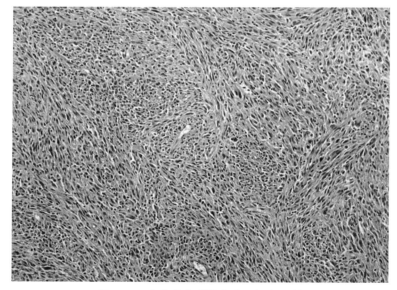

图 45-2　未分化多形性肉瘤组织病理学

细胞学上高度恶性的梭形和多形细胞的增殖，排列成席纹增生状，在肿瘤细胞之间检测到细丝状胶原蛋白，无成骨

以至于细胞变得稀疏，细胞核小，只有细微的迹象表明其发生去分化。细胞和去分化区域间的相互渗透生长模式有助于本病的诊断。未分化多形性肉瘤常为继发性病变（如继发于骨梗死、陈旧性骨软骨瘤及骨肉瘤、辐射、Paget病、骨巨细胞瘤、骨髓炎等）。

病程与分期： 大多数未分化多形性肉瘤是ⅡB期，偶可为ⅡA期。与骨肉瘤相比，未分化多形性肉瘤具有更明显的多灶性生长及骨转移的趋势。

治疗与预后： 未分化多形性肉瘤对化疗中度敏感。进行与骨肉瘤相同的术前化疗后，敏感者（坏死≥90%）的比例低于骨肉瘤，但高于纤维肉瘤。术后化疗方案也与骨肉瘤相同。通过上述积极治疗，患者长期生存率与骨肉瘤相似，为60%～70%。未分化多形性肉瘤对放疗相对敏感，少数情况下其可用于手术无法完整切除或无法手术的病例。

本章要点

临床表现	成年患者多见，疼痛、肿胀
影像学表现	单纯溶骨性病变
组织病理学	高级别梭形和多形细胞
鉴别诊断	成人骨转移瘤和所有其他原发性单纯溶骨性病变

主要参考文献

Bielack SS，Schroeders A，Fuchs N，Bacci G，Bauer HC，Mapeli S，Tomeno B，Winkler K（1999）Malignant fibrous histiocytoma of bone：a retrospective EMSOS study of 125 cases. European Musculo-Skeletal Oncology Society. Acta Orthop Scand 70（4）：353-360

Hoekstra HJ，Ham SJ，van der Graaf WT，Kamps WA，Molenaar WM，Schraffordt KH（1998）Malignant fibrous histiocytoma of bone：a clinicopathologic study of 81 patients. Cancer 82（5）：993-994

Koplas MC，Lefkowitz RA，Bauer TW，Joyce MJ，Ilaslan H，Landa J，Sundaram M（2010）Imaging findings，prevalence and outcome of de novo and secondary malignant fibrous histiocytoma of bone. Skeletal Radiol 39（8）：791-798

Niini T，Lahti L，Michelacci F，Ninomiya S，Hattinger CM，Guled M，Böhling T，Picci P，Serra M，Knuutila S（2011）Array comparative genomic hybridization reveals frequent alterations of G1/S checkpoint genes in undifferentiated pleomorphic sarcoma of bone. Genes Chromosomes Cancer 50：291-306

Tarkkanen M，Larramendy ML，Böhling T，Serra M，Hattinger CM，Kivioja A，Elomaa I，Picci P，Knuutila S（2006）Malignant fibrous histiocytoma of bone：analysis of genomic imbalances by comparative genomic hybridisation and C-MYC expression by immunohistochemistry. Eur J Cancer 42（8）：1172-1180

第四十六章　纤维肉瘤

Piero Picci

　　定义: 纤维肉瘤是中至高级别梭形细胞恶性肿瘤, 除了成纤维细胞外, 无任何其他细胞分化。

　　流行病学: 肿瘤罕见, 发病以男性稍多, 成年发病 (图 46-1)。

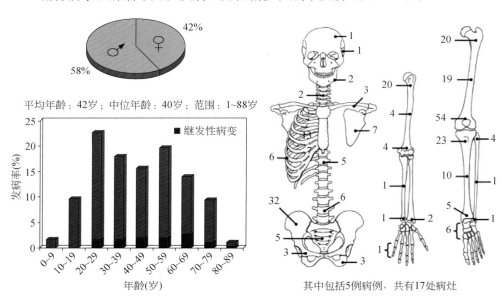

平均年龄: 42岁; 中位年龄: 40岁; 范围: 1~88岁

其中包括5例病例, 共有17处病灶

图 46-1　纤维肉瘤流行病学 (240 例, 包括 29 例继发性病变)

1900—2012 年, 意大利 - 博洛尼亚 - Rizzoli 骨科研究所 - 实验肿瘤学实验室 - 流行病学

P. Picci, MD

意大利, 博洛尼亚, Rizzoli 骨科研究所, 肌肉骨骼系统肿瘤及实验肿瘤学实验室

e-mail: roberto.casadei@ior.it

发病部位：最常见的部位是股骨、胫骨、肱骨和骨盆。通常位于骨干，也可能侵入骺端或呈多中心性（图46-1）。

临床表现：在低级别纤维肉瘤中，有轻度疼痛，无软组织肿块，病程进展缓慢。而高度恶性的纤维肉瘤，通常疼痛剧烈伴软组织肿块，侵犯关节，病程发展迅速，常发生病理性骨折。

影像学特点：单纯溶骨性肿瘤，边界不清，骨皮质中断，可见软组织肿块。骨膜反应较少或没有。低级别肿瘤可能边界较清晰。

组织病理学：当含有更多的胶原蛋白（低级别）时，纤维肉瘤常是质硬和发白的，而当细胞更多时（高级别），纤维肉瘤常呈髓样的和粉红灰色的。纤维肉瘤通常为典型的梭形细胞肿瘤，多呈席纹样排布。肿瘤由梭形细胞和胶原纤维组成，这些细胞呈"鱼群"样排列成束状或条状（图46-2）。肿瘤分级（1～4级）基于肿瘤分化、细胞数量、深染、核的多形性、核仁显著及有丝分裂频率，其分级直接关乎患者的治疗及预后。

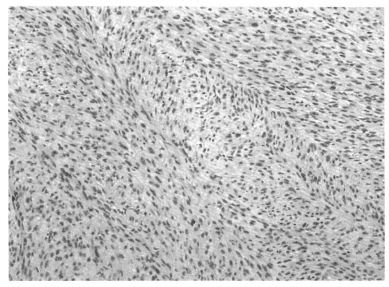

图46-2　纤维肉瘤组织病理学

具有纤细和锥形核的非典型梭形细胞的增殖，以"人"字形生长图案排列；细胞之间存在丰富的胶原蛋白

病程与分期：一般来说，病程发展慢于骨肉瘤。1、2级纤维肉瘤分期为Ⅰ期（低级别）；3、4级为Ⅱ期。

治疗：纤维肉瘤对放疗不敏感。术前化疗在老年患者中几乎没有效果且不可行。通常手术治疗较骨肉瘤更加积极。

预后：低度恶性纤维肉瘤在行广泛切除术后预后较好，转移发生较晚。Ⅱ期肿瘤复发率和转移率较高，10年平均生存率约为30%。

本章要点	
临床表现	成人，疼痛、肿胀
影像学特点	单纯溶骨性病变
组织病理学	高级别梭形细胞
鉴别诊断	成人骨转移瘤和所有其他原发性单纯溶骨性病变

主要参考文献

Bertoni F, Capanna R, Calderoni P, Patrizia B, Campanacci M（1984）Primary central（medullary）fibrosarcoma of bone. Semin Diagn Pathol 1（3）：185-198

Hattinger CM, Tarkkanen M, Benini S, Pasello M, Stoico G, Bacchini P, Knuutila S, Scotlandi K, Picci P, Serra M（2004）Genetic analysis of fibrosarcoma of bone, a rare tumour entity closely related to osteosarcoma and malignant fibrous histiocytoma of bone. Eur J Cell Biol 83（9）：483-491

Niini T, López-Guerrero JA, Ninomiya S, Guled M, Hattinger CM, Michelacci F, Böhling T, Llombart-Bosch A, Picci P, Serra M, Knuutila S（2010）Frequent deletion of CDKN2A and recurrent coamplification of KIT, PDGFRA, and KDR in fibrosarcoma of bone-an array comparative genomic hybridization study. Genes Chromosomes Cancer 49（2）：132-143

Papagelopoulos PJ, Galanis EC, Trantafyllidis P, Boscainos PJ, Sim FH, Unni KK（2002）Clinicopathologic features, diagnosis, and treatment of fibrosarcoma of bone. Am J Orthop（Belle Mead NJ）31（5）：253-257. Review

Sanerkin NG（1980）Definitions of osteosarcoma, chondrosarcoma, and fibrosarcoma of bone. Cancer 46（1）：178-185

第四十七章　尤因肉瘤

Nicola Fabbri，Marco Manfrini

　　定义：尤因肉瘤（ES）是由小圆形细胞组成的高度恶性的低分化肿瘤。目前尤因肉瘤新的定义包括传统的尤因肉瘤（the historical entities of Ewing sarcoma）、外周原始神经外胚层肿瘤（primitive neuroectodermal tumour，PNET）和 Askin 肿瘤，其具有相同的致癌融合基因与相似的生物学行为。PNET 具有细胞学神经源性特征，除此之外其与传统的尤因肉瘤没有明显差异，其因此常被认为是单独的一类特殊肿瘤。

　　流行病学：尤因肉瘤发病率为骨肉瘤的 1/3，男女发病率比例为 1.5∶1，白色人种中更常见，非洲人中则很少出现。约 90% 的病例发生在 5 ～ 25 岁（图 47-1）。尤因肉瘤为儿童和青少年中第二常见的恶性骨肿瘤。

　　发病部位：尤因肉瘤在扁骨、短骨中与长骨中的发病率相当。在四肢中，最常见的是股骨，其次是胫骨、肱骨、腓骨和前臂长骨，手足部位罕见。在躯干中，最常见发病部位为骨盆，其次是椎骨、骶骨、肩胛骨、肋骨和锁骨，在颅骨中罕见。在长骨中，病灶常分布于骨干，但它可能累及更大范围乃至整个骨骼（图 47-1）。

　　临床表现：疼痛是最早的症状（若存在神经刺激，如骶骨和脊椎部位，可有剧烈疼痛并出现放射痛），肿胀也是常见的早期体征，但有时即使病程很长，也不会出现肿块。此外可能伴有低热。患者常出现血清高密度脂蛋白（HDL）升高和红细胞沉降率（ESR）增快，有时可伴有白细胞增多症及贫血。

N. Fabbri，MD
纪念斯隆 - 凯特琳癌症中心，骨外科手术部
美国，纽约，约克大道 1275 号，10065
e-mail：fabbrin@mskcc.org

M. Manfrini，MD
意大利，博洛尼亚，Rizzoli 骨科研究所、第三骨科与创伤诊疗中心
e-mail：marco. manfrini @ior.it

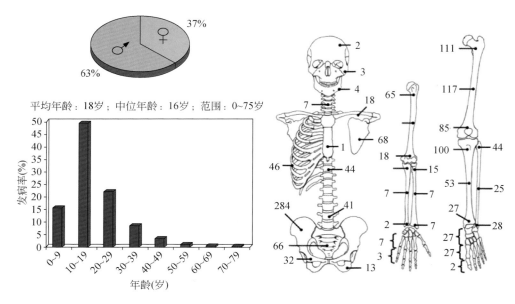

图 47-1　尤因肉瘤流行病学（1440 例）

1900—2012 年，意大利 - 博洛尼亚 - Rizzoli 骨科研究所 - 实验肿瘤学实验室 - 流行病学

影像学特点：影像学表现差异较大，主要表现为浸润性及模糊的骨质溶解，病变也可更具破坏性，累及骨小梁（图 47-2）。影像学检查可见高密度区［坏死骨和（或）反应性骨沉积］。骨皮质通常被肿瘤侵袭或破坏，并且常存在低密度骨外肿块。特别是在扁骨中，骨皮质溶解较多，肿块通常较为明显。然而，很少有肿瘤长期局限在髓腔内。骨膜反应在年轻患者的骨干中很常见。洋葱皮样外观是最典型、但不多见且非特异性的标志，其可导致患者骨干梭形增大。罕见有尤因肉瘤位于骨膜旁，侵袭外层皮质。CT 可明确骨骼和骨外肿块（密度类似于肌肉）的改变。MRI 是研究骨髓内肿瘤累及范围的最佳工具（STIR 技术显示更优）。同位素骨扫描和 PET 扫描显示核素异常浓聚，且有时还可显示出骨转移灶。通常，如 MRI、CT 和同位素骨扫描所示，尤因肉瘤的病变范围要远大于其在 X 线上显示的大小（图 47-3）。

组织病理学：尤因肉瘤质软，呈灰色，切开时可溢出乳状液体，这可能是单纯的充血或出血，其常可见坏死病灶，在肿瘤中心可出现近似脓性分泌物的半液态组织。在显微镜下，肿瘤由排列紧密且无基质的小圆形细胞片均匀地组成。细胞外观单一，细胞质稀少，苍白，呈颗粒状，且完全呈嗜酸性，界线不清。细胞核是圆形或椭圆形的，具有明显的核膜和点状染色质，具有一个或多个微小的核仁，有丝分裂通常较为罕见（图 47-4）。细胞之间缺乏蛋白纤维，但可包裹细胞岛。血管多而细。绝大多数情况下，PAS 染色（特别是乙醇固定后）

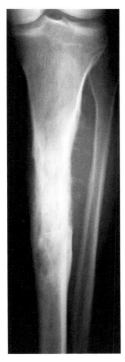
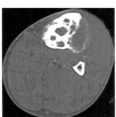

图 47-2　尤因肉瘤胫腓骨 X 线及 CT 表现

胫骨干骺端肿瘤，病变范围不受解剖间室限制，部分组织硬化（残余骨的反应在尤因肉瘤中并不罕见），破坏骨皮质，侵入软组织

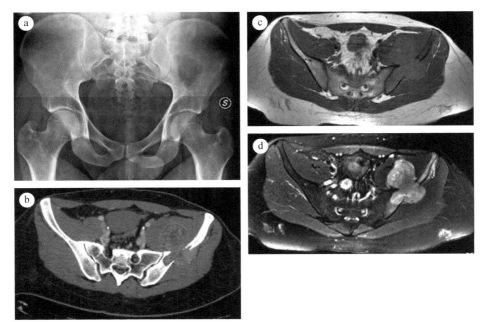

图 47-3　尤因肉瘤骨盆 X 线片（a）、增强 CT（b）及轴位 MRI T_1 加权像（c）和 T_2 加权像（d）

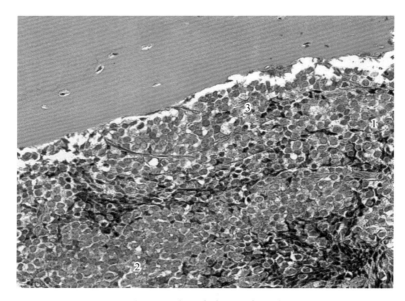

图 47-4　尤因肉瘤组织病理学

组织中细胞丰富，可见明显的小而圆的深染细胞核：1. 细胞质稀少，苍白、空泡化，边界不清，细胞核因深染而清晰可见，因此有诊断意义；2. 核是淋巴细胞的两倍，呈圆形或椭圆形，具有粉状染色质和一个或多个非常小的核仁，几乎所有的核大小相同并且形态规则，有丝分裂通常很少见；3. 血管通常较罕见，其一般较菲薄且存在血管壁

可显示细胞质内糖原，且含量非常丰富；免疫组化显示，波形蛋白（vimentin，VIM）和特异性抗原阳性；电子显微镜可显示，细胞质中的糖原。有时细胞呈玫瑰花纹图案（细胞核分布在周边，细胞质向中心突出），癌巢中心坏死时也可呈玫瑰花纹样外观。当免疫组化显示 S100 和神经元特异性烯醇化酶（neuron-specific enolase，NSE）阳性，且电子显微镜显示树突状细胞、神经管和核心致密的神经内分泌颗粒时，肿瘤可标记为 PNET。肿瘤组织坏死非常常见和广泛，在坏死区域，白细胞浸润明显，注意应与骨髓炎鉴别。在引发骨破坏之前，肿瘤已遍布髓腔。尤因肉瘤存在明显的新生血管和炎症反应，而纤维－骨骼反应不能将其完全包绕局限。在肿瘤边缘处，反应区内外皆有卫星灶，甚至呈跳跃性生长。

　　病程与分期：肿瘤通常生长快速。然而，也有尤因肉瘤持续局限髓腔内仅造成一至数年的间断疼痛的情况。尤因肉瘤常出现肺、骨骼、淋巴结和脑的多处转移，甚至被假定是多中心来源。因此，Enneking 提出了对这种肿瘤进行的改良特殊分期：EW Ⅰ 期，孤立于骨内；EW Ⅱ 期，单纯骨外；EW Ⅲ 期，多中心性，或累及整个骨骼；和 EW Ⅳ 期，有远处转移。发现时尤因肉瘤最常见处于 EW Ⅱ 期（70% 的病例），已有转移者占 20%。

治疗：尤因肉瘤对化疗和放疗敏感，但手术在治疗原发性肿瘤方面起着至关重要的作用。因此，治疗是基于化疗（总是）、手术（可行时）和放疗（替代手术或与小于广泛性或根治性手术相关）的组合。术前和术后给予化疗，并且至少 4 种药物联合使用，最有效的是环磷酰胺、IFO、ADM、长春新碱、放线菌素 D 和依托泊苷。绝大多数患者术前对环磷酰胺敏感，可诱导肿瘤细胞的广泛坏死。因为尤因肉瘤细胞不产生任何基质并且在坏死后消失，所以有效的化疗可使肿瘤显著缩小和炎症消退。局部治疗（单独手术、手术和放疗、放疗）根据分期、独立因素（年龄、部位、对环磷酰胺反应的影像学表现）、局部复发的风险与局部治疗继发的功能损失的平衡等来综合考虑。

预后：未引入化疗前，其长期生存率低于 10%，包括行局部治疗者。目前，在多种联合治疗方法下，长期生存率约为 60%。约 20% 的放疗（无手术）加化疗的病例发生局部复发。广泛手术加化疗后（无放疗）罕有复发者。通常多发或弥散的转移灶最常出现在肺部，其次是骨骼和淋巴结。更积极的化疗和骨髓移植或全身放疗仍处于实验阶段。肿瘤发生在四肢末端、瘤体小、ESR 和 HDL 为正常值、能完整手术切除及有较好的术前化疗反应者，其预后一般更好。

本章要点

临床表现	年轻患者，疼痛、肿胀及一般症状
影像学特点	多变，通常具有侵蚀性和破坏性
组织病理学	单纯蓝染的圆形细胞肿瘤
鉴别诊断	朗格汉斯细胞组织细胞增生症、骨髓炎、淋巴瘤

免疫组化

VIM	+
CD99	+
Caveolin-1	+
Fli-1	+
CAM 5.2	±
S100	±
LAC	−
TdT	−

染色体易位		
t（11；22）（q24；q12）	EWSR1-FLI1	90%～95%
t（21；22）（q22；q12）	EWSR1-ERG	5%～10%
t（2；22）（q35；q12）	EWSR1-FEV	罕见
t（7；22）（p22；q12）	EWSR1-ETV1	罕见
t（17；22）（q21；q12）	EWSR1-E1AF	罕见
t（2；16）（q35；p11）	FUS-FEV	罕见
t（16；21）（q11；p22）	FUS-ERG	罕见
t（20；22）（q13；q12）	EWSR1-NFACT2	罕见
t（4；22）（q31；q12）	EWSR1-SMARCA5	罕见
t（6；22）（p21；q12）	EWSR1-POU5F1	罕见
t（2；22）（q31；q12）	EWSR1-SP3	罕见
t（4；19）（q35；q13）	EWSR1-POU5F1	罕见
Submicroscopic inv（22）in t（1；22）（p36.1；q12）	EWSR1-PATZ	罕见

主要参考文献

Balamuth NJ，Womer RB（2010）Ewing's sarcoma. Lancet Oncol 11（2）：184-192. Review

Gamberi G，Cocchi S，Benini S，Magagnoli G，Morandi L，Kreshak J，Gambarotti M，Picci P，Zanella L，Alberghini M（2011）Molecular diagnosis in Ewing family tumors：the Rizzoli experience—222 consecutive cases in four years. J Mol Diagn 13（3）：314-324. doi：10.1016/j.jmoldx.2011.01.004. Epub 2011 Mar 31

Li S，Siegal GP（2010）Small cell tumors of bone. Adv Anat Pathol 17（1）：1-11. Review

Longhi A，Ferrari S，Tamburini A，Luksch R，Fagioli F，Bacci G，Ferrari C（2012）Late effects of chemotherapy and radiotherapy in osteosarcoma and Ewing sarcoma patients：the Italian Sarcoma Group Experience（1983-2006）. Cancer 118（20）：5050-5059

Maheshwari AV，Cheng EY（2010）Ewing sarcoma family of tumors. J Am Acad Orthop Surg 18（2）：94-107. Review

McCarville MB（2009）The child with bone pain：malignancies and mimickers. Cancer Imaging 9（Spec No A）：S115-S121. Review

Paulussen M，Bielack S，Jürgens H，Casali PG，ESMO Guidelines Working Group（2009）Ewing's sarcoma of the bone：ESMO clinical recommendations for diagnosis，treatment and follow-up. Ann Oncol 20（Suppl 4）：140-142. Review

第四十八章　尤因肉瘤生物学

Katia Scotlandi

　　肉瘤是一类起源于骨、软骨、肌肉等间叶组织的恶性肿瘤。癌的发病年龄较肉瘤大，通常是癌前病变逐渐进展、多种因素诱导逐渐累积所致。与癌不同，肉瘤好发于婴幼儿，起病急骤，大部分肉瘤的自然转归目前尚不明确。在过去的10年里，通过研究，我们发现了一些在肉瘤的发病过程中发挥重要作用的新的基因变异。特异的细胞分子学改变与肉瘤的组织学分型密切相关，由此可对多种肉瘤进行重新分类。传统上根据肿瘤的发生部位，将肉瘤分为骨或软组织肉瘤，现在这些肿瘤可根据遗传变异分为两大类：一类含有与肿瘤发生密切相关的频发特异性染色体变异，并可依此作为该类肿瘤的诊断指标；另一类则含有复杂的染色体组型及多种遗传学改变（Helman，Meltzer，2003；Wunder 等，2007）。通常含有特异性细胞分子学改变的肉瘤包括尤因肉瘤、滑膜肉瘤、腺泡型横纹肌肉瘤、黏液样型脂肪肉瘤、黏液样型软骨肉瘤。这些肿瘤大多含有特异的染色体易位，从而表达致瘤性融合转录因子，如约 85% 的尤因肉瘤携带 EWS-FLI1 融合基因。EWS-FLI1 来源于 11 号及 22 号染色体易位，即 t（11；22）。尤因肉瘤还可能携带其他易位，如 t（21；22）和 t（7；22）。所有易位均包含有 EWS 基因及 ETS 家族基因的融合。

　　携带不同染色体易位的尤因肉瘤患者临床预后无明显差异（Le Deley 等，2010；van Doorninck 等，2010）。EWS-FLI1 在正常细胞中的高表达也可诱导成瘤，但其表达结果与细胞环境来源密切相关（Kovar，2005）。例如，EWS-FLI1 转化为永生化小鼠 NIH3T3 成纤维细胞或间充质干细胞，且是人源性 EW 细胞致癌表型所必需，但将其引入初级人或哺乳动物成纤维细胞时则分别可导

K. Scotlandi，MD
意大利，博洛尼亚，Rizzoli 骨科研究所，肌肉骨骼系统肿瘤及实验肿瘤学实验室
e-mail：katia.scotlandi@ior.it

致细胞生长停滞和死亡，这些数据表明，EWS-FLI 的致癌转化需要较为宽松的细胞环境。但是，该环境的主要作用因素尚不明确，可能包括细胞内 p53 及 RB 通路功能的破坏，或是细胞中有完整的胰岛素样生长因子（insulin-like growth factor，IGF）通路及 CD99 等。CD99 是一种在多数尤因肉瘤中高表达的 32kDa 的跨膜糖蛋白。近期研究已揭示了 EWS-FLI1 如何诱导 IGF1 的上调，后者则可引发 IGF-1R 和（或）CD99 的自分泌，由此在间充质干细胞中维持其转化活性（Cironi 等，2008；Riggi 等，2005；Herrero-Martín 等，2009；McKinsey 等，2011）。

　　融合基因的发现有利于研发新的治疗药物。然而，尚无明确有效的药物可针对融合基因转录因子进行治疗。因此，靶向 EWS-FLI1 调节的一些细胞信号通路则是当前最有前景的治疗方法，如针对 IGF-1R 介导的信号通路。抗体或相应酪氨酸激酶抑制剂直接作用于 IGF-1 受体蛋白作为治疗高级别尤因肉瘤的可能性已得到研究且有望成为治疗方法（Manara 等，2007）。抗 IGF-1R 药物的 I ～ III 期临床试验显示该类药物毒副反应小，最常见的副反应是轻度的可逆性高血糖，但是疗效有限。尽管在 EWS 所有肿瘤中显示了治疗靶点，且有充分的临床前证据支持抗 IGF-1R 药物的潜在应用价值，但只有小于 10% 的患者真实获益（Olmos 等，2010；Pappo 等，2011）。后续研究表明，当 IGF-1R 活性被破坏时，IR-A 可发挥替代作用，这两种受体的相互作用是获得性及固有性抗 IGF-1R 治疗耐药的机制之一（Garofalo 等，2011，2012）。不管怎样，后期研究需要明确能从抗 IGF-IR 治疗中获益的患者特征，同时探索如何在联合治疗中合理地使用该项靶向治疗方案。

　　CD99 是尤因肉瘤的另一个潜在免疫治疗靶点，抗 CD99 单抗诱导了大量尤因肉瘤细胞凋亡并减弱其恶性潜能（Scotlandi 等，2000；Cerisano 等，2004）。此外，有研究表明，当联合应用多柔比星时，体外及体内实验均显示抗 -CD99 单克隆抗体的抗瘤作用明显增强（Scotlandi 等，2006）。近期研究显示，CD99 可抑制尤因肉瘤细胞的神经分化（Rocchi 等，2010）。肿瘤坏死因子相关凋亡诱导配体（tumor necrosis factor-related apoptosis-inducing ligand，TRAIL）激活细胞表面受体可诱导细胞凋亡，据此使用激活 TRAIL 受体的竞争性单克隆抗体成为一种新的肿瘤靶向疗法，不管是单药治疗或是联合应用其他疗法均可。有证据表明，尤因肉瘤细胞对 TRAIL 介导的凋亡非常敏感。最近一项临床前实验证实了，TRAIL 在动物体内的有效性（Picarda 等，2010），这类药物目前仍在研究阶段。

　　最近研究发现，EWS-FLI1 融合基因在细胞内一个正反馈循环中发挥维持聚腺苷二磷酸核糖聚合酶 1（Poly ADP-ribose polymerase 1，PARP1）表达的作用，这对于 EWS-FLI1 介导的转录是必要的，因此可增加细胞癌基因对 PARP1 抑制剂的敏感性（Brenner 等，2012）。尤因肉瘤细胞，原发肿瘤异种移植及转移瘤均对 PARP1 抑制剂高度敏感。在尤因肉瘤异种移植小鼠模型上联合应用 PARP1 抑制剂及二线化疗药物替莫唑胺可使肿瘤完全缓解。这些发现为通过靶向干预 EWS-FLI1：PARP1 交互作用来治疗尤因肉瘤提供了坚实的临床前理论基础。

主要参考文献

Brenner JC，Feng FY，Han S，Patel S，Goyal SV，Bou-Maroun LM，Liu M，Lonigro R，Prensner JR，Tomlins SA，Chinnaiyan AM（2012）PARP-1 inhibition as a targeted strategy to treat Ewing's sarcoma. Cancer Res 72（7）：1608-1613. doi：10. 1158/0008-5472. CAN-11-3648. Epub 2012 Jan 27

Cerisano V，Aalto Y，Perdichizzi S，Bernard G，Manara MC，Benini S，Cenacchi G，Preda P，Lattanzi G，Nagy B，Knuutila S，Colombo MP，Bernard A，Picci P，Scotlandi K（2004）Molecular mechanisms of CD99-induced caspase-independent cell death and cell-cell adhe-sion in Ewing's sarcoma cells：actin and zyxin as key intracellular mediators. Oncogene 23（33）：5664-5674

Cironi L，Riggi N，Provero P，Wolf N，Suvà ML，Suvà D，Kindler V，Stamenkovic I（2008）IGF1 is a common target gene of Ewing's sarcoma fusion proteins in mesenchymal progenitor cells. PLoS One 3（7）：e2634

Garofalo C，Manara MC，Nicoletti G，Marino MT，Lollini PL，Astolfi A，Pandini G，López-Guerrero JA，Schaefer KL，Belfiore A，Picci P，Scotlandi K（2011）Efficacy of and resistance to anti-IGF-1R therapies in Ewing's sarcoma is dependent on insulin receptor signaling. Oncogene 30（24）：2730-2740. doi：10. 1038/onc. 2010. 640. Epub 2011 Jan 31

Garofalo C，Mancarella C，Grilli A，Manara MC，Astolfi A，Marino MT，Conte A，Sigismund S，Carè A，Belfiore A，Picci P，Scotlandi K（2012）Identification of common and distinctive mech-anisms of resistance to different anti-IGF-IR agents in Ewing's sarcoma. Mol Endocrinol 26（9）：1603-1616. doi：10. 1210/me. 2012-1142. Epub 2012 Jul 13

Helman LJ，Meltzer P（2003）Mechanisms of sarcoma development. Nat Rev Cancer 3（9）：685-694

Herrero-Martín D，Osuna D，Ordóñez JL，Sevillano V，Martins AS，Mackintosh C，Campos M，Madoz-Gúrpide J，Otero-Motta AP，Caballero G，Amaral AT，Wai DH，Braun Y，Eisenacher M，Schaefer KL，Poremba C，de Alava E（2009）Stable interference of EWS-FLI1 in an Ewing sarcoma cell line impairs IGF-1/IGF-1R signalling and reveals TOPK as a new target. Br J Cancer 101（1）：80-90. Epub 2009 Jun 2

Kovar H（2005）Context matters：the hen or egg problem in Ewing's sarcoma. Semin Cancer Biol 15（3）：189-196

Le Deley MC，Delattre O，Schaefer KL，Burchill SA，Koehler G，Hogendoorn PC，Lion T，Poremba C，Marandet J，Ballet S，Pierron G，Brownhill SC，Nesslböck M，Ranft A，Dirksen U，

Oberlin

Lewis IJ，Craft AW，Jürgens H，Kovar H（2010）Impact of EWS-ETS fusion type on disease progression in Ewing's sarcoma/peripheral primitive neuroectodermal tumor：prospective results from the cooperative Euro-E. W. I. N. G. 99 trial. J Clin Oncol 28（12）：1982-1988

Manara MC，Landuzzi L，Nanni P，Nicoletti G，Zambelli D，Lollini PL，Nanni C，Hofmann F，García-Echeverría C，Picci P，Scotlandi K（2007）Preclinical in vivo study of new insulin-like growth factor-I receptor—specific inhibitor in Ewing's sarcoma. Clin Cancer Res 13（4）：1322-1330

McKinsey EL，Parrish JK，Irwin AE，Niemeyer BF，Kern HB，Birks DK，Jedlicka P（2011）A novel oncogenic mechanism in Ewing sarcoma involving IGF pathway targeting by EWS/Fli1-regulated microRNAs. Oncogene 30（49）：4910-4920

Olmos D，Postel-Vinay S，Molife LR，Okuno SH，Schuetze SM，Paccagnella ML，Batzel GN，Yin D，Pritchard-Jones K，Judson I，Worden FP，Gualberto A，Scurr M，de Bono JS，Haluska P（2010）Safety，pharmacokinetics，and preliminary activity of the anti-IGF-1R antibody figitu-mumab（CP-751，871）in patients with sarcoma and Ewing's sarcoma：a phase 1 expansion cohort study. Lancet Oncol 11（2）：129-135. Epub 2009 Dec 23

Pappo AS，Patel SR，Crowley J et al（2011）R1507，a monoclonal antibody to the insulin-like growth factor 1 receptor，in patients with recurrent or refractory Ewing sarcoma family of tumors：results of a phase II sarcoma alliance for research through collaboration study. J Clin Oncol 29：4541-4547

Picarda G，Lamoureux F，Geffroy L，Delepine P，Montier T，Laud K，Tirode F，Delattre O，Heymann D，Rédini F（2010）Preclinical evidence that use of TRAIL in Ewing's sarcoma and osteosar-coma therapy inhibits tumor growth，prevents osteolysis，and increases animal survival. Clin Cancer Res 16（8）：2363-2374. Epub 2010 Apr 6

Riggi N，Cironi L，Provero P，Suvà ML，Kaloulis K，Garcia-Echeverria C，Hoffmann F，Trumpp A，Stamenkovic I（2005）Development of Ewing's sarcoma from primary bone marrow-derived mesenchymal progenitor cells. Cancer Res 65（24）：11459-11468

Rocchi A，Manara MC，Sciandra M，Zambelli D，Nardi F，Nicoletti G，Garofalo C，Meschini S，Astolfi A，Colombo MP，Lessnick SL，Picci P，Scotlandi K（2010）CD99 inhibits neural dif-ferentiation of human Ewing sarcoma cells and thereby contributes to oncogenesis. J Clin Invest 120（3）：668-680. doi：10. 1172/JCI36667. Epub 2010 Feb 8

Scotlandi K，Baldini N，Cerisano V，Manara MC，Benini S，Serra M，Lollini PL，Nanni P，Nicoletti G，Bernard G，Bernard A，Picci P（2000）CD99 engagement：an effective therapeutic strategy for Ewing tumors. Cancer Res 60（18）：5134-5142

Scotlandi K，Perdichizzi S，Bernard G，Nicoletti G，Nanni P，Lollini PL，Curti A，Manara MC，Benini S，Bernard A，Picci P（2006）Targeting CD99 in association with doxorubicin：an effec-tive combined treatment for Ewing's sarcoma. Eur J Cancer 42（1）：91-96. Epub 2005 Dec 2

van Doorninck JA，Ji L，Schaub B，Shimada H，Wing MRI，Krailo MD，Lessnick SL，Marina N，

Triche TJ，Sposto R，Womer RB，Lawlor ER（2010）Current treatment protocols have elimi-
nated the prognostic advantage of type 1 fusions in Ewing sarcoma：a report from the Children's
Oncology Group. J Clin Oncol 28（12）：1989-1994. Epub 2010 Mar 22

Wunder JS，Nielsen TO，Maki RG，O'Sullivan B，Alman BA（2007）Opportunities for
improving the therapeutic ratio for patients with sarcoma. Lancet Oncol 8（6）：513-524

第四十九章　尤因肉瘤的化疗

Stefano Ferrari

新辅助化疗是尤因肉瘤的标准化疗方案，其目的是缩小肿瘤体积，实现肿瘤局部缓解，从而为手术切除创造有利条件（ESMO and European Sarcoma Network Working Group，2012）。

尤因肉瘤的一线化疗药物包括长春新碱、放线菌素 D、ADM、环磷酰胺、IFO 及依托泊苷 6 种药物（Grier 等，2003）。

在患者接受手术后，评估化疗对肿瘤组织的反应可以较好地预测患者的预后，化疗反应越好则预后越好（Cotterill 等，2000；Bacci 等，2000）。

通过评估不同的大剂量化疗方案（Granowetter 等，2009；Womer 等，2012；Ferrari 等，2011），研究者发现，AEWS0031 方案效果较好，在该方案中化疗周期由标准方案的 3 周缩短为 2 周。但是，此方案在儿童患者中效果较好，于成人则无明显优势（Womer 等，2012）。

ISG 和斯堪的纳维亚肉瘤组织（Scandinavian Sarcoma Group，SSG）的一项联合研究显示，通过大剂量化疗及周期性造血干细胞解救的方案可以使对化疗不敏感的患者达到与化疗敏感患者相同的无瘤生存率（Ferrari 等，2011）。

1999 年欧洲开展的一项随机临床试验观察了大剂量化疗治疗尤因肉瘤的临床效果（EUROEWING），但是迄今尚未获得结果。

对于同时存在转移灶的患者，治疗策略是化疗联合手术或放疗，尽量实现局部及转移灶的缓解。

尽管运用大剂量标准化疗，肿瘤转移后患者的生存率不足 30%（Cangir 等，1990；Kolb 等，2003）。

S. Ferrari，MD
意大利，博洛尼亚，Rizzoli 骨科研究所，肌肉骨骼系统肿瘤化疗科
e-mail：stefano.ferrari@ior.it

　　近期，ISG 和 SSG 一项联合研究发现，大剂量化疗及自体干细胞解救可使肺转移或单一骨转移患者生存率达 50% 以上（Luksch 等，2012）。而对于高风险患者，如有多器官转移、多处骨转移、骨髓浸润的患者，联合应用大剂量化疗及对各处病灶进行手术切除或放疗，生存率可达 30% 左右（Ladenstein 等，2010）。

　　对于仅在肺部复发的患者，无复发生存时间是预测患者预后的主要指标（Bacci 等，2006）。治疗肺转移的标准策略是根据转移前接受化疗的方案调整并实施多药化疗（ESMO and European Sarcoma Network Working Group，2012）。大剂量化疗联合自体干细胞解救方案仍在研究阶段，但是几个治疗中心经常采用该种疗法。对于肺部单发转移病灶同时无复发生存期大于 36 个月的患者，不需采用化疗，推荐直接对肺部病灶进行手术切除和局部放疗（Briccoli 等，2004）。

　　肺外转移的患者预后较差，治疗策略需根据患者对转移前化疗方案的反应进行调整。部分研究显示，大剂量化疗联合外周血干细胞解救方案效果尚可。通常来说，该方案的受试者需要在接受一些诱导治疗后才能获得较好的疗效。

　　伊立替康、替莫唑胺、拓扑替康、环磷酰胺及大剂量异环磷酰胺治疗在尤因肉瘤骨转移的患者中有一定疗效（Hunold 等，2006；Wagner 等，2007；Casey 等，2009；Ferrari 等，2009）。

主要参考文献

Bacci G，Ferrari S，Bertoni F et al（2000）Prognostic factors in nonmetastatic Ewing's sarcoma of bone treated with adjuvant chemotherapy：Analysis of 359 patients at the Istituto Ortopedico Rizzoli. J Clin Oncol 18：4-11

Bacci G，Longhi A，Ferrari S et al（2006）Pattern of relapse in 290 patients with nonmetastatic Ewing's sarcoma family tumors treated at a single institution with adjuvant and neoadjuvant chemotherapy between 1972 and 1999. Eur J Surg Oncol 32（9）：974-979

Briccoli A，Rocca M，Ferrari S，Mercuri M，Ferrari C，Bacci G（2004）Surgery for lung metastases in Ewing's sarcoma of bone. Eur J Surg Oncol 30（1）：63-67

Cangir A，Vietti TJ，Gehan EA et al（1990）Ewing's sarcoma metastatic at diagnosis. Results and comparisons of two intergroup Ewing's sarcoma studies. Cancer 66：887-893

Casey DA，Wexler LH，Merchant MS et al（2009）Irinotecan and temozolomide for Ewing sarcoma：the Memorial Sloan-Kettering experience. Pediatr Blood Cancer 53（6）：1029-1034

Cotterill SJ，Ahrens S，Paulussen M et al（2000）Prognostic factors in Ewing's tumor of bone：analysis of 975 patients from the European Intergroup Cooperative Ewing's Sarcoma Study Group. J Clin Oncol 18：3108-3114

ESMO，European Sarcoma Network Working Group（2012）Bone sarcomas：ESMO Clinical

Practice Guidelines for diagnosis, treatment and follow-up. Ann Oncol 23 (Suppl 7): vii100-vii109

Ferrari S, del Prever AB, Palmerini E et al (2009) Response to high-dose ifosfamide in patients with advanced/recurrent Ewing sarcoma. Pediatr Blood Cancer 52 (5): 581-584

Ferrari S, Sundby Hall K, Luksch R et al (2011) Nonmetastatic Ewing family tumors: high-dose chemotherapy with stem cell rescue in poor responder patients. Results of the Italian Sarcoma Group/Scandinavian Sarcoma Group III protocol. Ann Oncol 22 (5): 1221-1227

Granowetter L, Womer R, Devidas M et al (2009) Dose-intensified compared with standard chemotherapy for nonmetastatic Ewing sarcoma family of tumors: a Children's Oncology Group Study. J Clin Oncol 27 (15): 2536-2541

Grier HE, Krailo MD, Tarbell NJ et al (2003) Addition of ifosfamide and etoposide to standard chemotherapy for Ewing's sarcoma and primitive neuroectodermal tumor of bone. N Engl J Med 348 (8): 694-701

Hunold A, Weddeling N, Paulussen M, Ranft A, Liebscher C, Jürgens H (2006) Topotecan and cyclophosphamide in patients with refractory or relapsed Ewing tumors. Pediatr Blood Cancer 47 (6): 795-800

Kolb EA, Kushner BH, Gorlick R et al (2003) Long-term event-free survival after intensive chemotherapy for Ewing's family of tumors in children and young adults. J Clin Oncol 21 (18): 3423-3430

Ladenstein R, Pötschger U, Le Deley MC et al (2010) Primary disseminated multifocal Ewing sarcoma: results of the Euro-EWING 99 trial. J Clin Oncol 28 (20): 3284-3291

Luksch R, Tienghi A, Hall KS et al (2012) Primary metastatic Ewing's family tumors: results of the Italian Sarcoma Group and Scandinavian Sarcoma Group ISG/SSG IV Study including myeloablative chemotherapy and total-lung irradiation. Ann Oncol 23 (11): 2970-2976

Wagner LM, McAllister N, Goldsby RE et al (2007) Temozolomide and intravenous irinotecan for treatment of advanced Ewing sarcoma. Pediatr Blood Cancer 48 (2): 132-139

Womer RB, West DC, Krailo MD et al (2012) Randomized controlled trial of interval-compressed chemotherapy for the treatment of localized Ewing sarcoma: a report from the Children's Oncology Group. J Clin Oncol 30 (33): 4148-4154

第五十章　成釉细胞瘤

Nicola Fabbri，Pietro Ruggieri

　　定义：成釉细胞瘤是一种以类上皮细胞样肿瘤细胞为特征的低度恶性肿瘤。

　　流行病学：该病罕见，男性患者稍多，患者年龄分布广，多发于 20 ～ 40 岁，而未见于低于 11 ～ 12 岁的患儿（图 50-1）。

　　发病部位：好发于长骨骨干，约 80% 发生于胫骨，其次依次为腓骨、股骨、肱骨、尺骨及桡骨。少数在腿部软组织内发病（图 50-1）。

　　临床表现：疼痛及肿胀最常见。患者通常有外伤病史。

　　影像学特点：偏心性骨溶解，常累及胫骨前侧皮质，致皮质膨胀或溶解消失，无或仅有轻微骨膜反应，病灶边界常有硬化，多可见软组织肿块。CT 及 MRI 显示实性纤维组织信号灶（T_1 加权像呈低信号、T_2 加权像呈高信号），与周围正常组织信号差异较大（图 50-2）。在部分患者中（年轻患者较多）可见长骨骨干多发骨溶解病灶，同时可有胫骨前曲的表现，此时需要与骨纤维异常增殖症相鉴别。

　　组织病理学：肿瘤大体上呈灰白色纤维状的实性组织，偶有出血及囊腔形成。显微镜下，成釉细胞瘤的纤维间质中含有大量上皮样细胞，周围为纤维样或纤维－骨样基质（图 50-3）。肿瘤细胞可有不同的排列方式，最常见的典型表现为上皮细胞排列成条索状或岛状，类似于基底细胞癌。细胞岛中央为梭形细胞，排列疏松，周边为排成栅栏状的柱状或立方形细胞，似下颌骨成釉细胞瘤。

N. Fabbri，MD

纪念斯隆－凯特琳癌症中心，骨外科

美国，纽约，约克大道 1275 号，10065

e-mail：fabbrin@mskcc.org

P. Ruggieri，MD

意大利，博洛尼亚，Rizzoli 骨科研究所，第二骨科与创伤诊疗中心

e-mail：pietro.ruggieri@ior.it

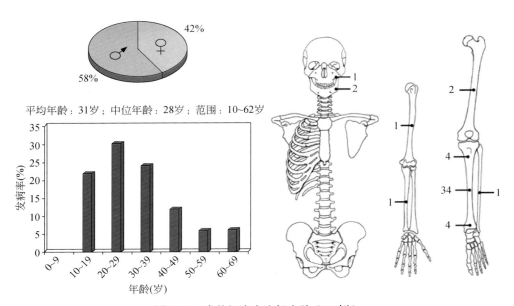

平均年龄：31岁；中位年龄：28岁；范围：10~62岁

图 50-1　成釉细胞瘤流行病学（50 例）

1900—2012 年，意大利－博洛尼亚－Rizzoli 骨科研究所－实验肿瘤学实验室－流行病学

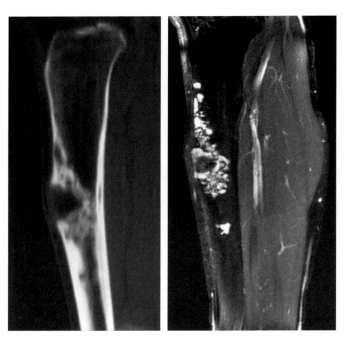

图 50-2　成釉细胞瘤小腿矢状位 CT 像及 MRI T_2 加权像

病变侵及胫骨骨干前侧皮质，信号不均，周围可见卫星病灶

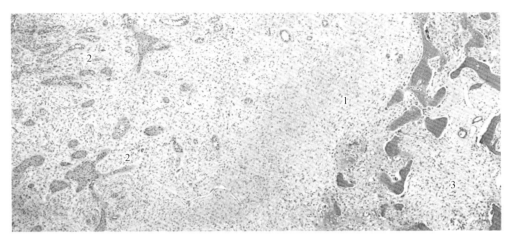

图 50-3　成釉细胞瘤组织病理学

同一病变组织内可见多种组织病理学改变：1.梭形细胞呈螺旋状排列；2.部分上皮样细胞排列呈管状结构；3.大量纤维间质，因此肿瘤组织大体上质韧，呈白色

细胞岛由网状纤维包绕，但是细胞间无网状纤维。部分成釉细胞瘤细胞成分主要为纺锤状肉瘤样细胞，呈束状或螺旋状交叉排列，细胞间由网状纤维分隔。除此之外，在单层或多层立方形或扁平形细胞间可见少量网状小管或毛细血管，这与乳腺癌或血管内皮瘤的组织病理学表现相似。少数情况下局部可见鳞状上皮细胞化生。成釉细胞瘤细胞为中小型体积细胞，核相对深染，小或者无核仁，核异型性及有丝分裂象罕见。免疫组化染色通常显示 CK 阳性，电镜下可见张力丝、桥粒、微丝及基底膜。肿瘤细胞由大量 VIM 阳性的纤维间质包绕。通常这些纤维间质，尤其是在肿瘤边缘的间质，与骨纤维异常增殖症的病变组织非常相似。

病程与分期：成釉细胞瘤生长缓慢。出现症状至接受手术的时间间隔通常长达数年，最高达 20 年。15% 左右的患者可出现肺部、淋巴结或骨转移。肿瘤分期通常为 IA 期或 IB 期。

治疗与预后：手术治疗为唯一方法，目的是对肿瘤进行广泛切除，同时根据情况清扫局部淋巴结。囊内切除或边缘切除通常会导致肿瘤局部复发。经过广泛彻底切除后，治愈率可达 90%。

成釉细胞瘤与长骨骨纤维结构不良的鉴别诊断要点见第九章。

本章要点	
临床表现	青年患者多见，疼痛、肿胀
影像学特点	胫骨骨干偏心性透亮区、囊性变

续表

组织病理学	纤维间质中大量上皮细胞
鉴别诊断	长骨骨纤维异常增殖症

免疫组化

CK	上皮细胞阳性

主要参考文献

Campanacci M, Giunti A, Bertoni F, Laus M, Gitelis S (1981) Adamantinoma of the long bones. The experience at the Istituto Ortopedico Rizzoli. Am J Surg Pathol 5 (6): 533-542

Khanna M, Delaney D, Tirabosco R, Saifuddin A (2008) Osteofibrous dysplasia, osteofibrous dysplasia-like adamantinoma and adamantinoma: correlation of radiological imaging features with surgical histology and assessment of the use of radiology in contributing to needle biopsy diagnosis. Skeletal Radiol 37 (12): 1077-1084

Most MJ, Sim FH, Inwards CY (2010) Osteofibrous dysplasia and adamantinoma. J Am Acad Orthop Surg 18 (6): 358-366. Review

Roque P, Mankin HJ, Rosenberg A (2008) Adamantinoma: an unusual bone tumour. Chir Organi Mov 92 (3): 149-154

第五十一章　血管肿瘤

Nicola Fabbri，Pietro Ruggieri

人体内血管内皮细胞的表面积约 $6 \sim 7m^2$，重达 1.2kg。血管内皮细胞参与体内多种重要生理过程，如氧气转运、炎症及损伤修复。同时，血管内皮细胞的功能也受多种生物因子调节。

　　病程与分期：良性，1 或 2 期；低级别，Ⅰ期，病程多变，一些表现为慢性，但极少转移，尚不明确是否可恶变为高度恶性血管内皮细胞瘤；高级别，Ⅱ期，多为ⅡB 期，侵袭性高，易转移（图 51-1）。

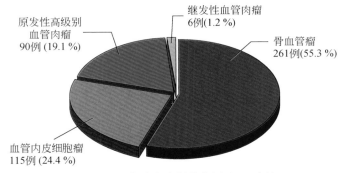

图 51-1　血管肿瘤病例分布图（472 例）

1900—2012 年，意大利 - 博洛尼亚 - Rizzoli 骨科研究所 - 实验肿瘤学实验室 - 流行病学

N. Fabbri，MD

纪念斯隆 - 凯特琳癌症中心，骨外科手术部

美国，纽约，约克大道 1275 号，10065

e-mail：fabbrin@mskcc.org

P. Ruggieri，MD

意大利，博洛尼亚，Rizzoli 骨科研究所，第二骨科与创伤诊疗中心

e-mail：pietro.ruggieri@ior.it

治疗：良性，病灶清除术，可用石炭酸杀灭残留肿瘤细胞，骨水泥填充骨缺损，放疗适用于无法手术的患者；低级别，大致与良性血管瘤治疗方式相同，但多采用整块切除；高级别，需行广泛切除，根治性手术。5 年生存率约为 20%，尚不明确化疗能否提高生存率。

血管肿瘤预后

血管瘤→良性病变

血管内皮细胞瘤→预后好

血管肉瘤→预后差

51.1　血管肿瘤各论

51.1.1　骨血管瘤

定义：骨血管瘤是新生血管组成的良性单发性肿瘤。

流行病学：罕见，发病率在所有骨肿瘤中小于 1%，但在尸检时至少有 10% 发现有椎骨血管瘤。70% 患者在 30 ～ 60 岁确诊，好发部位依次为颅骨、椎骨、肋骨及四肢骨（图 51-2）。

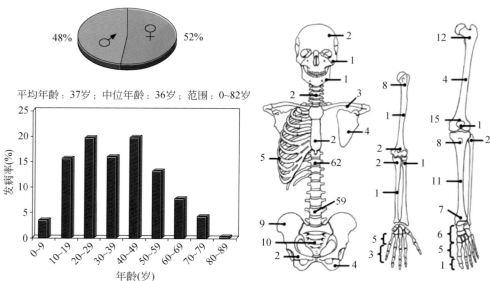

图 51-2　骨血管瘤流行病学（261 例）

1900—2012 年，意大利 - 博洛尼亚 - Rizzoli 骨科研究所 - 实验肿瘤学实验室 - 流行病学

　　临床表现：多数无明显症状，发生病理性骨折时可有疼痛。

　　组织病理学：骨血管瘤可分为毛细血管瘤、海绵状血管瘤、静脉（蔓状）血管瘤及混合型血管瘤四类。骨血管瘤多属于混合型血管瘤，肿瘤细胞胞质饱满，瘤体以血管为主，易与上皮样血管瘤混淆，同时需与低度恶性血管瘤（血管内皮瘤）及高度恶性血管瘤（血管肉瘤）仔细鉴别（见章后图 51-6 和图 51-7）。鉴别要点之一是患者年龄，良性血管瘤多发生于 25 岁以下患者，而血管肉瘤的发病年龄一般在 50 ～ 60 岁甚至以上。

51.1.2　血管内皮细胞瘤

　　定义：血管内皮细胞瘤是一类交界性或低度恶性血管肿瘤，可局部侵袭性生长、复发，一些亚型如上皮样血管内皮细胞瘤可远处转移。上皮样血管内皮细胞瘤于 1982 年由 Weiss 及 F.Enzinger 定义，并将其归为一种特殊的血管内皮细胞瘤。

　　流行病学：极为罕见，发病年龄多为 20 ～ 30 岁（图 51-3）。

　　发病部位：好发于下肢骨，其次为脊柱，可呈多灶性发病（图 51-3）。

　　影像学特点：多发溶骨性病变，伴不同程度的边缘硬化。

　　组织病理学：上皮样内皮细胞排列成实性巢状或条索状，偶见狭窄的血管腔形成。细胞周围为黏液样间质（见章后图 51-7）。

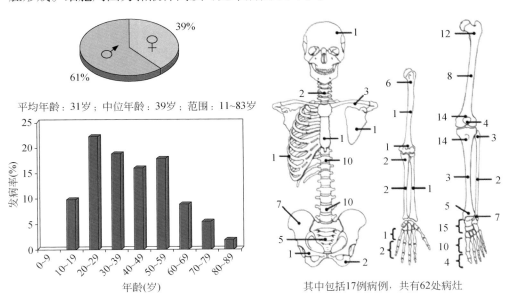

图 51-3　血管内皮细胞瘤流行病学（115 例）

1900—2012 年，意大利 - 博洛尼亚 - Rizzoli 骨科研究所 - 实验肿瘤学实验室 - 流行病学

51.1.3　血管肉瘤

定义： 血管肉瘤是一种中至高级别恶性血管源性或淋巴管内皮细胞源性肿瘤，好发于软组织，极少发生于骨组织内（<1%）。

发病部位： 发生于骨组织内时最常见于下肢长管状骨，多为单发病灶（图 51-4）。

影像学特点： 溶骨性破坏，边缘模糊，浸润性生长（图 51-5）。

组织病理学： 主要由异型性血管内皮细胞构成，瘤细胞常排列为不规则、大小及形态不一的血管腔，表现为成血管的特点（见章后图 51-8）。中级别血管肉瘤细胞较易鉴别，而高级别血管肉瘤有明显的核异型性，有丝分裂活跃。

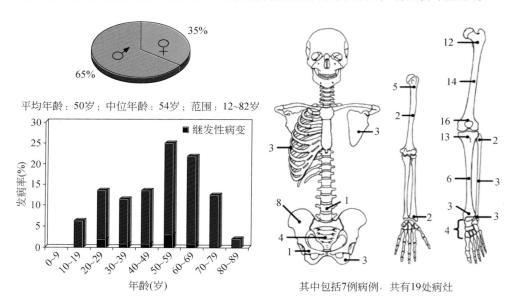

其中包括7例病例，共有19处病灶

图 51-4　血管肉瘤流行病学，96 例（包括 6 例继发性血管肉瘤）

1900—2012 年，意大利－博洛尼亚－Rizzoli 骨科研究所－实验肿瘤学实验室－流行病学

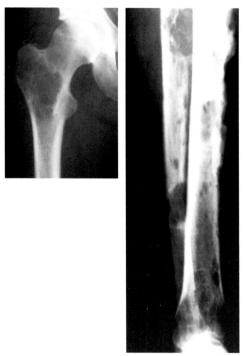

图 51-5　血管肉瘤股骨 X 线表现

完全溶骨性病变，可单发或多发于同一骨骼

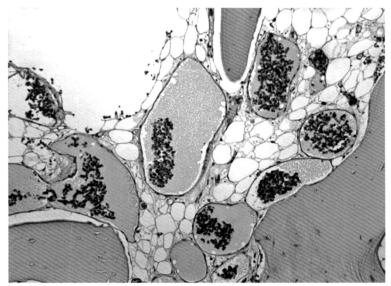

图 51-6　骨血管瘤组织病理学

骨小梁间可见大量被扁平上皮细胞环绕的血管腔，腔内富含血细胞

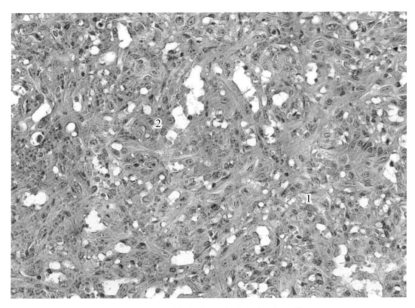

图 51-7　血管内皮细胞瘤组织病理学

低度恶性，肿瘤细胞核大、异型性明显，轻度着色，核仁明显：1. 血管腔外周可见大量血管内皮肿瘤细胞；2. 血管腔外周血管内皮肿瘤细胞呈单层或多层排列

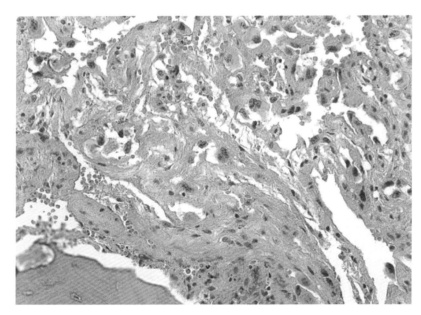

图 51-8　血管肉瘤组织病理学

骨小梁间由高度恶性的非典型肿瘤细胞弥漫浸润，包绕不规则的血管腔隙

预后

血管瘤→良性病变

血管内皮细胞瘤→预后好

血管肉瘤→预后差

本章要点

临床表现	成年人，疼痛、肿胀
影像学特点	常为多灶溶骨性病变
组织病理学	大量分化程度不一的内皮细胞
鉴别诊断	骨转移瘤，骨髓瘤，其他原发性溶骨性骨病变

免疫组化

VIM	+
CD31	+
CD34	+/-
Fli-1	+
CK	+/-
ERG	+（Am J Surg Pathol 35；3：432-441）

染色体易位

上皮样血管内皮细胞瘤		
t（1；3）（p36.3；q25）	WWTR1-CAMTA1	100%

主要参考文献

血管内皮细胞瘤（低度恶性）

Aflatoon K，Staals E，Bertoni F，Bacchini P，Donati D，Fabbri N，Boriani S，Frassica FJ（2004）Hemangioendothelioma of the spine. Clin Orthop Relat Res 418：191-197

Benassi MS，Gamberi G，Ragazzini P，Sollazzo MRI，Ferrari C，Sangiorgi L，Treré D，Derenzini M，Picci P（1995）Bone hemangioendothelioma：an immunohistochemical study related to histological malignancy and proliferative activity（NORs）. Tumori 81（3）：179-184

Bruder E，Perez-Atayde AR，Jundt G，Alomari AI，Rischewski J，Fishman SJ，Mulliken JB，

Kozakewich HP（2009）Vascular lesions of bone in children，adolescents，and young adults. A clinicopathologic reappraisal and application of the ISSVA classification. Virchows Arch 454（2）: 161-179

Errani C，Sung YS，Zhang L，Healey JH，Antonescu CR（2012）Monoclonality of multifocal epi-thelioid hemangioendothelioma of the liver by analysis of WWTR1-CAMTA1 breakpoints. Cancer Genet 205：12-17

Evans HL，Raymond AK，Ayala AG（2003）Vascular tumors of bone：a study of 17 cases other than ordinary hemangioma，with an evaluation of the relationship of hemangioendothelioma of bone to epithelioid hemangioma，epithelioid hemangioendothelioma，and high-grade angiosarcoma. Hum Pathol 34（7）：680-689

Gill R，O'Donnell RJ，Horvai A（2009）Utility of immunohistochemistry for endothelial markers in distinguishing epithelioid hemangioendothelioma from carcinoma metastatic to bone. Arch Pathol Lab Med 133（6）：967-972

血管肉瘤（高度恶性）

Deshpande V，Rosenberg AE，O'Connell JX，Nielsen GP（2003）Epithelioid angiosarcoma of the bone：a series of 10 cases. Am J Surg Pathol 27（6）：709-716

Dunlap JB，Magenis RE，Davis C，Himoe E，Mansoor A（2009）Cytogenetic analysis of a primary bone angiosarcoma. Cancer Genet Cytogenet 194（1）：1-3

Hart J，Mandavilli S（2011）Epithelioid angiosarcoma：a brief diagnostic review and differential diagnosis. Arch Pathol Lab Med 135（2）：268-272

Verbeke SL，Bertoni F，Bacchini P，Sciot R，Fletcher CD，Kroon HM，Hogendoorn PC，Bovée JV（2011）Distinct histological features characterize primary angiosarcoma of bone. Histopathology 58（2）：254-264

Wenger DE，Wold LE（2000）Malignant vascular lesions of bone：radiologic and pathologic fea-tures. Skeletal Radiol 29（11）：619-631. Review

第五十二章 脊　索　瘤

Nicola Fabbri，Pietro Ruggieri

定义：脊索瘤是一种起源于颅底及脊柱内脊索残留组织的恶性肿瘤。

流行病学：脊索瘤少见，好发于男性，多见于 50 岁以上人群（图 52-1）。

发病部位：85% 发生于骶尾骨或颅骨基底部（蝶枕联合），15% 发生于脊柱椎体。

临床表现：基底部脊索瘤早期可造成垂体、眼神经、动眼神经受压，鼻咽部梗阻，脑桥小脑角扩张，颅内压增高，从而引起相应症状。骶尾部脊索瘤晚期症状主要有隐痛、大小便功能障碍、内痔形成、跛行、感觉迟钝及括约肌功能不全，极少可触及肿块。椎体病变，可出现脊神经根受压症状。

影像学特点：X 线表现为蝶鞍部、斜坡及骶尾骨溶骨性骨破坏灶。颅底区病灶边界不清，其内可见散在斑点状钙化灶。椎体部位病灶边界较清，边缘硬化。骨扫描显示核素浓聚，骶骨轮廓消失，中心性病灶的边缘不清晰，不透光斑点为肿瘤内的钙化灶，椎体边缘相对较清晰，伴有边缘硬化，钙化。CT 显示，骶尾部溶骨性或膨胀性病灶并伴软组织肿块形成，肿块多向前突出，边界清晰，可侵犯邻近肌肉，压迫相邻内脏器官或硬脊膜囊。MRI 显示肿瘤与直肠的关系，T_1 加权像呈均匀低信号，T_2 加权像呈不均匀显著高信号（图 52-2）。

N. Fabbri，MD
纪念斯隆 – 凯特琳癌症中心，骨外科
美国，纽约，约克大道 1275 号，10065
e-mail：fabbrin@mskcc.org

P. Ruggieri，MD
意大利，博洛尼亚，Rizzoli 骨科研究所，第二骨科与创伤诊疗中心
e-mail：pietro.ruggieri@ior.it

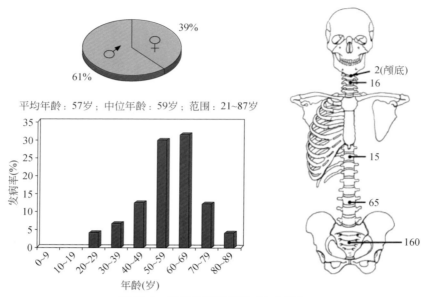

图 52-1　脊索瘤流行病学（258 例）

1900—2012 年，意大利 - 博洛尼亚 - Rizzoli 骨科研究所 - 实验肿瘤学实验室 - 流行病学

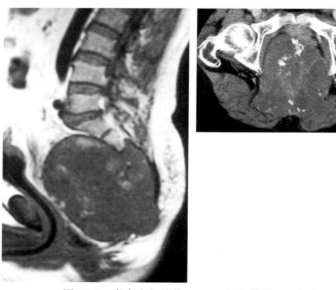

图 52-2　脊索瘤矢状位 MRI T₁ 加权像及 CT 表现

肿瘤体积大，破坏骶骨，并侵及前侧软组织，压迫但尚未侵犯直肠（压迫直肠，但肿瘤游离）。CT 上可见残留碎片状骨组织

组织病理学：大体上颅骨基底部瘤体较小，而骶尾部瘤体较大。肿瘤质软、灰褐色、为胶冻样多小叶状肿块，瘤体内可有坏死区、出血区及囊性变。脊索

瘤主要由空泡细胞（physaliferous cell）组成，细胞通常呈条状或束状排列，细胞质丰富，内含大量大小不一的黏液性囊泡，细胞核圆形或卵圆形，多位于细胞正中央；细胞排列成线状，并被弱酸性的无定型黏液所分隔，很少有细胞按类黏液样到黏液基质样排列，空泡细胞浸泡在粉红色黏液样基质中，并被网状纤维分隔呈多小叶状。细胞核主要位于细胞的中心，形成球眼或者靶心图案。肿瘤小叶中有明显纤维血管化，颅底脊索瘤中还常见软骨分化（图 52-3）。

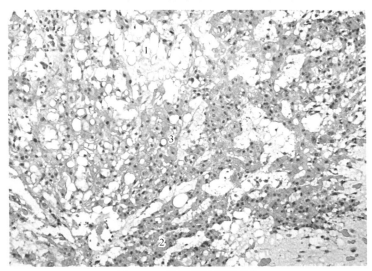

图 52-3　脊索瘤组织病理学

不同区域组织相变化较大。然而，镜下多可见肿瘤细胞分隔呈片状或条索状，分布于其分泌的黏液样基质中：
1. 黏液样基质；2. 嗜酸性细胞呈条索状排列；3. 部分高分化区可见印戒细胞及空泡细胞

病程及分期：生长缓慢，手术切除不充分，术后易局部复发，远处转移少见，骶尾部脊索瘤远处转移率约为 10%。分期多为 IB 期，IA 期及 IIB 期少见。

治疗：首选广泛切除术，但常无法完全切除。边缘切除术后复发率较高。放疗可以作为术后残留病灶的辅助治疗，也可用于无法手术的患者。多数颅底部脊索瘤患者在发病后 2～3 年内死亡，其中伴有软骨分化的患者预后相对较好。尽管复发病灶可再次行手术切除，且转移多为晚期，但因手术时机过晚及切除不够充分，骶尾部脊索瘤的 10 年生存率仍较低。

本章要点	
临床表现	老年患者，疼痛及压迫症状
影像学特点	完全溶骨性改变
组织病理学	小叶形成、空泡细胞
鉴别诊断	骨转移瘤及其他原发性溶骨性病变，如良性脊索细胞瘤（BNCT）

免疫组化	
VIM	+
CK	+
EMA	+
S-100	±
Brachyury	+（核）

52.1　脊索瘤与良性脊索细胞瘤的鉴别

　　良性脊索细胞瘤（benign notochordal cell tumor，BNCT）旧称巨脊椎脊索瘤，是一种源于脊索的良性脊椎内病变。该病较多在尸检时发现，影像学检查阳性率低（可能是因为病灶太小）。其好发于中轴骨，无软组织侵犯及皮质破坏。BNCT 最常见于骶尾部及颅底。X 线常无异常信号，CT 可见骨内硬化灶，但无骨质破坏。MRI 检查最有诊断价值，T_1WI 呈均匀低信号，T_2WI 呈均匀高信号，增强 MRI 无明显强化（图 52-4）。显微镜下，BNCT 由卵圆形细胞组成，细胞核呈圆形，偏心分布于细胞周边。细胞质透明，非黏液性基质，有丝分裂相少见（图 52-5）。

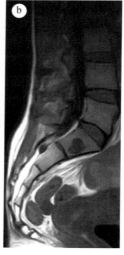

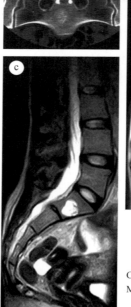

图 52-4　良性脊索瘤 CT 及 MRI 矢状位像

CT 病变呈中心性、硬化性，骨皮质及软组织无侵犯（a）；
MRI 矢状位 T_1 加权像呈低信号病灶（b）；T_2 加权像呈
高信号（c）；MRI 增强扫描显示病灶无明显强化

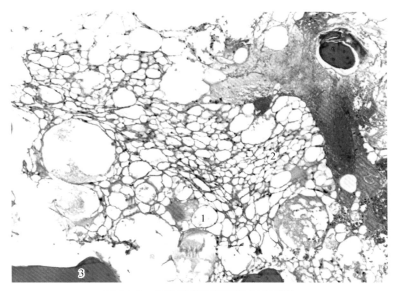

图 52-5 良性脊索细胞瘤组织病理学

椎骨内肿瘤，包含大量类脂肪细胞：1.肿瘤细胞体积大，含丰富透明细胞质；2.肿瘤细胞膜完整，边界清晰，
细胞核位于胞质中央或外周，无异型性；3.侵及的骨小梁可出现硬化

主要参考文献

Ferraresi V，Nuzzo C，Zoccali C，Marandino F，Vidiri A，Salducca N，Zeuli M，Giannarelli D，
　　Cognetti F，Biagini R（2010）Chordoma：clinical characteristics，management and prognosis
　　of a case series of 25 patients. BMC Cancer 10：22

Ruggieri P，Angelini A，Ussia G，Montalti M，Mercuri M（2010）Surgical margins and local
　　control in resection of sacral chordomas. Clin Orthop Relat Res 468（11）：2939-2947

Sciubba DM，Cheng JJ，Petteys RJ，Weber KL，Frassica DA，Gokaslan ZL（2009）Chordoma
　　of the sacrum and vertebral bodies. J Am Acad Orthop Surg 17（11）：708-717. Review

Sen C，Triana AI，Berglind N，Godbold J，Shrivastava RK（2010）Clival chordomas：clinical
　　management，results，and complications in 71 patients. J Neurosurg 113（5）：1059-1071

Stacchiotti S，Casali PG，Lo Vullo S，Mariani L，Palassini E，Mercuri M，Alberghini M，
　　Pilotti S，Zanella L，Gronchi A，Picci P（2010）Chordoma of the mobile spine and sacrum：
　　a retrospective analysis of a series of patients surgically treated at two referral centers. Ann Surg
　　Oncol 17（1）：211-219

Walter BA，Begnami M，Valera VA，Santi M，Rushing EJ，Quezado M（2011）Gain of
　　chromosome 7 by chromogenic in situ hybridization（CISH）in chordomas is correlated to c-MET
　　expression. J Neurooncol 101（2）：199-206

第五十三章　骨原发性淋巴瘤

Roberto Casadei

定义：骨原发性非霍奇金淋巴瘤为髓内恶性淋巴瘤，出现首发症状后 6 个月内不侵及骨外组织或器官。

流行病学：骨原发性淋巴瘤少见，约占结外淋巴瘤的 5%。其好发于 45 岁左右的男性（图 53-1）。

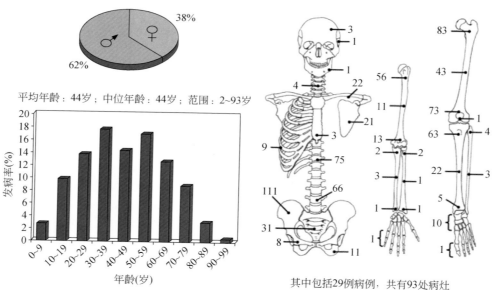

平均年龄：44岁；中位年龄：44岁；范围：2~93岁

其中包括29例病例，共有93处病灶

图 53-1　骨原发性淋巴瘤流行病学（703 例）

1900—2012 年，意大利 - 博洛尼亚 - Rizzoli 骨科研究所 - 实验肿瘤学实验室 - 流行病学

R. Casadei，MD

意大利，博洛尼亚，Rizzoli 骨科研究所，第三骨科与创伤诊疗中心

e-mail：roberto.casadei@ior.it

　　发病部位：约 50% 好发于躯干骨及头骨（下颌骨最多见），其余发生于长骨骨干或骨骺。病变常为单发，两个或更多相邻或远处的骨骼的多发病例少见（约占 20%）。

　　临床表现：一般表现为局限性疼痛、局部肿块、病理性骨折，侵及脊柱时可有神经功能障碍。初始症状轻，进展缓慢，持续时间长。

　　影像学特点：X 线多表现为小的弥漫性溶骨性病灶，边界不清，可侵犯周围软组织，部分区域可呈虫蚀样改变。骨皮质破坏及软组织肿块形成的表现与骨肉瘤类似，部分病变可致骨皮质增厚，需与骨髓炎相鉴别。此外，骨淋巴瘤一般无骨膜反应，少数情况下可见层状骨膜反应，与骨肉瘤或尤因肉瘤的 X 线表现类似。溶骨性病灶表现多变，部分可表现为广泛侵蚀，类似于转移瘤；部分边界清晰，类似于良性肿瘤，还可表现为充气样溶骨性病变，与骨髓瘤相似。极少数情况下可出现骨质硬化，是尚未出现明显淋巴结改变时的首发临床表现。30% 的患者首发临床表现是病理性骨折（图 53-2）。与 X 线相比，骨扫描可更清晰地显示病灶范围。CT 显示淋巴瘤典型的由反应性骨质增生引起的斑点状外观，呈浸润性或虫蚀样影像学特征，可更清晰地显示骨质破坏及软组织浸润情况，评估肿瘤是否侵犯神经血管束及关节破坏程度，观察有无肺转移及淋巴结转移。MRI：对于长骨原发性淋巴瘤价值有限，仅可评估髓内病灶范围、软组织及关节侵犯程度。但是，MRI 对于脊柱骨原发性淋巴瘤十分有价值，可较其他检查更清晰地显示病变范围及脊髓受压情况。

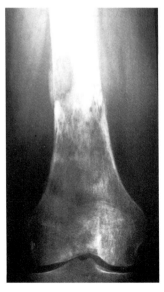

图 53-2　骨原发性淋巴瘤股骨远端 X 线表现

股骨远端可见溶骨性及硬化性混合病灶，累及皮质，呈虫蚀样改变

　　组织病理学：大体上肿瘤呈灰色、质软的鱼肉样外观；常可见出血、坏死及液化灶，表现出明显的渗出及炎症反应。显微镜下，肿瘤细胞为圆形、成团或单个被网状纤维分隔；细胞质稀少或丰富，呈嫌色性；细胞核大，呈多形性，有裂隙，核仁大小形态不一，核质稀疏、颗粒状或密集；有丝分裂象多见，但有时不典型；PAS 染色阴性。免疫组化显示，B 细胞及 T 细胞标记阳性，免疫球蛋白阳性，常见的白细胞抗原阳性。炎症细胞在瘤体内及肿瘤周围均有浸润。大多数骨原发性淋巴瘤组织病理学分级为中度或高度恶性，且多为 B 细胞淋巴瘤（图 53-3）。

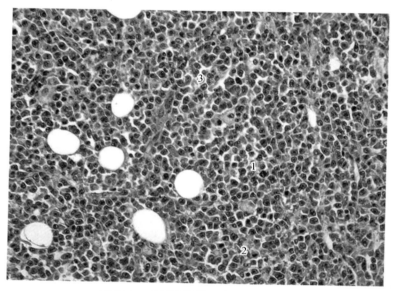

图 53-3　骨原发性淋巴瘤组织病理学

病灶内富含肿瘤细胞，细胞间可见细胞质突起连接而成的纤细网状结构：1. 细胞质稀疏，呈嫌色性，部分细胞胞质丰富且分隔明显；2. 细胞核较尤因肉瘤细胞核大，致密且多形性明显；可呈圆形、椭圆形、梭形、锯齿状或分叶状，但无巨细胞，染色质呈粉状或颗粒状，细胞核呈多孔状，可见单个或多个核仁；3. 有丝分裂象多见

　　病程与分期：骨原发性淋巴瘤病程长，进展缓慢，极少肺转移。临床上怀疑或明确诊断有骨原发性淋巴瘤时，需评估病变范围及分期，明确有无多发或转移灶。骨原发性淋巴瘤在骨内单发或仅扩散至局部淋巴结时，预后较好。此外，骨原发性淋巴瘤可表现为骨内多发或骨内转移灶，少数可发生全身多处转移，此时预后较差。采用综合化疗后，患者 10 年生存率由 30% 升至 60% ～ 80%。

　　治疗与预后：骨原发性淋巴瘤的治疗原则上以放疗及化疗为主，手术为辅。手术适用于脊柱骨原发性淋巴瘤的椎管内减压或神经根减压，预防或治疗骨原发性淋巴瘤所致的病理性骨折。手术需与放疗和化疗相结合，10 年无病生存率显著提高，局部复发较少。预后不良的主要因素：多发病灶，淋巴结转移或骨转移，发生于骨盆或脊柱的骨原发性淋巴瘤。

本章要点

临床表现	好发于成年人，疼痛、肿胀，可发生病理性骨折
影像学	溶骨性病变，无骨膜反应
组织病理学	多形性蓝染圆形细胞
鉴别诊断	骨转移瘤或其他原发性溶骨性病变

免疫组化

VIM	–
CD45	+
CD3	±
CD20	±
TdT	±

主要参考文献

Alencar A，Pitcher D，Byrne G，Lossos IS（2010）Primary bone lymphoma-the University of Miami experience. Leuk Lymphoma 51（1）：39-49. Review

Bhagavathi S，Fu K（2009）Primary bone lymphoma. Arch Pathol Lab Med 133（11）：1868-1871. Review

O'Connor AR，Birchall JD，O'Connor SR，Bessell E（2007）The value of 99mTc-MDP bone scin-tigraphy in staging primary lymphoma of bone. Nucl Med Commun 28（7）：529-531

Ramadan KM，Shenkier T，Sehn LH，Gascoyne RD，Connors JM（2007）A clinicopathological retrospective study of 131 patients with primary bone lymphoma：a population-based study of suc-cessively treated cohorts from the British Columbia Cancer Agency. Ann Oncol 18（1）：129-135

Reddy N，Greer JP（2010）Primary bone lymphoma：a set of unique problems in management. Leuk Lymphoma 51（1）：1-2

第五十四章　多发性骨髓瘤

Roberto Casadei

　　定义：多发性骨髓瘤是来源于骨髓 B 淋巴细胞分化的浆细胞恶性肿瘤，常为多发性病变，少数可表现为骨的孤立性浆细胞瘤或髓外浆细胞瘤。

　　流行病学：多发性骨髓瘤发病率约为每年 20/100 万，男性多发，平均年龄为 60 岁左右（图 54-1）。

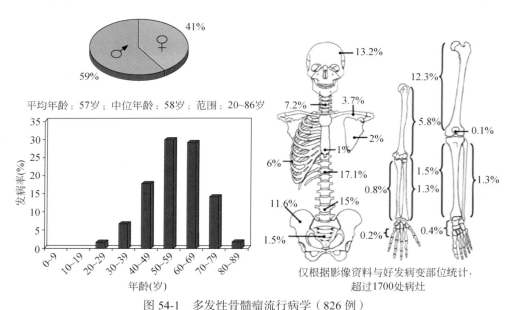

图 54-1　多发性骨髓瘤流行病学（826 例）

1900—2012 年，意大利‐博洛尼亚‐Rizzoli 骨科研究所‐实验肿瘤学实验室‐流行病学

R. Casadei，MD
意大利，博洛尼亚，Rizzoli 骨科研究所，第三骨科与创伤诊疗中心
e-mail：roberto.casadei@ior.it

　　发病部位：多发性骨髓瘤好发于中轴骨，四肢骨中好发于干骺端，极少累及手及足部。

　　临床表现：疼痛（休息时多可缓解）为最常见症状，晚期可发生病理性骨折。病程进展可出现肿胀、体重减轻、贫血、出血倾向及免疫力降低等全身症状。多发性骨髓瘤发生淀粉样变时可致充血性心力衰竭、肾病综合征、周围神经病变、腕管综合征。实验室检查有一定诊断价值，90% 的患者血清或尿蛋白电泳显示本周蛋白升高，红细胞沉降率加快，血肌酐、尿素氮及肾小球滤过率升高。晚期骨质破坏严重可出现高钙血症，肿瘤细胞坏死可致高尿酸血症。造血功能受损可致贫血、白细胞及血小板减少。

　　影像学特点：早期 X 线无明显改变，病程进展可表现为以下几种特点：①弥漫性骨质疏松，多见于脊柱；②穿凿样溶骨性破坏病灶，边界清晰，无成骨及骨质硬化；③肿瘤体积较大，膨胀性生长，呈蜂窝状（图 54-2）。

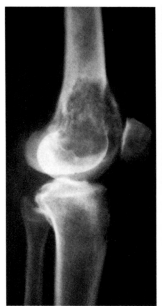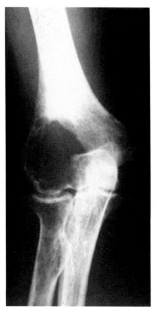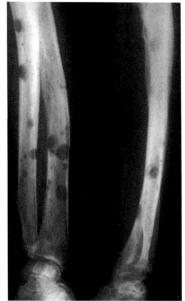

图 54-2　多发性骨髓瘤股骨、肱骨及尺桡骨 X 线表现
多灶性溶骨性病变，边界清晰

　　骨皮质侵蚀，但无骨膜反应，常见软组织侵犯（肋骨及脊柱），病程进展可致病理性骨折。1%～2% 的多发性骨髓瘤患者可表现骨质硬化，好发于年轻患者，该型为多发性骨髓瘤，表现为肿瘤细胞稀疏，较少分泌本周蛋白，但是血清碱性磷酸酶明显升高。MRI 可清晰显示髓内病变范围及程度。MRI 是发现骨松质扩散转移和结节的敏感方法。同位素骨扫描通常为阴性，诊断价值有限。

骨髓穿刺活检具有重要诊断价值，当单次活检结果阴性而临床或影像学表现疑诊为多发性骨髓瘤时，可行多部位骨髓穿刺活检术，诊断率可达 90% 左右。浆细胞比例增多为一项诊断标准，增多 3% ～ 5% 可能性较小；增多 5% ～ 10% 可能性较大；增多 10% ～ 20% 或出现早幼细胞及异型细胞，可确诊。

组织病理学： 多发性骨髓瘤大体上呈浅灰色或暗红色柔软质脆样肿物。镜下表现为规则片状不同分化程度的浆细胞，圆形或多边形，细胞基质少，细胞间分隔清楚，瘤细胞可分泌大量淀粉样蛋白物质并聚集形成明显的骨或软组织肿块，呈淡黄灰色或粉红色（图 54-3）。

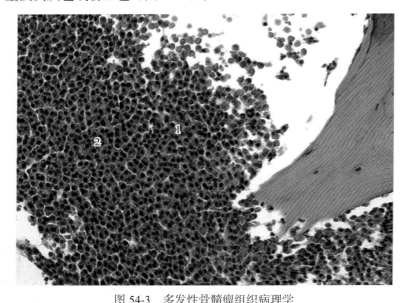

图 54-3　多发性骨髓瘤组织病理学

病变组织完全由肿瘤细胞聚集而成，细胞间不含间质：1. 肿瘤细胞呈浆细胞样特征，细胞核圆，偏心性，染色质呈块状；2. 细胞间无间质成分

组织病理学上的骨髓瘤组织由圆形到多边形的细胞规则地排列成片状，彼此分开，周围无基质。

高分化型骨髓瘤：浆细胞分化成熟，细胞小，细胞质丰富呈嗜碱性，核周晕（高尔基体）明显，核圆，偏心性，染色质呈车辐样排列，呈花豹纹状。部分细胞出现两个或多个细胞核，呈中度异型性，但有丝分裂象罕见。

中分化型骨髓瘤：细胞异型性更明显；细胞核大，中心性，核质深染，核仁明显，多无核周晕。典型及非典型有丝分裂象均可见。

未分化型骨髓瘤：细胞多核，核大，核质深染，核仁明显，高度异型性。肿瘤细胞与浆细胞区别明显。

所有类型骨髓瘤的免疫组化结果均显示本周蛋白阳性。

　　治疗与预后：多发性骨髓瘤的主要治疗方式为化疗，常用药物如烷化剂（环磷酰胺、美法仑）、亚硝基脲（BCNU、莫司汀）、泼尼松、沙利度胺、双膦酸盐。同种异体骨髓移植可用于年轻患者。放疗可用于缓解疼痛，缩小肿瘤体积，实现椎管内减压，预防病理性骨折。手术主要用于缓解患者症状，如椎管内减压术缓解神经功能障碍；内固定术、瘤段切除及假体置入术预防或治疗病理性骨折；多发性骨髓瘤预后较差，发病后中位生存期为 4 年左右，5 年生存率约为 30%。孤立性骨髓瘤病程进展缓慢，但是通常最终会发展为多中心性疾病，病程时间可长达 8 ～ 12 年。极少数孤立性骨髓瘤不会扩散，患者 10 ～ 15 年生存率约为 45%。死因主要为肿瘤引起的并发症：肺炎、泌尿系炎症、心功能不全、肾功能不全、恶病质。

　　预后不良主要与贫血、高钙血症、肾功能不全、高尿酸血症、碱性磷酸酶、本周蛋白浓度升高有关。

本章要点	
临床表现	好发于成年人，疼痛、肿胀
影像学特点	多发溶骨性病变，骨扫描阴性
组织病理学	多形性蓝染圆形细胞
鉴别诊断	骨转移瘤，血管肿瘤，其他原发性溶骨性骨病变

免疫组化	
VIM	−
CD138	+
Kappa	±
Lambda	±

孤立性骨髓瘤

　　定义：孤立性骨髓瘤是一种罕见肿瘤，好发于中轴骨。血液及尿液中本周蛋白多为阳性，但是较多发性骨髓瘤少见。

　　影像学特点：局部大片溶骨性病灶，均质，骨皮质破坏或膨胀，呈空泡状。

　　组织病理学：与多发性骨髓瘤组织病理学特点一致，为高分化或中分化骨髓瘤。

治疗与预后：孤立性骨髓瘤的治疗方式主要为放疗及手术，化疗可作为辅助治疗。治疗后局部复发少见。孤立性骨髓瘤病程缓慢，晚期多发生相邻淋巴结转移或远处骨转移，极少数可全身多发转移，最晚发生在首诊 10～15 年后。因此，孤立性骨髓瘤预后需要长期的随访确认，文献统计该病 10 年生存率为50% 左右。

主要参考文献

Dimopoulos M，Terpos E，Comenzo RL，Tosi P，Beksac M，Sezer O，Siegel D，Lokhorst H，Kumar S，Rajkumar SV，Niesvizky R，Moulopoulos LA，Durie BG，IMWG（2009）International myeloma working group consensus statement and guidelines regarding the current role of imaging techniques in the diagnosis and monitoring of multiple Myeloma.Leukemia 23（9）：1545-1556

Harousseau JL（2010）Multiple myeloma in the elderly：when to treat，when to go to transplant. Oncology（Williston Park）24（11）：992-998.Review

Kumar A，Galeb S，Djulbegovic B（2011）Treatment of patients with multiple myeloma：an overview of systematic reviews.Acta Haematol 125（1-2）：8-22.Review

Nahi H，Sutlu T，Jansson M，Alici E，Gahrton G（2011）Clinical impact of chromosomal aberrations in multiple myeloma.J Intern Med 269（2）：137-147

Rajkumar SV（2011）Multiple myeloma：2011 update on diagnosis，risk-stratification，and management.Am J Hematol 86（1）：57-65.Review

第五十五章　转　移　癌

Roberto Casadei，Marco Gambarotti

定义： 其他部位转移到骨骼的恶性肿瘤称为骨转移癌。

重点： 转移癌为骨科最常见的恶性肿瘤。

流行病学： 通过对已故的肿瘤患者进行尸检，发现至少有 70% 出现了骨转移，其中乳腺恶性肿瘤占 84%，前列腺恶性肿瘤占 84%，甲状腺恶性肿瘤占 50%，肺恶性肿瘤占 44%，肾恶性肿瘤占 37%。大部分的转移发生在成年和老年患者，但甲状腺癌或乳腺癌可发生在 40 岁甚至 30 岁的患者（图 55-1）。

发病部位： 转移癌发生的最常见部位是脊柱、骨盆、股骨、肋骨和头骨。转移灶可出现在任何骨骼，但肘和膝关节远端较为罕见。

临床表现： 可出现疼痛、肿块、病理性骨折和高钙血症。肺或肠道常为原发灶的好发部位，但有约 20% 被诊断为骨转移癌的患者，即使在病程末期也可能无法找到原发病灶。

影像学特点： 普通 X 线检查可呈阴性（约 40% 的病例）。通常，骨转移表现为纯溶骨性病变（肾），常发生在骨膜下（肺）或急变性特点（前列腺、乳腺）。在 X 线检查还不能完全显示病变部位时，同位素骨扫描和 MRI 可发挥其敏感性高的优势，成为检测早期病变的有力工具（图 55-2）。如今，PET-CT 对于检测那些通过其他方法不能确诊的骨科病变，评估疾病的复发，起到了至关重要的作用。

R. Casadei

意大利、博洛尼亚、Rizzoli 骨科研究所、第三骨科与创伤诊疗中心

e-mail：roberto.casadei@ior.it

M. Gambarotti

意大利、博洛尼亚、Rizzoli 骨科研究所、解剖与组织病理学部

e-mail：marco.gambarotti@ior.it

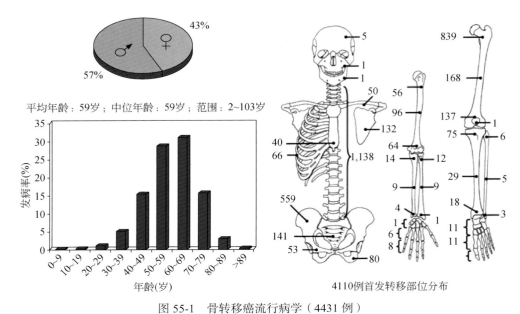

平均年龄：59岁；中位年龄：59岁；范围：2~103岁

4110例首发转移部位分布

图 55-1   骨转移癌流行病学（4431 例）

1900—2012 年，意大利 - 博洛尼亚 - Rizzoli 骨科研究所 - 实验肿瘤学实验室 - 流行病学

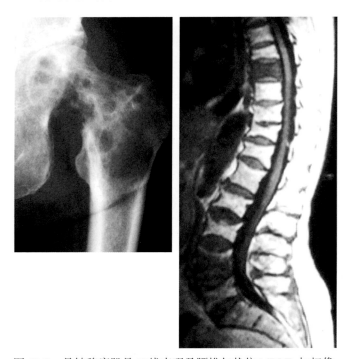

图 55-2   骨转移癌股骨 X 线表现及腰椎矢状位 MRI T₁ 加权像

股骨 X 线可见不均一的溶骨性病灶，破坏股骨颈皮质；腰椎 MRI 矢状位 T₁ 加权像：可见脊柱的多发转移病灶

组织病理学：肿瘤原发灶的组织病理学特征不尽相同，通常表现为鳞状或腺细胞癌。转移灶的组织学起源仅可在少数高分化癌（甲状腺、肾、前列腺）中明确（图 55-3）。免疫组化检测有助于确诊原发肿瘤。

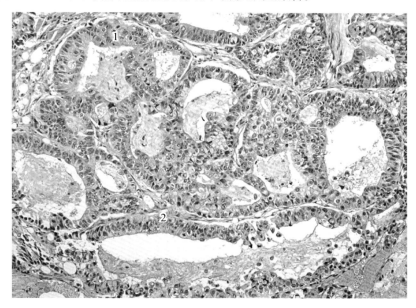

图 55-3　骨转移癌组织病理学

较易诊断，在骨骼内发现肿瘤上皮组织即可确诊转移：1. 转移病灶内发现恶性上皮细胞形成腺样结构；
2. 癌细胞的基底膜

治疗：对于发生转移的肿瘤患者，维持或恢复患者的生活质量是首要目标。当发现多发弥漫的病灶时，姑息治疗是必要的。此时患者通常预后不良。使用化疗、低剂量放疗和简单手术的辅助治疗对于预后一般的患者有积极作用。在预后良好的患者中，结合化疗、高剂量放疗、广泛切除及稳定重建可使患者获得更高的生存率。现如今，新药和新型靶向治疗在临床实践中越来越普及。

本章要点	
临床表现	骨性病灶常见，好发于成年人，疼痛，病理性骨折
影像学特点	浸润性或单纯溶骨性、混合性
组织病理学	上皮组织特征，取决于原发肿瘤类型
鉴别诊断	所有其他原发性骨性病变

免疫组化

	乳腺	前列腺	肺	甲状腺	肾	结肠	泌尿道	黑色素瘤
CK MNF-116	+	+	+	+	+	+	+	-
CK 7	+	-	+	+	-	-	+	-
CK 20	-	-	+	-	-	+	+	-
TTF1	-	-	±	+	-	-	-	-
Thyroglobulin	-	-	-	+	-	-	-	-
CDX-2	-	-	-	-	-	+	-	-
EST	±	-	-	-	-	-	-	-
PROG	±	-	-	-	-	-	-	-
PSA	-	+	-	-	-	-	-	-
PAP	-	+	-	-	-	-	-	-
AMACR	-	+	-	-	-	-	-	-
CD10	-	-	-	-	+	-	-	-
S-100	-	-	-	-	-	-	-	+
HMB-45	-	-	-	-	-	-	-	+
MART-1	-	-	-	-	-	-	-	+
MYTF	-	-	-	-	-	-	-	+

主要参考文献

Buijs JT，van der Pluijm G（2009）Osteotropic cancers：from primary tumor to bone. Cancer Lett 273（2）：177-193. Review

Elgazzar AH，Kazem N（2009）Metastatic bone disease：evaluation by functional imaging in correlation with morphologic modalities. Gulf J Oncolog 5：9-21. Review

Kaijzel EL，Snoeks TJ，Buijs JT，van der Pluijm G，Lšwik CW（2009）Multimodal imaging and treatment of bone metastasis. Clin Exp Metastasis 26（4）：371-379. Review

Roberts CC，Daffner RH，Weissman BN，Bancroft L，Bennett DL，Blebea JS，Bruno MA，Fries IB，Germano IM，Holly L，Jacobson JA，Luchs JS，Morrison WB，Olson JJ，Payne WK，Resnik CS，Schweitzer ME，Seeger LL，Taljanovic M，Wise JN，Lutz ST（2010）ACR appropriateness criteria on metastatic bone disease. J Am Coll Radiol 7（6）：400-409. Review. Erratum in：J Am Coll Radiol. 2010 Sep；7（9）：e1 Review

Santini D，Galluzzo S，Zoccoli A，Pantano F，Fratto ME，Vincenzi B，Lombardi L，Gucciardino C，Silvestris N，Riva E，Rizzo S，Russo A，Maiello E，Colucci G，Tonini G（2010）New molecular targets in bone metastases. Cancer Treat Rev 36（Suppl 3）：S6-S10. Review

第二部分　软组织肿瘤

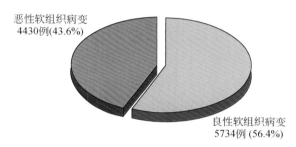

恶性软组织病变
4430例(43.6%)

良性软组织病变
5734例(56.4%)

软组织病变比例分布图（共 10 164 例）

1900—2012 年，意大利－博洛尼亚－Rizzoli 骨科研究所－实验肿瘤学实验室－流行病学

流行病学

（由 Piero Picci 更新）

　　软组织肿瘤（soft tissue tumor，STT）是一组包含良性、恶性且具有显著异质性的肿瘤的统称，其中一些被认为是反应性肿瘤样增生，其他则可明确为肿瘤。软组织肿瘤在成人肿瘤中约占 4%，在儿童肿瘤中占 7% ～ 10%。99% 的软组织肿瘤是良性的，恶性软组织肿瘤的发病率是恶性骨肿瘤发病率的 4 ～ 5 倍。

　　STT 的罕见性导致了其诊断、分期、治疗难度加大。过去几十年里，STT 的诊断和治疗均取得了显著进展。在影像学、病理学及手术理念方面的进步显著改善了 STT 的诊疗方法，改善了这一类罕见肿瘤患者的预后，提升了生活质量。

第五十六章　流行病学

Piero Picci，Daniel Vanel，Marco Gambarotti，Pietro Ruggieri，
Stefano Ferrari

　　软组织肿瘤（soft tissue tumor，STT）是一组包含良性、恶性且具有显著异质性的肿瘤的统称，其中一些被认为是反应性肿瘤样增生，其他则可明确为肿瘤。软组织肿瘤成人肿瘤中约占 4%，在儿童肿瘤中占 7% ～ 10%。99% 的软组织肿瘤是良性的，恶性软组织肿瘤的发病率是恶性骨肿瘤发病率的 4 ～ 5 倍（图 56-1 ～图 56-4）。

　　STT 的罕见性导致了其诊断、分期及治疗难度加大。过去几十年里，STT 的诊断和治疗均取得了显著进展。在影像学、病理学及手术理念方面的进步显著改善了 STT 的诊疗方法，改善了这一类罕见肿瘤患者的预后，提升了生活质量。

P. Picci，MD
意大利，博洛尼亚，Rizzoli 骨科研究所，肌肉骨骼系统肿瘤及实验肿瘤学实验室
e-mail：piero.picci@ior.it

D. Vanel，MD
意大利，博洛尼亚，Rizzoli 骨科研究所，解剖与组织病理学部
e-mail：daniel.vanel@ior.it

M. Gambarotti，MD
意大利，博洛尼亚，Rizzoli 骨科研究所，解剖与组织病理学部
e-mail：marco.gambarotti@ior.it

P. Ruggieri，MD，PhD
意大利，博洛尼亚，Rizzoli 骨科研究所，第二骨科与创伤诊疗中心
e-mail：pietro.ruggieri@ior.it

S. Ferrari，MD
意大利，博洛尼亚，Rizzoli 骨科研究所，肌肉骨骼系统肿瘤化疗科
e-mail：stefano.ferrari@ior.it

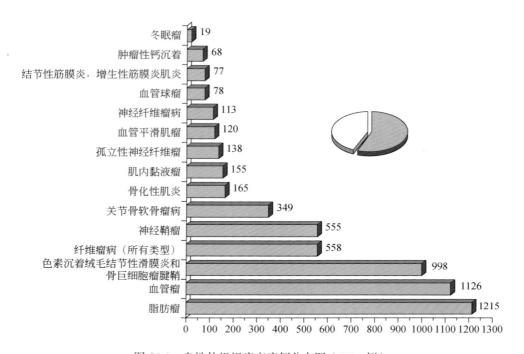

图 56-1　良性软组织病变病例分布图（5734 例）

1900—2012 年，意大利－博洛尼亚－Rizzoli 骨科研究所－实验肿瘤学实验室－流行病学

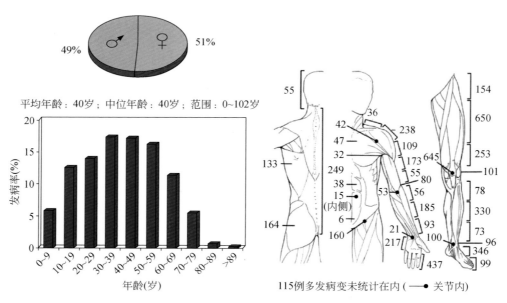

图 56-2　良性软组织病变流行病学（5734 例）

1900—2012 年，意大利－博洛尼亚－Rizzoli 骨科研究所－实验肿瘤学实验室－流行病学

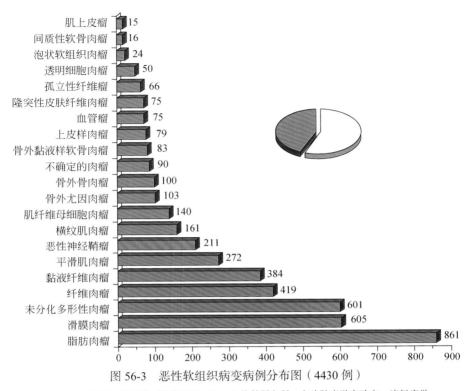

图 56-3　恶性软组织病变病例分布图（4430 例）

1900—2012 年，意大利 - 博洛尼亚 - Rizzoli 骨科研究所 - 实验肿瘤学实验室 - 流行病学

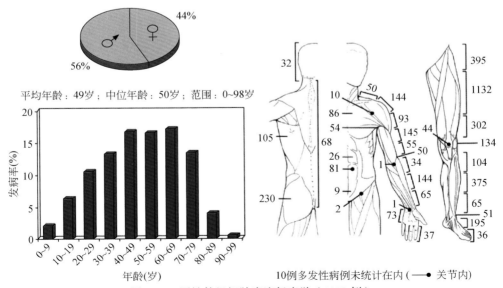

10例多发性病例未统计在内（——● 关节内）

图 56-4　恶性软组织肿瘤流行病学（4430 例）

1900—2012 年，意大利 - 博洛尼亚 - Rizzoli 骨科研究所 - 实验肿瘤学实验室 - 流行病学

56.1　影像学领域中的进展

Daniel Vanel

在引入超声和 CT 之前，由于 STT 的低发病率和其临床表现的不典型性，STT 通常在晚期才能被检测到。当时，唯一可行的 X 线对软组织病变的检测非常不灵敏。虽然这些新方法对 STT 的诊断具有重要意义，但缺点也显而易见，如超声的特异性并不高，CT 的对比度也有所欠缺。MRI 的产生弥补了这些技术缺陷，为 STT 的诊断提供了更好的解决方案。

由于 MRI 成像有高分辨率和多平面成像能力的优势，为 STT 成像开启了全新的领域。目前它可以提供病变的解剖和定位信息，可极大程度地分辨病变与肌间隔、筋膜间隙、骨骼和神经血管结构的关系。现代成像技术不仅对 STT 的鉴别诊断至关重要，对非手术治疗患者的病情检测同样起着重要作用，在术后随访中对于局部复发和远处复发的早期检测也是必不可少的。

最新进展是引入了 PET 和动态 MRI 技术。虽然在 STT 中应用这些新技术的经验有限，但可以预见，它们将在 STT 的诊断、分期、监测和随访等方面发挥越来越大的作用。

56.2　病理学领域中的进展

Marco Gambarotti

STT 的分类是根据肿瘤的组织起源及生物学行为特点。由于 STT 的罕见性、组织学特点多变（至少有 50 个恶性 STT 的组织学亚型和相等数量的良性实体），病理科医师常需要面对诊断不明的难题。在过去，临床和形态学特征是唯一的诊断依据，现如今，病理科医师可依赖一些辅助诊断方法来进行鉴别诊断。免疫组织化学技术对 STT 的分类有重要作用。直到 20 世纪 80 年代，"恶性纤维组织细胞瘤"的诊断占所有软组织肉瘤的约 75%，而随着免疫组织化学技术的应用，这类病变可被重新分类。根据 WHO 分类（2013），"恶性纤维组织细胞瘤"现今应改称"未分化多形性肉瘤"，约占所有恶性 STT 的 20%。

20 世纪 90 年代引入的细胞遗传学和分子遗传学分析技术不仅增加了人们对 STT 生物学特点的认识，而且还推动了这类肿瘤的进一步分类。目前，特定的细胞遗传学和分子遗传学变化在许多 STT 的诊断中起重要作用，如尤因肉瘤 /

PNET、滑膜肉瘤、肺泡横纹肌肉瘤、透明细胞肉瘤、脂肪肉瘤、皮肤纤维肉瘤肉芽肿和骨骼外骨软骨肉瘤等。

Rizzoli 研究所使用的软组织肉瘤分级系统是 FNCLCC 系统。

基于免疫组织化学及分子细胞遗传学表达对 STT 进行分类，可为 STT 的诊断和预后的分类提供依据，由此，在不久的将来，可能会出现更多的肿瘤特异性靶向治疗策略。

56.3　手术学领域中的进展

Pietro Ruggieri

手术是大多数 STT 的主要治疗方式。手术的边界取决于肿瘤的组织学分级和生物学行为。在设计治疗方案时，外科医师应在减少局部、远处复发风险与保持功能和生活质量之间做出平衡。

直到 20 世纪 70 年代，截肢术仍是治疗恶性 STT 最主要的手术方式。近年来，一些研究结果使得保守治疗方法变得更加可行，保肢手术逐渐成为趋势，目前已成为 STT 治疗的主要方法（95% 以上）。如上所述，STT 的生物学行为特点的研究进展和先进的影像学技术为开展保肢手术提供了重要的理论依据。此外，引入多模式治疗，如辅助放疗和（或）化疗，对手术的规划有着极大的帮助。最后，除了骨科医师，普通外科医师、血管外科、神经外科和整形外科医师多学科联合可为在复杂的解剖区域切除病灶提供技术支撑，同时修补肿瘤广泛切除后的巨大软组织缺损。

56.4　化疗领域中的进展

Stefano Ferrari

两项荟萃分析结果指出辅助化疗可提升高危 STT 患者的无病生存率。然而，这类研究的结果不一致，在临床诊疗中对辅助化疗的使用仍有争议。

一些临床试验数据表明，化疗可用于 G3 级，深部，且肿瘤直径 > 5cm 的高危肿瘤患者。

在 G2 ～ G3 级，深部、肿瘤直径 >5cm 的软组织肉瘤患者中，除了全身化疗外的局部热疗，可提升患者无病生存率。

对于不可切除或仅适用于截肢手术的肿瘤患者，可采取化疗和（或）放疗，或肢体热灌注与 TNF-α + 美法仑，如果肿瘤局限于某一肢体，区域性热疗与化疗也可供选择。

标准的化疗基于蒽环类药物。然而，通过多个临床试验报道，多药治疗可以得到更好的预期化疗效果。

特别是在肿瘤对化疗反应敏感，且患者身体情况良好的情况下，以阿霉素（ADM）＋异环磷酰胺（IFO）作为化疗方案可被当作一种选择。

在决策化疗方案时也要考虑到组织学类型（表 56-1），因为有些肿瘤对化疗敏感，而其他则可能不敏感。

表 56-1　软组织肿瘤的分型

组织起源	良性	交界性（局部侵袭性和 / 或极少转移）	恶性
脂肪细胞	脂肪瘤	ALT/WDL	去分化性脂肪肉瘤
	脂肪瘤病		黏液样脂肪肉瘤
	神经脂肪瘤病		多形性脂肪肉瘤
	脂肪母细胞瘤 / 脂肪母细胞瘤病		脂肪肉瘤，NOS
	血管脂肪瘤		
	肌脂瘤		
	软骨样脂肪瘤		
	肾外血管平滑肌脂肪瘤		
	肾上腺外髓性脂肪瘤		
	梭形细胞 / 多形性脂肪瘤		
	冬眠瘤		
成纤维细胞 / 肌纤维母细胞	结节性筋膜炎	手掌 / 足底纤维瘤病	成人纤维肉瘤
	增生性筋膜炎	韧带样纤维瘤	黏液纤维肉瘤
	增生性肌炎	脂肪纤维瘤病	低级别纤维黏液肉瘤
	骨化性肌炎	巨细胞纤维母细胞瘤	硬化性上皮样纤维肉瘤
	趾纤维骨性假瘤	隆凸性皮肤纤维肉瘤	肌纤维母细胞肉瘤
	缺血性筋膜炎	孤立性纤维性肿瘤	纤维肉瘤隆突性皮肤纤维瘤
	弹力纤维瘤	炎性肌纤维母细胞瘤	恶性孤立性纤维性肿瘤
	婴儿纤维性错构瘤	黏液炎症性纤维母细胞肉瘤	
	颈纤维瘤病	婴儿性纤维肉瘤	
	幼年性透明纤维瘤病		
	包涵体病		
	腱鞘纤维瘤		
	硬化性纤维母细胞瘤		
	乳腺型肌纤维母细胞瘤		
	钙化性腱膜纤维瘤		
	血管肌纤维母细胞瘤		
	细胞性血管纤维瘤		
	颈型纤维瘤		
	Gardner 纤维瘤		
	钙化纤维肿瘤		

续表

组织起源	良性	交界性（局部侵袭性和／或极少转移）	恶性
纤维组织细胞	腱鞘巨细胞瘤 良性纤维组织细胞瘤	PVNS 丛状纤维组织细胞瘤 软组织巨细胞瘤	恶性 PVNS
平滑肌	平滑肌瘤		平滑肌肉瘤
骨骼肌	横纹肌瘤		横纹肌肉瘤
分层（周围血管）	血管球瘤 肌周细胞瘤／肌纤维瘤 血管平滑肌瘤		恶性血管球瘤
脉管	血管瘤 上皮样血管瘤 血管瘤病 淋巴管瘤	血管内皮瘤 网状血管内皮瘤 乳头状淋巴管瘤 复合血管内皮瘤 假原发性血管内皮瘤（假肌源性血管内皮瘤）	卡波西肉瘤 上皮样血管内皮瘤 恶性血管皮内细胞瘤
神经鞘	神经鞘瘤 纤维神经瘤 神经束膜瘤 颗粒细胞瘤 皮肤神经鞘黏液瘤 孤立性局限性神经瘤 异位性脑膜瘤 鼻部神经胶质异位 良性三叉神经瘤 混合神经鞘肿瘤	色素性神经鞘瘤	恶性外周神经鞘瘤 上皮样恶性外周神经鞘瘤 恶性三叉神经瘤 恶性神经束膜瘤 恶性颗粒细胞瘤 外胚叶间叶瘤
软骨和骨	软组织软骨瘤	血铁质的纤维脂肪肿瘤	间质性软骨肉瘤 骨外骨肉瘤
鉴别不清的肿瘤	肢端纤维黏液瘤 肌内黏液瘤 关节旁黏液瘤 深部（"侵略性"）血管黏液瘤 异位性错构性胸腺瘤	非典型纤维黄色瘤 血管瘤样纤维组织细胞瘤 多形性透明变性血管扩张性肿瘤 肌上皮瘤 骨化性纤维黏液样肿瘤 磷酸盐尿性间叶肿瘤 PEC 瘤	滑膜肉瘤 上皮样肉瘤 泡状软组织肉瘤 透明细胞肉瘤 骨外黏液样软骨肉瘤 骨外尤因肉瘤 结缔组织增生性小圆细胞型肿瘤 肾外杆状肿瘤 内膜肉瘤 恶性肌上皮瘤 恶性骨化性纤维黏液样瘤 恶性磷酸盐尿性间叶瘤 恶性 PEC 瘤 未分化／未分类肉瘤

注：PVNS，色素沉着绒毛结节性滑膜炎；ALT/WDL，非典型性脂肪性肿瘤／高分化脂肪肉瘤

　　高剂量 IFO 对滑膜肉瘤取得了一定的效果。随机对照试验表明，吉西他滨＋多西紫杉醇比单用吉西他滨作为二线治疗方案更有效，且吉西他滨被证明在平滑肌肉瘤中也有抗肿瘤活性。达卡巴嗪作为二线治疗药物（可能主要针对平滑肌肉瘤）也有一定的抗瘤活性。在血管肉瘤中，紫杉烷是一种替代选择，因为它们在这种特定的组织学类型中具有很高的抗肿瘤活性。对于罕见的皮肤纤维肉瘤且不适合外科手术或发生转移的患者，伊马替尼是标准的药物治疗方法。

主要参考文献

影像

Frassica FJ，Khanna JA，McCarthy EF（2000）The role of MRI imaging in soft tissue tumor evaluation：perspective of the orthopedic oncologist and musculoskeletal pathologist. Magn Reson Imaging Clin N Am 8（4）：915-927. Review

Kind M，Stock N，Coindre JM（2009）Histology and imaging of soft tissue sarcomas. Eur J Radiol 72（1）：6-15. Review

Murphey MD（2007）World Health Organization classification of bone and soft tissue tumors：modifications and implications for radiologists. Semin Musculoskelet Radiol 11（3）：201-214. Review

van Vliet M，Kliffen M，Krestin GP，van Dijke CF（2009）Soft tissue sarcomas at a glance：clinical，histological，and MRI imaging features of malignant extremity soft tissue tumors. Eur Radiol 19（6）：1499-1511. Review

Wu JS，Hochman MG（2009）Soft-tissue tumors and tumor like lesions：a systematic imaging approach. Radiology 253（2）：297-316. Review

分型

Bovée JV，Hogendoorn PC（2004）Pitfalls in pathology of soft tissue sarcomas. Cancer Treat Res 120：81-97. Review

Coindre JM（2003）Immunohistochemistry in the diagnosis of soft tissue tumours. Histopathology 43（1）：1-16. Review

Coindre JM（2010）Molecular biology of soft-tissue sarcomas. Bull Cancer 97（11）：1337-1345. Review

Davies CE，Davies AM，Kindblom LG，James SL（2010）Soft tissue tumors with muscle differen-tiation. Semin Musculoskelet Radiol 14（2）：245-256. Review

Deyrup AT，Weiss SW（2006）Grading of soft tissue sarcomas：the challenge of providing precise information in an imprecise world. Histopathology 48（1）：42-50. Review

Fletcher CD（2006）The evolving classification of soft tissue tumours：an update based on the new WHO classification. Histopathology 48（1）：3-12. Review

Fletcher CDM，Bridge JA，Hogendoorn PCW，Mertens F（eds）（2013）WHO classification of tumors of soft tissue and bone，4th edn. International Agency for Research on Cancer，Lyon

Jain S，Xu R，Prieto VG，Lee P（2010）Molecular classification of soft tissue sarcomas and its clini-cal applications. Int J Clin Exp Pathol 3（4）：416-428. Review

Mankin HJ，Hornicek FJ（2005）Diagnosis，classification，and management of soft tissue sarco-mas. Cancer Control 12（1）：5-21. Review

Miettinen M（2006）From morphological to molecular diagnosis of soft tissue tumors. Adv Exp Med Biol 587：99-113. Review

Ordóñez JL，Osuna D，García-Domínguez DJ，Amaral AT，Otero-Motta AP，Mackintosh C，Sevillano MV，Barbado MV，Hernández T，de Alava E（2010）The clinical relevance of molecu-lar genetics in soft tissue sarcomas. Adv Anat Pathol 17（3）：162-181. Review

Thway K（2009）Pathology of soft tissue sarcomas. Clin Oncol（R Coll Radiol）21（9）：695-705. Review

Wu JM，Montgomery E（2008）Classification and pathology. Surg Clin North Am 88（3）：483-520，v-vi. Review

化疗

Blay JY，Cassier PA，Ray-Coquard I（2011）Soft tissue sarcomas：are all soft tissue sarcomas treated with the same drugs? Eur J Cancer 47（Suppl 3）：S385-S388

Eggermont AMM，de Wilt JHW，ten Hagen TLM（2003）Current uses of isolated limb perfusion in the clinic and a model system for new strategies. Lancet Oncol 4：429-437

ESMO，European Sarcoma Network Working Group（2012）Soft tissue and visceral sarcomas：ESMO Clinical Practice Guidelines for diagnosis，treatment and follow-up. Ann Oncol 23（Suppl 7）：vii92-vii99

Frustaci S，Gherlinzoni F，De Paoli A et al（2001）Adjuvant chemotherapy for adult soft tissue sarcomas of the extremities and girdles：results of the Italian randomized cooperative trial. J Clin Oncol 29：1238-1247

Gronchi A，Frustaci S，Mercuri M et al（2012）Short full dose adjuvant chemotherapy in high risk adult soft tissue sarcomas：a randomized clinical trial from the Italian Sarcoma Group and the Spanish Sarcoma Group. J Clin Oncol 30：850-856

Issels RD，Lindner LH，Verweij J et al（2010）Neo-adjuvant chemotherapy alone or with regional hyperthermia for localised high-risk soft-tissue sarcoma：a randomised phase 3 multicentre study. Lancet Oncol 11（6）：561-570

Italiano A，Delva F，Mathoulin-Pelissier S，Le Cesne A，Bonvalot S，Terrier P，Trassard M，Michels JJ，Blay JY，Coindre JM，Bui B（2010）Effect of adjuvant chemotherapy on survival in FNCLCC grade 3 soft tissue sarcomas：a multivariate analysis of the French Sarcoma Group Database. Ann Oncol 21（12）：243

Pervaiz N，Colterjohn N，Farrokhyar F et al（2008）A systematic meta-analysis of randomized controlled trials of adjuvant chemotherapy for localized resectable soft-tissue sarcoma. Cancer 113：573-581

Sarcoma Meta-analysis Collaboration（1997）Adjuvant chemotherapy for localised resectable soft-tissue sarcoma in adult: meta-analysis of individual data. Lancet 350: 1647-1654

Woll PJ, Reichardt P, Le Cesne A et al (2012) Adjuvant chemotherapy with doxorubicin, ifos-famide, and lenograstim for resected soft-tissue sarcoma (EORTC 62931): a multicentre randomised controlled trial. Lancet Oncol 13 (10): 1045-1054

病理

Antonescu CR (2008) Molecular profiling in the diagnosis and treatment of high grade sarcomas. Ultrastruct Pathol 32 (2): 37-42. Review

Bovée JV, Hogendoorn PC (2010) Molecular pathology of sarcomas: concepts and clinical impli-cations. Virchows Arch 456 (2): 193-199. Review

Fletcher CDM, Bridge JA, Hogendoorn PCW, Mertens F (eds) (2013) WHO classification of tumors of soft tissue and bone, 4th edn. International Agency for Research on Cancer, Lyon

Trojani M, Contesso G, Coindre JM et al (1984) Soft-tissue sarcomas of adults; study of pathological prognostic variables and definition of a histopathological grading system. Int J Cancer 33: 37-42

Unni K et al (2005) Afip atlas of tumor pathology-series 4-tumors of the bones and joints. ARP Press Silver Spring, Washington, DC

第五十七章　骨化性肌炎

Nicola Fabbri

　　定义：骨化性肌炎是一种涉及肌纤维、筋膜和骨膜的增生性、反应性的疾病，常导致软组织骨化。

　　重点：骨化性肌炎分为两型：创伤性骨化性肌炎（局部化、自限性、休息后自愈）和进行性骨化性肌炎（又称先天性骨化性肌炎，进行性骨化性纤维发育不良，呈弥漫性，有时呈广泛性，可致死）。

　　流行病学：创伤性骨化性肌炎的发病率较低，常见于年轻男性。进行性骨化性肌炎特别罕见，可能由于常染色体显性突变而致病。进行性骨化性肌炎多于 4 岁前被发现（图 57-1）。

　　临床表现：创伤性骨化性肌炎表现为疼痛且进行性增大的肿块，伴周围组织强烈的炎症反应。若侵犯的解剖间室较为固定，则炎症消退，肿物缓慢缩小甚至完全消失。肿物的完全骨化发生在 6～12 个月内。进行性骨化性肌炎表现为肌肉周围的肌腱、韧带和结缔组织的进行性和弥漫性骨化，可有轻微的指（趾）侧弯。

　　发病部位：创伤性骨化性肌炎可发生于任何部位，但以大腿前部、上臂（肱二头肌）、内收肌和臀部肌肉较为常见。进行性骨化性肌炎则多发于颈部、肩部、腋窝或者脊柱旁肌肉。

　　影像学特点：影像学表现与疾病的进程有关：疾病早期 X 线仅显示淡淡的云雾环状模糊阴影；数周后病变边界清晰，病灶高密度骨质边界扩大，但低密度中央区仍会长时间存在。病变区的骨重塑可达数年（图 57-2）。

N. Fabbri，MD

纪念斯隆－凯特琳癌症中心，骨外科

美国，纽约，约克大道 1275 号，10065

e-mail：fabbrin@mskcc.org

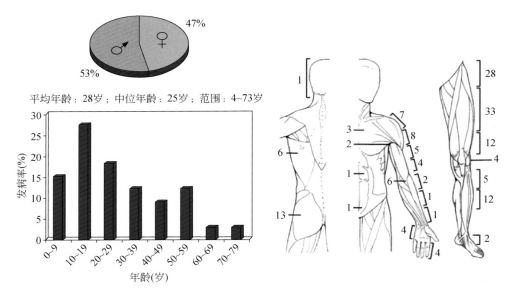

图 57-1　骨化性肌炎流行病学（165 例）

1900—2012 年，意大利 - 博洛尼亚 - Rizzoli 骨科研究所 - 实验肿瘤学实验室 - 流行病学

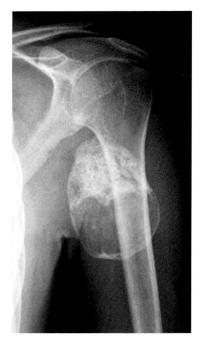

图 57-2　骨化性肌炎肱骨 X 线表现

病变外围发生骨化，而中心较清晰。临床发病 3 周后，诊断为非常典型的骨化性肌炎

　　组织病理学：早期阶段，高度活化伴核深染的梭形细胞增殖，可见有丝分裂象（应与梭形细胞肉瘤相互鉴别）。随着疾病的发展，中央的未成熟区逐渐向成熟区分化，使得在镜下外周的成熟区与中央的未成熟区可被区分（条带现象）；中心区域梭形细胞紧密排列，外周区域可见致密板层骨（图 57-3、图 57-4）。

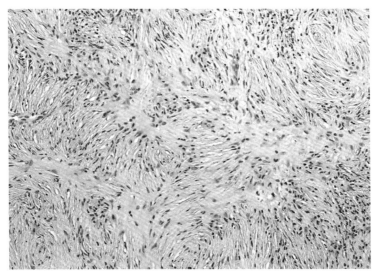

图 57-3　骨化性肌炎组织病理学

病变中心出现大量梭形细胞与散在的炎症细胞，呈席纹状排列图案

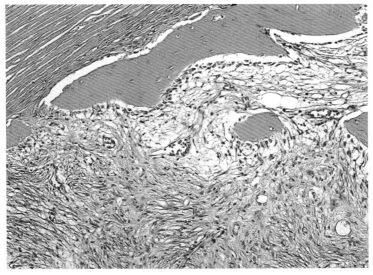

图 57-4　骨化性肌炎组织病理学

外周骨化边缘（条带现象）

病程：创伤性骨化性肌炎患者在休息后及使用抗炎药物后呈自限性。先天性骨化性肌炎患者功能障碍进行性加重。病变如果累及呼吸肌，可致命。

治疗：通常不需手术治疗。在先天性骨化性肌炎的治疗中，尤其强调良好的护理和避免创伤（特别是来自肌内注射、活检、手术等）。

主要参考文献

Abate M，Salini V，Rimondi E，Errani C，Alberghini M，Mercuri M，Pelotti P（2011）Post traumatic myositis ossificans：sonographic findings. J Clin Ultrasound 39：135-140

Martin DA，Senanayake S（2011）Images in clinical medicine. Myositis ossificans. N Engl J Med 364（8）：758

McCarthy EF，Sundaram M（2005）Heterotopic ossification：a review. Skeletal Radiol 34（10）：609-619. Review

Parikh J，Hyare H，Saifuddin A（2002）The imaging features of post-traumatic myositis ossificans，with emphasis on MRI. Clin Radiol 57（12）：1058-1066. Review

Rosenberg AE（2008）Pseudosarcomas of soft tissue. Arch Pathol Lab Med 132（4）：579-586. Review

第五十八章　色素沉着绒毛结节性滑膜炎和腱鞘巨细胞瘤

Nicola Fabbri

定义：色素沉着绒毛结节性滑膜炎（pigmented villonodular synovitis，PVNS）是由滑膜样单核细胞构成的，并累及关节、腱鞘和黏液囊的良性肿瘤。

流行病学：发病率无性别差异，好发年龄为 20 ～ 40 岁（图 58-1）。

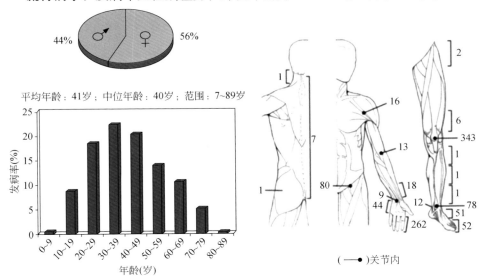

图 58-1　色素绒毛结节性滑膜炎和腱鞘的巨细胞肿瘤流行病学（998 例）

1900—2012 年，意大利 - 博洛尼亚 - Rizzoli 骨科研究所 - 实验肿瘤学实验室 - 流行病学

N. Fabbri，MD
纪念斯隆 - 凯特琳癌症中心，骨外科
美国，纽约，约克大道 1275 号，10065
e-mail：fabbrin@mskcc.org

发病部位：腱鞘旁（常见），如手指屈肌腱鞘，掌侧掌指关节，手腕部近指背侧伸肌腱，足部罕见；关节内（少见），75% 以上发生于膝关节，其次是髋关节、腕关节、踝关节和肩关节；在滑囊中罕见（图 58-1）。

临床表现：疼痛，肿胀，积液或无任何症状。

影像学表现：X 线检查可见与软组织密度相同且无钙化的增厚的滑膜组织，常可见到由于压缩引起的骨骼溶解：在关节周围可见圆形或者多叶形边界清晰的溶骨性病变，骨溶解呈现多重性及浅表性，伴有硬化边缘。CT：大量的造影剂被吸收入关节内，可见新形成分叶状组织。骨扫描：肿块内可见骨质吸收，病变区可见血流及增强。MRI：具有异质性，大多数病变的典型性 T_1 和 T_2 加权像呈低信号。在增强 T_1 加权像，肿瘤内和肿瘤周围可见增强的弧形区域（图 58-2）。

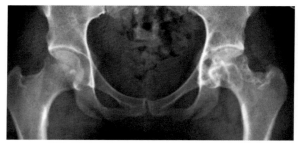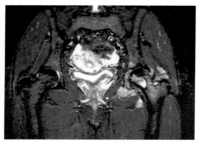

图 58-2　色素绒毛结节性滑膜炎髋关节 X 线表现和冠状位 MRI T_2 加权像

髋关节病变，在关节的两部分可见多发骨溶解。由于含铁血黄素沉积，病变 T_2 加权像信号较低

组织病理学：（病变呈）粗糙的分叶状，单发、软、黄白色至浅棕色结节，表面光滑。晚期病变形成成熟的纤维性瘢痕。病变坚硬、紧凑、白色带有一些黄色或棕色带，并黏附于周围的组织、骨骼和肌腱上。滑膜异常增厚，呈草黄色，表面布满细长且交错排列的绒毛如"皱褶的胡须"状，或呈大小不等、质软、黄棕色的分叶结节状，纤维蛋白膜覆盖于绒毛表面。在更高级的病变中，柔软、糊状、易碎和黄棕色的组织填充于关节间隙内，病变组织可能易于侵蚀骨面或侵入关节囊，并穿出至关节外抵达肌肉、肌腱间，但不发生浸润（图 58-3）。

病程与分期：缓慢生长，可为侵袭性的病变。多处于 2 期，但也可在疾病后期肿块巨大时处于 3 期。

治疗：边缘切除相对容易且有效。关节腔内的 PVNS，手术困难，有时不容易根除整个病变，可行广泛的滑膜切除术，但是经常发生局部复发。当无法完全切除时，放射治疗可用作辅助治疗。当肿瘤破坏关节软骨时，可能需要关节固定术或安装假体。

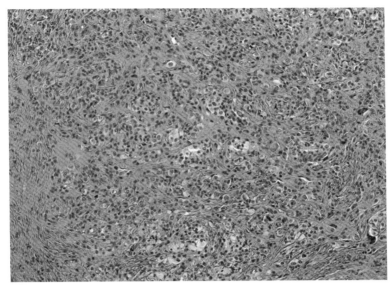

图 58-3　色素绒毛结节性滑膜炎组织病理学

大量的滑膜单核细胞及含铁血黄素沉积，散在的泡沫状细胞，低倍镜上可见模糊的结节

主要参考文献

Adelani MA，Wupperman RM，Holt GE（2008）Benign synovial disorders. J Am Acad Orthop Surg 16（5）：268-275. Review

Frick MA，Wenger DE，Adkins M（2007）MRI imaging of synovial disorders of the knee：an update. Radiol Clin North Am 45（6）：1017-1031. Review

Mendenhall WM，Mendenhall CM，Reith JD，Scarborough MT，Gibbs CP，Mendenhall NP（2006）Pigmented villonodular synovitis. Am J Clin Oncol 29（6）：548-550. Review

Tyler WK，Vidal AF，Williams RJ，Healey JH（2006）Pigmented villonodular synovitis. J Am Acad Orthop Surg 14（6）：376-385. Review

Wan JM，Magarelli N，Peh WC，Guglielmi G，Shek TW（2010）Imaging of giant cell tumour of the tendon sheath. Radiol Med 115（1）：141-151. Review

第五十九章　滑膜软骨瘤病

Davide Donati

　　定义： 滑膜软骨瘤病发生于关节滑膜内、腱鞘或者黏液囊内分化良好的透明良性软骨肿瘤。

　　流行病学： 罕见，好发于男性，好发年龄为 30 ～ 50 岁（图 59-1）。

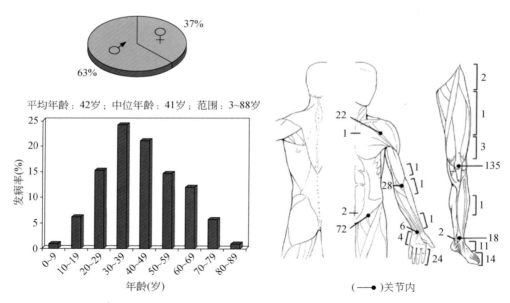

图 59-1　滑膜软骨瘤病流行病学（349 例）

1900—2012 年，意大利－博洛尼亚－Rizzoli 骨科研究所－实验肿瘤学实验室－流行病学

D. Donati，MD

意大利，博洛尼亚，Rizzoli 骨科研究所，第三骨科与创伤诊疗中心

e-mail：davide.donati@ior.it

发病部位：膝关节最常见（>50%），其次是肘关节、肩关节、腕关节、髋关节及踝关节。关节外病灶好发于手指。

临床表现：疼痛，关节活动受限，且活动时有弹响，但很少有关节绞锁和渗出，偶可触及关节内游离体，症状反复，进展缓慢。在侵袭性滑膜软骨瘤病中，多叶状质硬－质韧肿物围绕着关节腔周围生长。

影像学检查：X线显示，若关节内无钙化则为完全阴性，若有小型钙化灶则呈现典型的米粒样。关节一般无异常，顽固性病例常发生关节炎。在浸润性假肿瘤样滑膜软骨瘤病中，可见到严重的骨质破坏。CT：可更加明显地见到假性肿块、钙化、骨损伤及侵袭周围组织。MRI：可见关节液增加，关节腔内肿块，在 T_1 加权像上，若无钙化则为中等信号，如有钙化则为高信号，MRI 增强 T_1 加权像上，可见滑膜组织中有圆形、印戒状、低信号空洞显著增强，在 T_2 加权像上因透明软骨内含有较多的水分而呈高信号（图 59-2）。

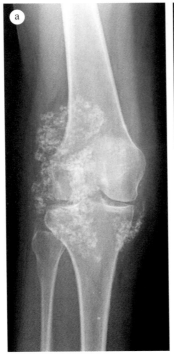
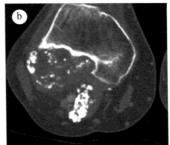

图 59-2 滑膜软骨瘤病膝关节 X 线及 CT 表现

关节内可见肿块，局限性侵蚀骨组织，且含有软骨钙化

组织病理学：大体组织可见呈白色、光滑、透明、半透明柔软或者坚硬的不同大小的游离体组成。镜下可见软骨结节滑膜增厚，骨化区形成散在的坚硬、颗粒状、黄色结节，分化较为良好，似软骨透明变性；细胞呈束状，被条带状

的原生质分隔；小叶的边界明确，大而多的细胞具有丰满的双核，具有核多形性，类似于软骨肉瘤的 1 期和 2 期的异型性；软骨内有骨化区域（图 59-3）。

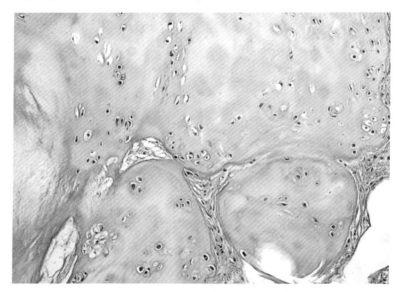

图 59-3　滑膜软骨瘤病组织病理学
小叶样结构，软骨细胞聚集，含有透明基质

病程与分期： 即使手术切除范围不足，肿瘤也生长缓慢且很少复发。一般处于 2 期或 3 期。有时可自发消退，极少数病例可进展为成软骨肉瘤。

治疗： 广泛的滑膜切除术及病灶内清除术。

<h2 style="text-align:center">主要参考文献</h2>

Adelani MA，Wupperman RM，Holt GE（2008）Benign synovial disorders. J Am Acad Orthop Surg 16（5）：268-275. Review

Frick MA，Wenger DE，Adkins M（2007）MRI imaging of synovial disorders of the knee：an update. Radiol Clin North Am 45（6）：1017-1031. Review

McKenzie G，Raby N，Ritchie D（2008）A pictorial review of primary synovial osteochondroma-tosis. Eur Radiol 18（11）：2662-2669

Murphey MD，Vidal JA，Fanburg-Smith JC，Gajewski DA（2007）Imaging of synovial chondroma-tosis with radiologic-pathologic correlation. Radiographics 27（5）：1465-1488. Review

Zamora EE，Mansor A，Vanel D，Errani C，Mercuri M，Picci P，Alberghini M（2009）Synovial chondrosarcoma：report of two cases and literature review. Eur J Radiol 72（1）：38-43

第六十章　纤维瘤病
Nicola Fabbri

　　纤维瘤病是一类具有类似的细胞学特征的良性纤维组织增生性疾病（图 60-1，图 60-2）。

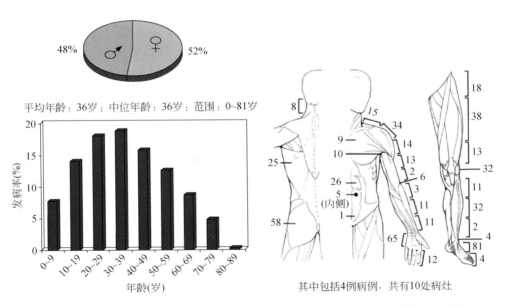

48%　52%

平均年龄：36岁；中位年龄：36岁；范围：0~81岁

其中包括4例病例，共有10处病灶

图 60-1　纤维瘤病流行病学（558 例，包括手掌、足底、腹外、腹内、婴儿、青少年）

1900—2012 年，意大利 - 博洛尼亚 -Rizzoli 骨科研究所 - 实验肿瘤学实验室 - 流行病学

N. Fabbri，MD
纪念斯隆 - 凯特琳癌症中心，骨外科
美国，纽约，约克大道 1275 号，10065
e-mail：fabbrin@mskcc.org

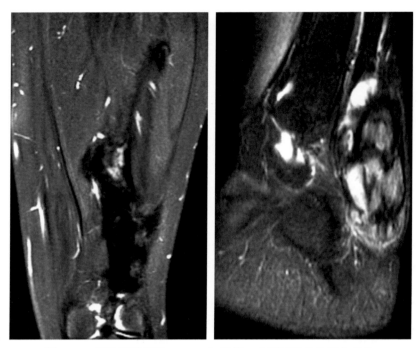

图 60-2　纤维瘤病股骨 MRI T₂ 加权像：大腿冠状位和足矢状位

大腿病变呈低信号，侵犯肌肉，足部可见一高信号结节。这两种情况可发生于同一例患者的不同肿瘤上

　　A. 体表：①手掌（Dupuytren 掌挛缩）；②足底（Ledderhose 病）；③阴茎（Peyronie 病）；④指关节垫。

　　B. 深层（韧带样纤维瘤）：①腹外纤维瘤病；②腹内纤维瘤病。

第六十一章　腹壁外纤维瘤病
Nicola Fabbri

　　定义： 腹壁外纤维瘤病是由成纤维细胞和大量胶原构成的一类浸润性、侵袭性肿瘤。

　　流行病学： 好发于儿童和年轻男性，25 ～ 35 岁是发病高峰年龄（图 61-1）。

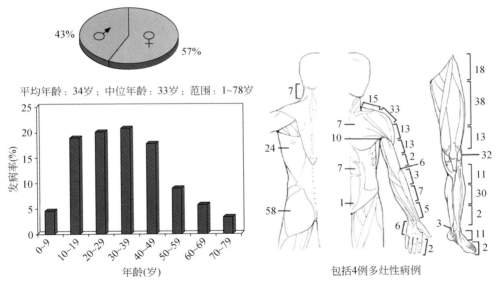

图 61-1　腹壁外纤维瘤病流行病学（373 例）

1900—2012 年，意大利－博洛尼亚－Rizzoli 骨科研究所－实验肿瘤学实验室－流行病学

N. Fabbri，MD
纪念斯隆－凯特琳癌症中心，骨外科
美国，纽约，约克大道 1275 号，10065
e-mail：fabbrin@mskcc.org

发病部位：好发于四肢（肩和臀部）的近端，其次是躯干、大腿、腘窝、腋下、手臂和前臂。多发生于深层软组织，当肿瘤侵犯浅表筋膜时，可累及皮肤（图 61-1）。

临床表现：深在而无痛的质硬肿块，肿块的局限性较差，黏附于皮肤或者骨骼上，并且可潜伏、缓慢生长达数月之久。肿瘤沿着肌肉、腱膜和腱鞘浸润生长。当肿瘤增大，可引起肌肉挛缩及关节活动受限等症状。当肿瘤侵及神经时，可产生疼痛、麻木、感觉异常和运动障碍等症状。

影像学检查：X 线检查可见致密的肿瘤区分出相邻的肌肉和软组织。侵犯骨质时，可呈膨胀性改变及溶骨性破坏，不伴骨膜反应。血管造影：增厚的肿瘤毛细血管网，无大的血管。CT：病变明显且呈弥漫性增强，容易与周围肌肉区分，肿瘤形状不规则，许多结节连接在一起，沿着筋膜和周围结缔组织形成伪影和突起。MRI：青少年中 63% 为浸润型，成年人中 85% 为结节型；肿瘤在 T_1 加权像信号高于或者等于肌肉，在 T_2 加权像呈中等信号，且信号不均匀（75%），中心明亮（细胞区），而外周较暗（胶原区）；增强后 T_2 加权像白区（细胞区）强化，暗区保持低信号；T_2 加权像上的明亮肿块提示侵袭性病变；自然病程表现为向近端迁移，细胞区域增强逐渐下降，不增强胶原蛋白区信号逐渐增加。

组织病理学：肿瘤组织致密、质韧，呈白色，大小可达到 20cm，肿瘤边界不清，可见手指状突起和卫星结节。肿瘤黏附于腱膜、肌腱、关节囊、血管及神经，压迫却不侵犯这些结构。骨皮质上的肿瘤组织很少会导致骨质破坏。其内为致密的胶原组成的成熟纤维结缔组织及较稀疏的成纤维细胞，罕见或未见有丝分裂象，周围血管网密集，梭形细胞交织成束状且无序，可侵犯肌肉和周围组织（图 61-2）。在免疫组化中，纤维组织肿瘤中波形蛋白（vimentin）呈弥漫性阳性，且 85% 病例细胞核中 β-catenin 表达阳性，同时全肌动蛋白（pan-muscle actin，MS Act）和平滑肌肌动蛋白（smooth muscle actin，Smooth M Act）表达可能为阳性。

病程与分期：腹壁外纤维瘤病是一种不转移的局部侵袭性肿瘤，通常分为 3 期，但 2 期甚至 1 期病变也可发生复发，即使切除足够的范围，仍可频繁复发。未观察到相关恶变。

治疗：需广泛甚至根治性切除。如不能充分切除病灶，除了手术之外，常结合放疗。当肿瘤压迫并侵犯主要血管，并向骨盆和腋窝进展时，需行高位截肢术。预后一般良好，但如果肿瘤进入颈、胸和腹部，则有 2% 的患者死于血管和（或）重要内脏的肿瘤侵犯。长期的低剂量甲氨蝶呤化疗有良好的疗效，适用于复发性病例或者难以切除的肿瘤。

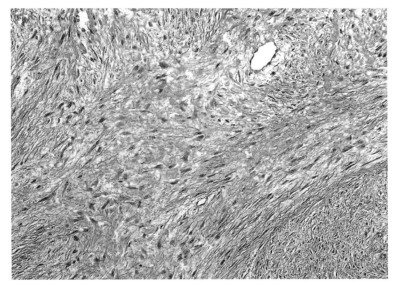

图 61-2　腹壁外纤维瘤病组织病理学

大量的胶原组织与少量的细胞，普通的梭形细胞，相交成束状，外周可见扩张的血管

免疫组化	
VIM	+
MS Act	±
Smooth M Act	±
β-catenin	+（核染色 70% ～ 75%）

主要参考文献

Desmoid Lazar AJ，Hajibashi S，Lev D（2009）Tumor：from surgical extirpation to molecular dissection. Curr Opin Oncol 21（4）：352-359. Review

Guglielmi G，Cifaratti A，Scalzo G，Magarelli N（2009）Imaging of superficial and deep fibromatosis. Radiol Med 114（8）：1292-1307. Review

Lee JC，Thomas JM，Phillips S，Fisher C，Moskovic E（2006）Aggressive fibromatosis：MRI features with pathologic correlation. AJR Am J Roentgenol 186（1）：247-254

McCarville MB，Hoffer FA，Adelman CS，Khoury JD，Li C，Skapek SX（2007）MRI and biologic behavior of desmoid tumors in children. AJR Am J Roentgenol 189（3）：633-640

Murphey MD，Ruble CM，Tyszko SM，Zbojniewicz AM，Potter BK，Miettinen M（2009）From the archives of the AFIP：musculoskeletal fibromatoses：radiologic-pathologic correlation. Radiographics 29（7）：2143-2173

第六十二章　脂　肪　瘤

Nicola Fabbri

定义：脂肪瘤是由分化良好的脂肪细胞组成的良性肿瘤。

流行病学：脂肪瘤是软组织肿瘤中最常见的肿瘤，多发于 40 ～ 60 岁。体表的脂肪瘤，常见于女性；深部脂肪瘤或多发性脂肪瘤常见于男性（图 62-1，表 62-1）。

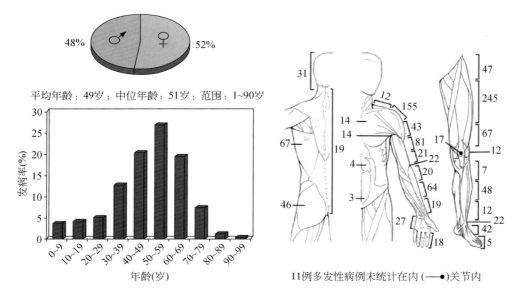

图 62-1　脂肪瘤流行病学（1215 例）

1900—2012 年，意大利 - 博洛尼亚 - Rizzoli 骨科研究所 - 实验肿瘤学实验室 - 流行病学

N. Fabbri，MD
纪念斯隆 - 凯特琳癌症中心，骨外科
美国，纽约，约克大道 1275 号，10065
e-mail：fabbrin@mskcc.org

表 62-1 脂肪瘤概况

类别	年龄	性别	临床	大体	病理
血管瘤	20 岁	男性	< 2 cm/ 前臂	坚固	脂肪细胞
			皮下	黄色 / 微红色	含有血栓的毛细血管网
			疼痛		
梭形细胞脂肪瘤	成人	男性	4 cm/ 背部	软	脂肪细胞 + 血管 + 梭形细胞 + 髓质 + 胶原带
			皮下	黄色 / 发白的	
			无痛		
多形性脂肪瘤	成人	男性	4 cm/ 背部	坚硬	脂肪细胞 + 花瓣状多形性胞
			皮下	黄色 / 发白的	
			无痛		
脂肪母细胞瘤	< 2 岁	男性	3 cm/ 四肢	结节性	黏液样脂肪肉瘤
			皮下	半透明	
			无痛		
脂肪过多症	10 岁	–	巨大 / 弥漫性	致密	成熟脂肪组织
			疼痛	组织浸润	
神经脂肪瘤	< 30 岁	男性	手 / 腕	坚硬	侵犯神经及周围
			疼痛 + 神经病变		
冬眠瘤	成人	男性	4 cm/ 肩胛	坚硬	核位于中央 + 泡沫状细胞质 = 棕色脂肪
			皮下		
			无痛		

发病部位: 体表(常见):好发于背部、肩部、颈部和四肢近端的皮下组织中。深部组织(罕见):肌肉内、肌肉间或附着于骨骼、肌腱、关节和神经。5% 的脂肪瘤病例中,在背部和上肢近端呈多发和对称分布(图 62-1)。

临床表现: 单一肿块、生长缓慢,除非有神经压迫,否则无疼痛。体表脂肪瘤体积不会过大(平均 4cm),且可推动。深部脂肪瘤相对较大(平均 10cm),呈球形,固定且坚实。

影像学特点: X 线显示,肿瘤呈低密度,伴或不伴骨化或者钙化,皮质轻度增厚。CT 显示,分叶状,均质低信号的硬化缘。MRI 显示,呈囊状,高信号,打入造影剂后信号无增强,与脂肪呈等信号,肿瘤通常与周围组织有较薄的分隔。血管造影显示,无血管造影信号。骨扫描显示,无浓聚信号。

组织病理学: 通常分为非常薄的真包膜和假包膜,分叶状,厚实,并附着于周围组织上。触之柔软,浅黄色,脂肪瘤由脂肪细胞和成熟"印戒"细胞组成。由于血管本身较细,且被脂肪细胞压迫,所以不明显。在免疫组化中,所有脂肪瘤对 S100 和 VIM 呈弥漫性阳性,梭形细胞脂肪瘤和多形性脂肪瘤对 CD34

也呈阳性（图 62-2）。

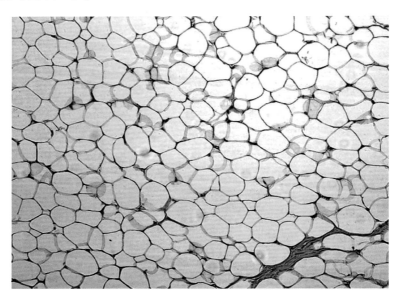

图 62-2　脂肪瘤组织病理学

成熟的脂肪细胞团聚成叶状，周围有扁平的核，细胞质在光镜下不可见，细胞无异型性

病程与分期： 体表脂肪瘤容易诊断，无症状，一般为 1 期，但可能表现为活动期 2 期病变，根据 AJCC 分类，脂肪瘤更常见于 Ia 期。深部脂肪瘤需多点取样行组织病理学分析以排除脂肪肉瘤，根据 AJCC 分类，通常为 2 期或者 Ib 期，恶变少见。

治疗： 边缘切除，复发罕见（< 5%）。

普通脂肪瘤免疫组化	
VIM	+
S100	+

梭形细胞脂肪瘤免疫组化	
VIM	+
S100	+
CD34	+

主要参考文献

Drevelegas A, Pilavaki M, Chourmouzi D (2004) Lipomatous tumors of soft tissue: MRI appear-ance with histological correlation. Eur J Radiol 50 (3): 257-267. Review

Goodwin RW, O'Donnell P, Saifuddin A (2007) MRI appearances of common benign soft-tissue tumours. Clin Radiol 62 (9): 843-853. Review

Lee JC, Gupta A, Saifuddin A, Flanagan A, Skinner JA, Briggs TW, Cannon SR (2006) Hibernoma: MRI features in eight consecutive cases. Clin Radiol 61 (12): 1029-1034

Rubin BP, Dal CP (2001) The genetics of lipomatous tumors. Semin Diagn Pathol 18 (4): 286-293. Review

Zamecnik M, Michal M (2007) Angiomatous spindle cell lipoma: Report of three cases with immunohistochemical and ultrastructural study and reappraisal of former 'pseudoangioma-tous' variant. Pathol Int 57 (1): 26-31. Review

第六十三章　脂肪肉瘤

Marco Gambarotti

定义：脂肪肉瘤为趋向于分化为脂肪细胞和成脂肪细胞的恶性肿瘤。

流行病学：脂肪肉瘤多发于成年男性，20 岁前罕见，好发于四肢，极少见于腹膜后，是最常见的软组织肉瘤（图 63-1 ）。

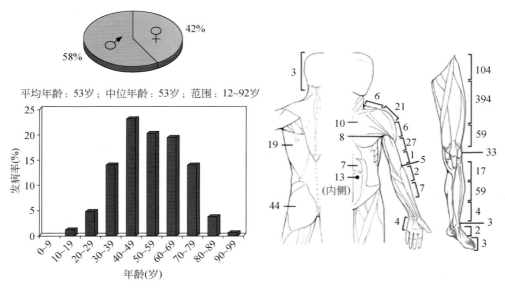

图 63-1　脂肪肉瘤流行病学（861 例）

1900—2012 年，意大利 - 博洛尼亚 - Rizzoli 骨科研究所 - 实验肿瘤学实验室 - 流行病学

M. Gambarotti，MD

意大利，博洛尼亚，Rizzoli 骨科研究所，解剖与组织病理学部

e-mail：marco.gambarotti@ior.it

　　发病部位： 可发生于任何有脂肪的部位，最常见于大腿（特别是股四头肌和腘窝区）、腹膜后、腹股沟区，几乎不见于手足和颈部（图 63-1）。

　　临床表现： 在临床上，脂肪肉瘤通常呈现为深在性、无痛性逐渐长大的肿物，体积巨大。仅有 10% ～ 15% 的患者在晚期肿瘤压迫神经或者四肢静脉引起水肿从而导致疼痛、局部压痛及功能紊乱。发生于腹膜后的脂肪肉瘤还可引起肾积水、肠道压迫、腹股沟疝及下肢水肿。

　　影像学特点： X 线显示，在分化较好的脂肪肉瘤中，可与周围肌肉组织在影像学上有良好的区分（通常分化越成熟，其放射线透过能力越强），偶可见钙化及少量血管组织；在分化较差的脂肪肉瘤中，其在 X 线片上常呈现为边缘不清的高密度影。CT 显示，在脂肪瘤样型脂肪肉瘤中，由于其主要是由分化近乎成熟的脂肪细胞组成，故边界清晰的肿瘤组织密度常与脂肪相似。在增强 CT 上偶尔可见云絮状和条索状强化灶，这与组织病理学上肿瘤有脂肪母细胞、梭形细胞及纤维组织混合存在有关。而在黏液瘤样型脂肪肉瘤中，由于其通常是由不同分化阶段的脂肪母细胞、丛状分支状的毛细血管和黏液样基质组成，故其常表现为独立、分隔的肿块，类似囊肿，密度与水相似。在 MRI 上，黏液瘤样型脂肪肉瘤在 T_1 加权像上显示均匀的低信号影（暗），T_2 加权像上显示显著增强的高信号特征影（亮），T_1 加权像上呈现出的脂肪组织和病灶信号明显增强为其典型表现。其他种类的脂肪肉瘤所具有的非特异表现为 T_1 加权像信号不均，T_2 加权像呈高信号。在未分化脂肪肉瘤中，在 T_1 加权像上均匀的低信号在 T_2 加权像上转变为高信号为其典型特征（图 63-2）。

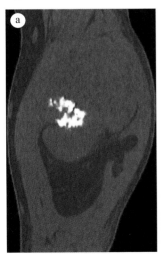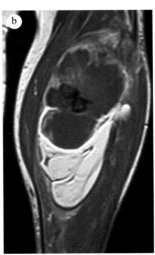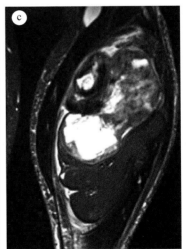

图 63-2　脂肪肉瘤大腿 CT 及 MRI 像

大腿内边界清晰的肿块。CT 上显示肿块已出现钙化，在冠状位 T_1 和 T_2 加权像上，病灶由两部分组成，一部分为来源于高分化脂肪肉瘤的脂肪组织，另一部分为来源于黏液样脂肪肉瘤组织的钙化伴液化坏死组织在骨扫描上，由于脂肪肉瘤可对邻近的骨皮质黏附或侵蚀从而产生骨膜反应，因此，与其他恶性软组织肿瘤相比，骨扫描上脂肪肉瘤通常有核素浓聚。在血管造影上则显示出异常血管生成。

组织病理学：通常十分巨大、多叶，并通过一假包膜分隔肿瘤结节，可出现卫星灶。

分类：其分类见图 63-3 ～图 63-6。

（a）高分化脂肪肉瘤 / 非典型性脂肪瘤性肿瘤（WDL/ALT）：约 40%。

1）脂肪瘤样：最常见。淡黄色、质软、油性、易碎，常与胶原蛋白混合。其常具有核深染的无纤维分隔的基质细胞、成脂肪细胞和脂肪细胞，这可以作为诊断的线索，相反，脂肪母细胞并非诊断的必要条件。本型易与脂肪瘤混淆。

2）硬化型：常见于腹膜后，多质硬，呈白色。本型的诊断主要依靠在纤维胶原的背景下出现散在基质细胞和核深染的成脂肪细胞（但成脂肪细胞的出现并不是诊断的必要条件），易与瘢痕混淆。

3）炎症型：多见于发生在腹膜后的脂肪肉瘤。形态上如同上述 1 型或者 2 型，混有大量的慢性炎症细胞。由于大量的炎症细胞可能掩盖肿瘤细胞的脂肪来源性质，因此容易误诊为脂肪炎症。

（b）黏液样脂肪肉瘤（mucinous liposarcoma，ML）：好发于四肢（30% ～ 35%）。质软，淡黄色，黏液状，透明或明亮的樱桃红色。增殖的成脂肪细胞可出现在黏液样脂肪肉瘤的各期。在镜下，其典型特征为富含透明质酸黏液样背景上出现独特的丛状薄壁毛细血管样血管网（"牛角样"或"鸡爪样"），其间散在分布圆形或星形细胞，有丝分裂少见。有一部分黏液样脂肪肉瘤也可进展成为细胞丰富的形态，可以由密集的相对较小的圆形细胞构成，也可仅由少量较大的细胞质嗜酸性圆形细胞构成，其中散在单个或少量聚集成簇的成脂肪细胞。实际上在黏液样脂肪肉瘤中常可见到黏液样区域向细胞丰富区域逐渐转变的现象，这说明黏液样脂肪肉瘤和圆形细胞脂肪肉瘤在组织病理学上是两个连续的病变。遗传学已证实黏液样脂肪肉瘤和圆形细胞脂肪肉瘤的特征性染色体易位完全相同。其核型标志位于 t（12；16）（超过 90%），12q13 上的 DDIT3 基因与 16p11 上的 FUS 基因相互融合。少数病例也有 t（12；22）染色体易位，为 12q13 上的 DDIT3 基因与 22q12 上的 EWS 基因融合。

（c）多形性脂肪肉瘤（pleomorphic liposarcoma，PL）：常见（20%）。质软，脑髓样，其病灶特征为高度细胞化但并非其所独有。高倍镜下，成脂细胞散在分布于未分化的肿瘤细胞中，其特点为成脂肪细胞中的细胞呈多形性，细胞质含大量空泡，并具有不规则和富染色质的细胞核。此外尚有大量多形性嗜伊红和"黏液样"改变的多核巨细胞分布于组织内，有丝分裂多见。与大多数高级别肉瘤相似，多形性脂肪肉瘤也表现出复杂的核型，当脂肪性分化较少时

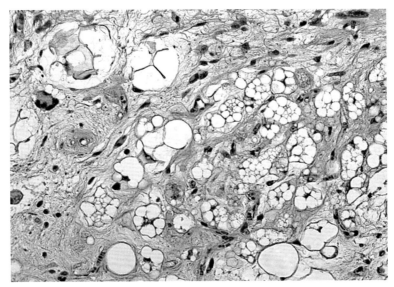

图 63-3　高分化脂肪肉瘤 / 非典型脂肪瘤样肿瘤组织病理学

成熟的脂肪细胞、散在分布的富染色质的异型脂肪细胞及零星的成脂肪细胞（非诊断所必须）

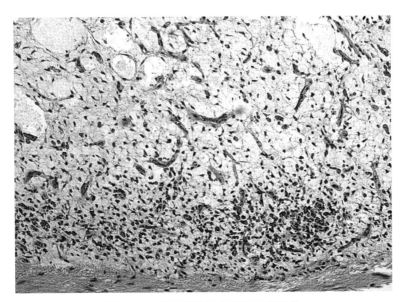

图 63-4　黏液样脂肪肉瘤组织病理学

椭圆形的卫星细胞及形态各异的圆形细胞分布在一个"树枝"样血管网内

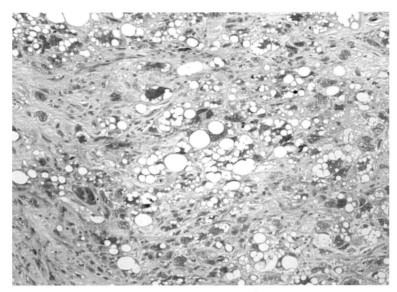

图 63-5　多形性脂肪肉瘤组织病理学

未分化高级肉瘤样组织伴散在分布的多形性成脂肪细胞

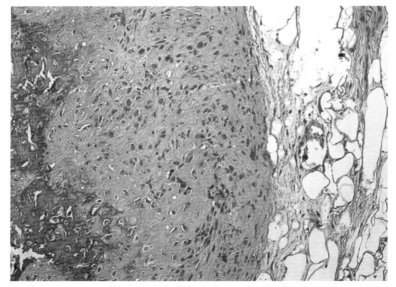

图 63-6　去分化脂肪肉瘤组织病理学

脂肪瘤样脂肪肉瘤周边伴高级别梭形细胞和（或）多形性肉瘤

易被忽略，从而导致多形性脂肪肉瘤常被误诊为未分化多形性肉瘤，因此免疫组化中脂肪细胞的特异性标志物S100阳性表达有助于本病的鉴别诊断。

（d）去分化脂肪肉瘤（DL）：罕见（＜5%）。大多数病例来自于腹膜后高分化脂肪肉瘤（在高分化脂肪肉瘤或黏液样脂肪肉瘤中，低级别脂肪肉瘤的病灶旁常伴有高级别的病灶）。部分WDL/ALT（5%～10%）可在组织病理学上发生异源性分化，最常见为肌源性。在免疫组化中，可观察到MDM2和CDK4的过表达。

病程与分期：A型是低级别恶性肿瘤，通常为ⅠA期。B型单纯髓样脂肪肉瘤是低级别恶性肿瘤，通常为ⅠA期，很少进展为更高级别；细胞丰富区通常与预后不良有关，因此，组织中一旦出现细胞丰富区可被认为是Ⅱ期。C型是高级别恶性肿瘤，为ⅡB期。D型是高级别恶性肿瘤，为ⅡB期。A型和B型肿瘤通常在手术切除多年以后仍可局部复发，而C型和D型肿瘤局部复发常发生迅速。A型不发生远处转移，B型远处转移少见，而C型和D型通常在早期极易发生远处转移。

治疗：A型和B型需行广泛切除，C型和D型需行根治性切除。放疗对B型、C型、D型有效，尤其是B型。C型的一线用药是IFO，而曲贝替定（Trabectedin，ET743）已显示在转移性黏液样脂肪肉瘤中有效。

免疫组化	
VIM	+
S100	+

免疫组化	
WDLPS/DDLPS（高分化脂肪肉瘤/去分化脂肪肉瘤）	
VIM	+
S100	+
MDM2	+
CDK4	+

遗传学改变	
非典型脂肪瘤/高分化脂肪瘤/去分化脂肪瘤	
MDM2	扩增
CDK4	扩增

染色体易位		
黏液性 / 圆形细胞脂肪肉瘤		
t（12；16）（q13；p11）	TLS（FUS）-CHOP（type 1，type2）	95%
	TLS（FUS）-CHOP（type 3）	
t（12；22）（q13；q12）	EWS-CHOP（type 1）	1%～5%
	EWS-CHOP（type 2，type3）	

主要参考文献

Coindre JM，Pédeutour F，Aurias A（2010）Well-differentiated and dedifferentiated liposarcomas. Virchows Arch 456（2）：167-179. Review

Dahlén A，Debiec-Rychter M，Pedeutour F，Domanski HA，Höglund M，Bauer HC，Rydholm A，Sciot R，Mandahl N，Mertens F（2003）Clustering of deletions on chromosome 13 in benignand low-malignant lipomatous tumors. Int J Cancer 103（5）：616-623. Review

Dalal KM，Antonescu CR，Singer S（2008）Diagnosis and management of lipomatous tumors. J Surg Oncol 97（4）：298-313. Review

Dei Tos AP（2000）Liposarcoma：new entities and evolving concepts. Ann Diagn Pathol 4（4）：252-266. Review

Peterson JJ，Kransdorf MJ，Bancroft LW，O'Connor MI（2003）Malignant fatty tumors：classification，clinical course，imaging appearance and treatment. Skeletal Radiol 32（9）：493-503. Review

第六十四章　隆突性皮肤纤维肉瘤

Marco Gambarotti

定义： 隆突性皮肤纤维肉瘤（dermatofibrosarcoma protuberans，DFSP）是指成人皮肤的低级别成纤维细胞肿瘤，在青少年中称为巨细胞成纤维细胞瘤。

流行病学： 本病罕见，好发于 30 ～ 50 岁男性。隆突性皮肤纤维肉瘤：发生于青年或中年，极少见于儿童。巨细胞成纤维细胞瘤：见于 5 岁以下的婴幼儿（图 64-1）。

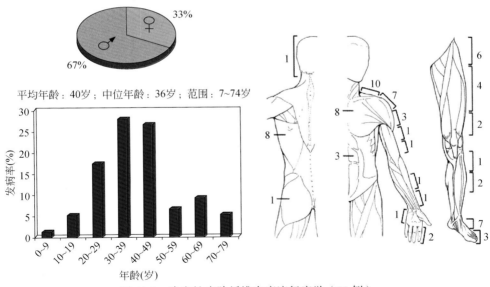

图 64-1　隆突性皮肤纤维肉瘤流行病学（75 例）

1900—2012 年，意大利 - 博洛尼亚 - Rizzoli 骨科研究所 - 实验肿瘤学实验室 - 流行病学

M. Gambarotti，MD

意大利，博洛尼亚，Rizzoli 骨科研究所，解剖与组织病理学部

e-mail：marco.gambarotti@ior.it

发病部位： 好发于躯干和四肢近端及腹股沟区（图 64-1）。

临床表现： 呈结节状或斑块状的无痛性皮肤肿瘤，生长持续而缓慢，但极少停止生长，少数肿瘤生长速度极快。

影像学检查： 边界清晰的浅表肿瘤。MRI T_1 加权像上信号低于或同于肌肉组织，T_2 加权像上信号高于或同于脂肪组织。在 STIR 上为类似于水或血管的高密度信号影，注射造影剂后为均匀强化。

组织病理学： 镜下由大量广泛增殖的形态单一的梭形细胞构成，细胞核为长波浪状，以蜂窝状的形式扩散浸润至真皮层及皮下组织。瘤内细胞常呈清晰的分层排列，细胞异型性低，有丝分裂少。巨细胞成纤维细胞瘤包括梭形细胞、异质性细胞、细胞外胶原基质，多核巨细胞形成假血管腔，有丝分裂稀少，无病变坏死区。若组织病理学上出现 "人" 字形条纹及异质性和有丝分裂增多则为纤维肉瘤样隆突性皮肤纤维肉瘤（图 64-2）。免疫组化：DFSP 中有 CD34 阳性表达，此外也有报道称载脂蛋白 -A1 也为 DFSP 的标志物之一，巨细胞成纤维细胞瘤中也有 CD34 的阳性表达，但 S100、CD31 和上皮标志物表达均为阴性。DFSP 和巨细胞成纤维细胞瘤具有相似的分子学表达异常：在 90% 的 DFSP 中都发现了第 17 号和第 22 号染色体的重组。因形成 t（17；22）的转位，而形成一个额外的环。这种变形导致 17 号染色体的胶原 1 型蛋白 a1 链（COL1A1）基因与 22 号染色体的血小板源性生长因子 B 链（PDGFB）基因融合。在成人 DFSP 的患者中广泛发现了环状染色体的出现，而 t（17；22）染色体的移位也被广泛发现与儿童 DFSP 及巨细胞成纤维细胞瘤相关。

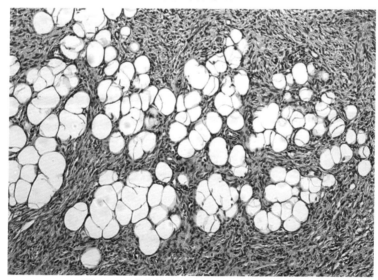

图 64-2　隆突性皮肤纤维肉瘤组织病理学

梭形细胞侵袭浸润包绕小叶脂肪周边并分层排列

病程与分期：通常在部分切除后，约 10% ～ 50% 的 DFSP 患者会发生局部复发，小于 5% 的患者会发生远处转移，复发与转移的情况与肿瘤组织的纤维化密切相关。巨细胞成纤维细胞瘤复发率高达 50% 但不转移，复发情况与手术切除范围紧密相关。

治疗：广泛切除的效果确切。放疗可适用于无法进行手术切除或者术后发现手术切缘活检仍为阳性的患者。酪氨酸激酶抑制剂甲磺酸伊马替尼（Gleevec）可能在治疗复发性或转移性 DFSP 方面具有潜在价值。

染色体易位

t（17；22）（q22；q13）	COL1A1-PDGFβ	＞ 90%
ring 17q，ring 22q，der（22）	COL1A1-PDGFβ	75%

免疫组化

VIM	+
CD34	+

主要参考文献

Archontaki M，Korkolis DP，Arnogiannaki N，Konstantinidou C，Georgopoulos S，Dendrinos P，Zarkadas G，Kokkalis G（2010）Dermatofi brosarcoma protuberans：a case series of 16patients treated in a single institution with literature review. Anticancer Res 30（9）：3775-3779. Review

Gooskens SL，Oranje AP，van Adrichem LN，de Waard-van der Spek FB，den Hollander JC，vande Ven CP，van den Heuvel-Eibrink MM（2010）Imatinib mesylate for children with dermatofibrosarcoma protuberans（DFSP）. Pediatr Blood Cancer 55（2）：369-373. Review

McArthur G（2007）Dermatofi brosarcoma protuberans：recent clinical progress. Ann Surg Oncol14（10）：2876-2886. Review

Palmerini E，Gambarotti M，Staals EL，Zanella L，Sieberova G，Longhi A，Cesari M，Bonarelli S，Picci P，Ruggieri P，Alberghini M，Ferrari S（2012）Fibrosarcomatous changes and expressionof CD34+ and apolipoprotein-D in dermatofi brosarcoma protuberans. Clin Sarcoma Res2（1）：4. doi：10. 1186/2045-3329-2-4

Stadler FJ，Scott GA，Brown MD（1998）Malignant fi brous tumors. Semin Cutan Med Surg17（2）：141-152. Review

Sundram UN（2009）Review：Dermatofi brosarcoma protuberans：histologic approach and updated reatment recommendations. Clin Adv Hematol Oncol 7（6）：406-408. Review

第六十五章 纤 维 肉 瘤

Marco Gambarotti

定义：纤维肉瘤是由成纤维细胞组成的恶性肿瘤，且需排除其他诊断。

流行病学：在成年人软组织肉瘤中占比＜1%。平均发病年龄45岁左右，无性别差异，男性略高于女性（图 65-1）。

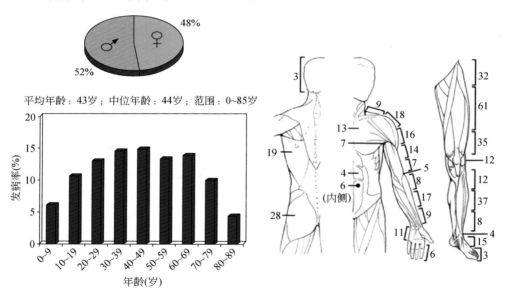

图 65-1 纤维肉瘤流行病学（419 例）

1900—2012 年，意大利 - 博洛尼亚 - Rizzoli 骨科研究所 - 实验肿瘤学实验室 - 流行病学

M. Gambarotti，MD
意大利，博洛尼亚，Rizzoli 骨科研究所，解剖与组织病理学部
e-mail：marco.gambarotti@ior.it

发病部位：发病部位多深在，任何具有纤维组织的部位均可发生纤维肉瘤。其可发生于大腿、膝关节、躯干、手臂、前臂，头颈部较少。手足常是儿童纤维肉瘤最好发部位，但在成人中罕见。

临床表现：为可触及的边界清晰的单一球状肿块，直径很少大于10cm。进展缓慢（几周至20年）。除了压迫神经引起疼痛以外，绝大多数病例几乎无疼痛。在晚期，黏附于周围骨质或引起皮肤溃烂。

影像学特点：X线显示，密度通常高于肌肉，个别病例可见钙化，主要特征为骨质破坏，骨膜的成骨反应少见。CT显示为密度均匀，边界不清的致密性软组织肿块，无增强显像。MRI显示，T_1加权像呈不均匀的低或等信号，造影增强后约90%的病例可显影；T_2加权像呈不均匀的高信号。

组织病理学：低级别高分化纤维肉瘤为质韧、黄白色、瘢痕样的圆形肿块，呈外生性生长，具有假包膜，与正常组织边界清晰。高级别未分化纤维肉瘤为质软、呈灰白色、鱼肉状、形状不规则、无假包膜，呈侵袭性生长，可侵犯周围组织，周边可见卫星结节。在低倍镜下，可见呈束状排列的梭形细胞与纤维平行排列成束；常相互交错形成典型的"人"字样结构。细胞是典型的多头排列，具有锥形而深染的细胞核。我们将具有明显去分化和多形性的高级别恶性肿瘤归为未分化多形性肉瘤（图65-2）。免疫组化：VIM呈阳性表达，MS Act及平滑肌肌动蛋白（Smooth M Act，SMA）可呈阳性表达。

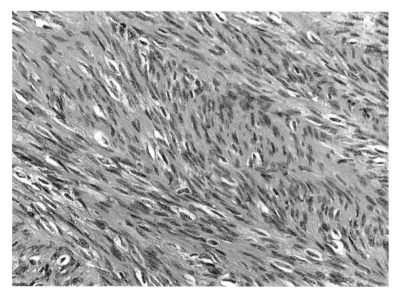

图65-2　纤维肉瘤组织病理学

在胶原纤维背景下呈"人"字样结构的梭形细胞肿瘤

病程与分期：纤维肉瘤可以从良性病变转化而来，如神经纤维瘤病、烧伤或辐射的瘢痕。分期：多为 I A 期和 II B 期。年龄小于 10 岁预后良好。淋巴结转移少见（＜ 5%）；儿童患者，远处转移也少见（＜ 10%）。

治疗：需行广泛切除，在成年患者和高级别病变组织中，彻底切除肿瘤十分关键。放疗效果较差，仅作为高级别恶性肿瘤治疗中的辅助疗法，最近研究已证明，辅助化疗对疾病转归有利。当手术切除范围不足时，约 50% 病例发生局部复发，约 60% 病例会发生肺转移。低级别恶性肿瘤的 10 年生存率为 60%，而高级别仅为 30%。

免疫组化	
VIM	＋
MS Act	±
Smooth M Act	±

主要参考文献

Alaggio R，Bisogno G，Rosato A，Ninfo V，Coffi n CM（2009）Undifferentiated sarcoma：does itexist? A clinicopathologic study of 7 pediatric cases and review of literature. Hum Pathol40（11）：1600-1610. Review

Bahrami A，Folpe AL（2010）Adult-type fi brosarcoma：A reevaluation of 163 putative cases diagnosedat a single institution over a 48-year period. Am J Surg Pathol 34（10）：1504-1513

Collini P，Sorensen PH，Patel S，Blay JY，Issels RD，Maki RG，Eriksson M，del Muro XG（2009）Sarcomas with spindle cell morphology. Semin Oncol 36（4）：324-337. Review

Fletcher CD，Dal Cin P，de Wever I，Mandahl N，Mertens F，Mitelman F，Rosai J，Rydholm A，Sciot R，Tallini G，van den Berghe H，Vanni R，Willén H（1999）Correlation between clinicopathological features and karyotype in spindle cell sarcomas. A report of 130 cases from the CHAMP study group. Am J Pathol 154（6）：1841-1847

Wong SL（2008）Diagnosis and management of desmoid tumors and fi brosarcoma. J Surg Oncol 97（6）：554-558. Review

第六十六章　平滑肌肉瘤

Marco Gambarotti

定义：平滑肌肉瘤为趋向于分化为平滑肌组织的恶性肿瘤。A 型：腹膜后平滑肌肉瘤；B 型：皮肤平滑肌肉瘤；C 型：血管平滑肌肉瘤。

流行病学：约占所有软组织肉瘤的 7%。A 型：好发于女性，中位年龄 60 岁。B 型：约占浅表肉瘤的 2%～3%，好发于 40～70 岁人群，无性别倾向。C 型：罕见，下腔静脉左侧的血管平滑肌肉瘤多好发于女性，其他则无性别倾向，中位年龄 50 岁（图 66-1）。

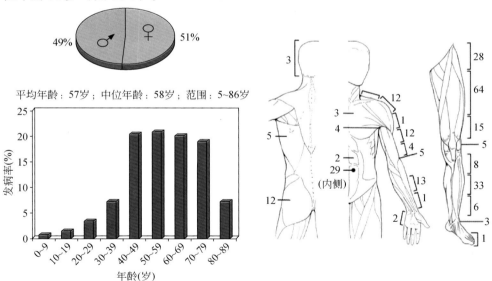

图 66-1　平滑肌肉瘤流行病学（272 例）

1900—2012 年，意大利 - 博洛尼亚 - Rizzoli 骨科研究所 - 实验肿瘤学实验室 - 流行病学

M. Gambarotti，MD

意大利，博洛尼亚，Rizzoli 骨科研究所，解剖与组织病理学部

e-mail：marco.gambarotti@ior.it

　　发病部位：A 型好发于腹膜后，常直接侵袭肾脏、胰腺及椎体；B 型好发于四肢，来源于皮肤的立毛肌中。体积较小，其直径常小于 2cm。发生于皮下的肿瘤组织通常生长迅速、体积较大；C 型好发于下肢，多起源于静脉，极少起源于动脉（图 66-1）。

　　临床表现：A 型可触及腹部肿块，伴有疼痛、消瘦、恶心或呕吐；B 型疼痛及皮肤表面相应变化；C 型因压迫血管旁的神经而导致疼痛，或压迫静脉而导致水肿。

　　影像学特点：在 CT 上呈现低或中密度的血管病灶，A 型：在 CTA 或血管造影上没有典型的征象，但因肿瘤压迫而导致大血管的移位较为常见；C 型：血管造影病灶区有异常血管生成，在 MRI 的 T_1 加权像呈不均匀的等密度或低密度影，T_1 加权像增强相上可见周边呈现宽而不规则强化；T_2 加权像呈不均一的高密度影（图 66-2）。

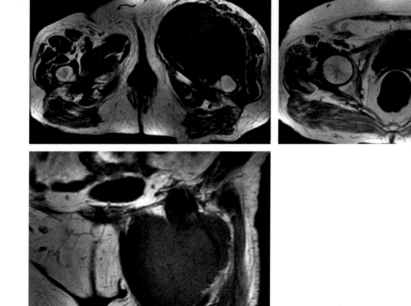

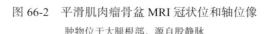

图 66-2　平滑肌肉瘤骨盆 MRI 冠状位和轴位像
肿物位于大腿根部，源自股静脉

　　组织病理学：肿瘤切面呈现灰白色，有出血、坏死，常伴有囊肿形成。肿瘤细胞镜下呈梭形，细胞核细长，细胞质丰富。细胞核居中，呈长椭圆形或杆状（"雪茄烟样"核），靠近细胞核一端的液泡使其在外形上产生轻微的凹陷。肌丝的聚集可使得细胞质呈现"凝结"的外观。细胞交叉成束，交错排列，成平行或交织束状排列，细胞间存在细密的细胞外基质，可观察到类似神经鞘瘤样的栅栏样细胞核排列。低分化瘤细胞多表现为多形性，核分裂象多见。B型切面呈灰白色或灰红色，呈梭形，在发生于真皮的肿瘤组织中由于肿瘤包膜与立毛肌及其周边组织的相互交错使其边界通常不清，而发生于皮下的肿瘤组织由于有假包膜的包裹而使得病变组织的边界较为清晰；核分裂象多见。仅发生于皮肤而未侵犯皮下的平滑肌肉瘤也被称为 "非典型平滑肌肿瘤"，因为其具有 30% 的原位复发率而无远处转移（图 66-3）。免疫组化显示，VIM、MS Act、SMA、Desmin 及 Caldesmon 均呈阳性表达。

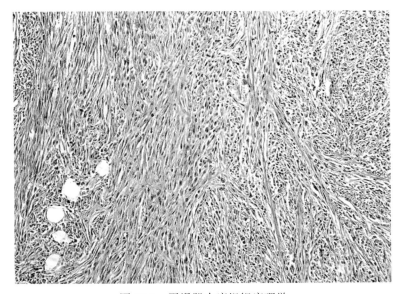

图 66-3　平滑肌肉瘤组织病理学

平滑肌肉瘤伴不同程度平滑肌分化的梭形细胞肿瘤

病程与分期：A 型具有高度侵袭性，因此也可能因肿瘤局部的生长而致死亡；5 年生存率从 0% 至 29% 不等，多为ⅡB 期。B 型预后良好，少见转移，局部复发率约为 50%，通常为 I A-B 期。C 型：预后不良，转移率约为 50%；小静脉的肿瘤预后较好，通常为 I ～ⅡB 期。

治疗：A 型：广泛切除，但常由于肿瘤体积十分巨大而无法彻底清除，局部复发多见。B 型：广泛切除。C 型：在发生于小血管的肿瘤中通常实行广泛切除，而发生在大静脉如肝静脉、下腔静脉则无法广泛切除。

免疫组化	
VIM	+
MS Act	+
SMA	+
Desmin	+
Caldesmon	+

主要参考文献

Katz SC，DeMatteo RP（2008）Gastrointestinal stromal tumors and leiomyosarcomas. J SurgOncol 97（4）：350-359. Review

Miettinen M，Fetsch JF（2006）Evaluation of biological potential of smooth muscle tumours. Histopathology 48（1）：97-105. Review

O'Sullivan PJ，Harris AC，Munk PL（2008）Radiological imaging features of non-uterine leiomyosarcoma. Br J Radiol 81（961）：73-81. Review

West RB（2010）Expression profi ling in soft tissue sarcomas with emphasis on synovial sarcoma，gastrointestinal stromal tumor，and leiomyosarcoma. Adv Anat Pathol 17（5）：366-373. Review

Yang J，Du X，Chen K，Ylipää A，Lazar AJ，Trent J，Lev D，Pollock R，Hao X，Hunt K，Zhang W（2009）Genetic aberrations in soft tissue leiomyosarcoma. Cancer Lett 275（1）：1-8. Review

第六十七章　横纹肌肉瘤

Marco Gambarotti

定义：横纹肌肉瘤是一种具有横纹肌细胞表型和生物学特征的恶性肿瘤。

流行病学：发病占所有软组织肉瘤的 20%，是 20 岁以下人群中最常见的软组织肉瘤。组织病理分类：（a）胚胎性；（b）小泡性；（c）多形性。梭形细胞型横纹肌肉瘤是一种罕见、独特的亚型，可发生于儿童、青少年和成人；既往将其列为胚胎型横纹肌肉瘤的一种。

（a）型：最常见（60%），可见于从出生至 15 岁的任何阶段。（b）型：多见（30%），多发于 10 ~ 25 岁。（c）型：罕见，几乎仅限于 40 ~ 60 岁（图 67-1）。

发病部位：约有 15% 的横纹肌肉瘤发生于肢体的右侧。（a）型：头部、颈部、泌尿生殖器区（葡萄簇状变异型横纹肌肉瘤）、腹膜后。（b）型：四肢（前臂、手、足）。（c）型：四肢（多见于大腿）（图 67-1）。

临床表现：（a）型表现为快速、浸润性、侵袭性生长，临床症状和体征常取决于其原发部位的解剖情况；（b）型及（c）型表现为位置深在、无痛性生长，除压迫神经外，一般不引起疼痛。

影像学特点：X 线显示，20% 的病例中扁平骨受到破坏，在（b）型和（c）型中极少见，但主要发生于手和足。骨膜反应轻微，但肿瘤组织常可紧密附着于周围正常骨组织。在血管造影上可显现与血管源性肿瘤相似的特征：肿块内可见异常血管增生和肿瘤显色。CT 表现为巨大、分叶状、中央低密度的肿物影，增强相上肿瘤坏死组织周围出现轮状增强。MRI 显示，（a）型的 T_1 加权像呈与肌肉组织相同的轻微高信号，T_2 加权像呈高信号，内部可出现少量暗条带，

M. Gambarotti，MD

意大利，博洛尼亚，Rizzoli 骨科研究所，解剖与组织病理学部

e-mail：marco.gambarotti@ior.it

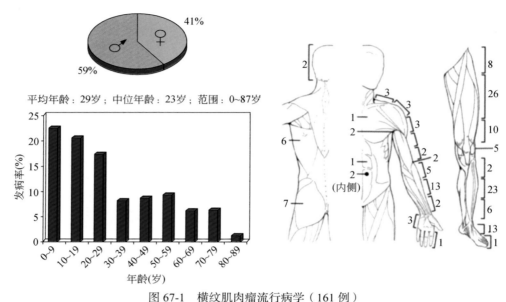

图 67-1　横纹肌肉瘤流行病学（161 例）

1900—2012 年，意大利－博洛尼亚－Rizzoli 骨科研究所－实验肿瘤学实验室－流行病学

增强 T_1 加权像上无大面积增强影及坏死区；（b）型的 T_1 加权像可见不均匀中等信号密度伴中心低密度区，T_2 加权像可见均匀的亮区（坏死区域）；增强 T_1 加权像上可见周边强烈的增强显影信号。（c）型的 T_1 加权像呈混合不均的信号强度，T_2 加权像呈均匀的高信号，有液体积聚于低信号区周围，病变组织可见环状强化。

组织病理学：为黏液性或囊性肿物，质地可硬可软，为灰白色或灰红色，常伴组织出血或坏死。具有葡萄串样外观的黏液息肉样横纹肌肉瘤称为葡萄簇状变异型横纹肌肉瘤（为胚胎性横纹肌肉瘤的一个特殊亚型）。在诊断时，Desmin 和肌红蛋白（myoglobin）的免疫组化染色阳性是必须条件。（a）型：通常为卵圆形未分化小细胞，细胞核深染；核膜明显，染色质颗粒及核仁清晰；细胞质稀薄，核周伴有细胞质环，多见细胞有丝分裂和异型性；细胞分布不均匀，胶原基质稀少；有时，在肿瘤组织细胞分化较好的区域，可见肿瘤细胞体积增大，细胞核细长，呈空泡状、偏心位，核仁巨大；细胞质嗜酸性，成丝状或颗粒状，可观察到横纹；细胞形态为蝌蚪状、球拍状或丝带状，在球状细胞中有从细胞核辐射而出的空泡状或丝状细胞质，从而在形态上形成"蜘蛛网细胞"。（b）型：为未分化的小卵圆形细胞，聚集在一起从而形成小泡的征象；外周有致密胶原条带包绕这些细胞和扩张的毛细血管，细胞的最外层有一层纤维组织分隔包绕，而位于中心的细胞排列则较为疏松；横纹肌母细胞瘤则更罕见。（c）型：排列疏松，大小不均，形态不一；在外形上为球拍状或蝌蚪状的横纹肌母细胞其细胞质丝状、颗粒状或空泡状更加明显，但极少见到横纹，胞间质的胶原较少，这一点可以与（a）型鉴别（图67-2、图67-3）。免疫组化：VIM、Desmin呈阳性表达，MS Act、Myo D1、Myogenin在（b）型中广泛阳性，

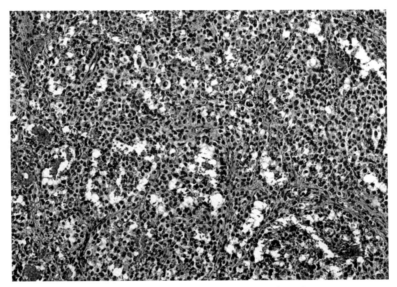

图 67-2 小泡性横纹肌肉瘤组织病理学

未分化的小细胞伴有骨骼肌分化，结节中央仅有疏松的细胞聚集，从而导致肺泡样外观

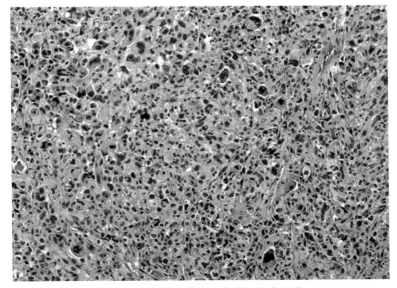

图 67-3 多形性横纹肌肉瘤组织病理学

未分化多形性肉瘤样高级别肿瘤组织伴横纹肌分化

但 SMA 的表达为阴性。在小泡性横纹肌肉瘤中主要存在以下几种染色体突变：约 60% ～ 70% 发生 t（2；13）染色体易位，10% ～ 20% 发生 t（1；13）染色体易位，分别为 2q35 PAX3 基因与 13q14 的 foxoa1 基因融合，1p36 的 PAX7 基因与 13q14 的 foxoa1 Pax7 基因融合，后一种染色体易位的预后较好，而前者则相反。

病程与分期：病程短，侵袭性强，若治疗不彻底极易复发或肺部及淋巴转移。局限于一侧肢体的相关肌肉内通常为 ⅡA 期或 ⅡB 期，Ⅰ 期罕见。美国横纹肌瘤研究组将其分为 4 期：1 期肿瘤局限，可完整切除；2 期边缘切除术后伴或不伴淋巴结转移；3 期病灶切除术；4 期发生远处转移。

治疗：术前以化疗为主，术中广泛切除及淋巴结清扫，术后化疗，在行非广泛切除时应辅以放疗。总体 5 年生存率：1 期为 83%，2 期为 75%，3 期为 52%（不良），4 期为 20%（较差）。肿瘤在头颈部、腹膜后、腹部、四肢比在眶周和睾丸旁的预后差。此外，小泡性横纹肌肉瘤的预后比胚胎性横纹肌肉瘤的预后要差。

免疫组化	
VIM	+
Desmin	+
MS Act	+
SMA	－
Myo D1	+
Myogenin	+

染色体易位			
小泡性横纹肌肉瘤			
t（2；13）（q35；q14）	PAX3-FOXOA1	60% ～ 70 %	预后较差
t（1；13）（p36；q14）	PAX7-FOXOA1	10% ～ 20 %	预后较好

主要参考文献

Hayes-Jordan A，Andrassy R（2009）Rhabdomyosarcoma in children. Curr Opin Pediatr21（3）：373-378. Review

Morgenstern DA，Rees H，Sebire NJ，Shipley J，Anderson J（2008）Rhabdomyosarcoma subtypingby immunohistochemical assessment of myogenin：tissue array study and review of the literature. Pathol Oncol Res 14（3）：233-238. Review

Parham DM（2001）Pathologic classifi cation of rhabdomyosarcomas and correlations with molecularstudies. Mod Pathol 14（5）：506-514. Review. Erratum in：Mod Pathol 2001 Oct；

14（10）：1068

Parham DM，Ellison DA（2006）Rhabdomyosarcomas in adults and children：an update. ArchPathol Lab Med 130（10）：1454-1465. Review

Qualman SJ，Coffi n CM，Newton WA，Hojo H，Triche TJ，Parham DM，Crist WM（1998）IntergroupRhabdomyosarcoma Study：update for pathologists. Pediatr Dev Pathol 1（6）：550-561. Review

第六十八章　血管肿瘤：血管瘤、上皮样血管内皮瘤和血管肉瘤

Marco Gambarotti

　　定义：血管瘤是一类与正常血管非常相似的良性肿瘤，要准确地区分真性血管肿瘤、血管错构瘤和血管畸形是很困难的。上皮样血管瘤为良性血管瘤，通常由构型良好但不成熟的血管构成，该血管由肥大的上皮样或组织细胞样的内皮细胞排列而成。上皮样血管内皮瘤为血管中心性低级别恶性血管肿瘤，由上皮样内皮细胞组成，排列成短条索状和巢状，嵌于独特的黏液样间质中。血管肉瘤为恶性肿瘤，由各种与正常内皮细胞的形态学特征相似的细胞组成。

　　在此前 2002 年 WHO 分类中，血管内皮瘤和血管肉瘤代表一系列的恶性血管肿瘤。2013 年 WHO 分类将其列为不同肿瘤，具有各自不同的遗传学背景。

　　流行病学：良性血管瘤占所有良性软组织肿瘤的 7%，最常见于婴幼儿及儿童时期。在此年龄段，其通常为皮肤或皮下毛细血管瘤，随身体生长的停止而停止增长。尽管肌内血管瘤相对不常见，但却是最常见的深层软组织肿瘤之一，以青少年及年轻成人最常见，男女发病率相同。血管瘤也可出现在滑膜表面，特别是在膝关节中（滑膜血管瘤），可以通过垂直蔓延涉及多个组织平面或穿过肌肉间室侵犯类型相似的组织从而影响一大段肢体（血管瘤病）。

　　上皮样血管瘤年龄分布广泛，女性患病率高于男性（图 68-1）。上皮样血管内皮瘤罕见，除小儿外几乎所有年龄段均可发病，男女发病率相同（图 68-2）。

M. Gambarotti，MD

意大利，博洛尼亚，Rizzoli 骨科研究所，解剖与组织病理学部

e-mail：marco.gambarotti@ior.it

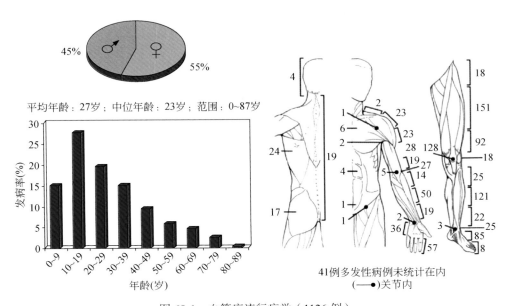

图 68-1　血管瘤流行病学（1126 例）

1900—2012 年，意大利 – 博洛尼亚 – Rizzoli 骨科研究所 – 实验肿瘤学实验室 – 流行病学

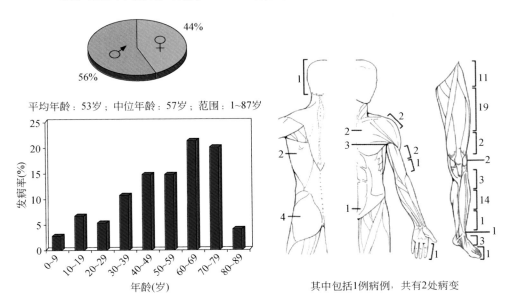

图 68-2　上皮样血管内皮瘤及血管肉瘤流行病学（75 例）

1900—2012 年，意大利 – 博洛尼亚 – Rizzoli 骨科研究所 – 实验肿瘤学实验室 – 流行病学

血管肉瘤较罕见，大多为皮肤病变，特别是在患有淋巴水肿或因先前患有恶性肿瘤而接受放疗的患者中。深部软组织肿瘤不足 25%，各年龄段均可发病，最好发于 60 ～ 70 岁人群，儿童中罕见。

发病部位：肌内血管瘤最常见于下肢，尤其是大腿。

上皮样血管瘤最常见于头部，尤其是前额、耳前和头皮，以及四肢的远端，尤其是手（足）指（趾）。上皮样血管内皮瘤为单发肿瘤，位于四肢的浅部或深部软组织。近 50% ～ 60% 起源于血管，通常为小静脉。

大多数软组织血管肉瘤发生于下肢的深部肌层，其次是上肢、躯干、头颈部和腹腔。极少数病变为多灶性（图 68-2）。

临床表现：浅表的（皮肤 / 皮下）血管瘤表现为酒红色无痛性病变，一般出生时即出现。肌内血管瘤位于单个肌肉的肌腹，只有在手足部位时其可以在筋膜、肌肉及肌腱之间蔓延，可能表现出与静脉血流淤滞有关的疼痛及肿胀。疼痛为锐痛，且随肌肉收缩而更加强烈。疼痛所致的肌肉痉挛导致关节功能障碍，继而出现关节畸形。手足部位病例表现为皮温升高，浅表静脉网增加，毛细血管扩张，肢端发绀及多汗。

大多数上皮样血管瘤表现为持续一年或更短的皮下肿块。此过程中通常为单一结节，但也可以表现为多发结节，通常位于相邻组织内。真皮层病变者较少，位置深在者则罕见。上皮样血管内皮瘤常为表浅部位或深部软组织中的痛性结节。位置深在者可伴有局部骨化，X 线平片可见。

软组织血管肉瘤为持续增大的肿块，1/3 的患者常合并其他症状，如凝血异常、贫血、持续性血肿或瘀斑。

影像学特点：尽管可见小的圆形颗粒状钙化点（静脉结石），其表面光滑呈同心层状，但 X 线通常无法发现。血管肿瘤在 MRI 上呈现不均质样外观。病变通常表现为"葡萄串"样，偶尔为蛇纹样或管状外观。T_1 加权像中血管瘤组织为中等信号，介于肌肉和脂肪之间，但血液淤滞和出血区域可以出现高信号。T_2 加权像中血管腔为高信号，但纤维间隔和钙化点为低信号。可见液 - 液平面。恶性的血管病变特征通常为非特异性。肿瘤内的坏死可通过注射造影剂显示。

组织病理学：良性血管瘤可以是海绵状、毛细血管样或假静脉样。海绵状血管瘤最常见，大体上是由一些散在的结节组成，颜色介于暗红色与淡蓝色之间，其内呈簇状；组织病理学上，海绵状血管瘤由极度扩张的血管组成，其壁非常薄，由内皮壁细胞和胶原膜构成，血管内充满血液。毛细血管型血管瘤排列相对更紧凑且近于粉红色，其由许多小血管组成，血管均匀内覆延伸至胶原基质内的内皮细胞。假性静脉样血管瘤呈海绵样外观，具有纤维簇及连通内部的血管腔，腔内部分充满血液、血栓及静脉结石，其由不平整、网状的迷宫样血管腔组成，壁厚且非常不规则，具有假性静脉样纤维肌性结构。习惯上依据血管大小将肌内血管瘤分类为小血管型（毛细血管型）、大血管型（海绵状）及混合型（图 68-3）。

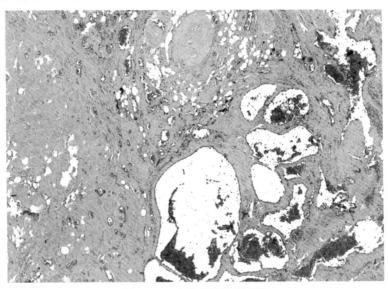

图 68-3　血管瘤组织病理学

不同大小的血管（毛细血管型、海绵状、混合型），其腔由扁平的内皮细胞层组成，充满血液

　　上皮样血管瘤的直径通常为 0.5 ～ 2.0cm，其结节样外观通常为非特异性。皮下上皮样血管瘤的组织病理学特征为小、毛细血管般大小显著增生的血管，由肥大的上皮样内皮细胞排列而成，具有典型的不成熟样外观，有时缺乏良好成型的血管腔。血管内覆有单层内皮细胞层及完整的肌周细胞 / 平滑肌层。病变一般与周围的软组织界线清晰，且通常伴有或中心部位有一条较大的血管，一般是一条肌性动脉。病变常见炎性浸润，主要为嗜酸性粒细胞和淋巴细胞。真皮层上皮样血管瘤通常外观更加成熟，血管腔形成良好，且内皮细胞不甚肥大，更多为鹅卵石样或鞋钉样外观。此外，真皮层上皮样血管瘤界线不甚清楚，并不常有一条较大的居中静脉或肌性动脉。上皮样血管内皮瘤通常为梭形血管内肿物，可类似于机化的血栓。组织病理学上，为由上皮样、嗜酸性的内皮细胞组成的短条形、索状或实体巢状结构，有时存在含有红细胞的细胞质内腔隙（空泡）。细胞外形普通，分裂活性低或无，且嵌于从淡蓝色（软骨样）到深粉色（透明样）颜色不等的独特基质中（图 68-4）。

　　血管肉瘤为高级别肿瘤，由有分裂活性的高度恶性细胞组成。这些细胞在外观上可能呈梭形（类似于纤维肉瘤）或上皮样（类似于未分化的癌），并且排列成片状、小的巢状、条索状或外形不规则的原始血管状；以血窦相互自由

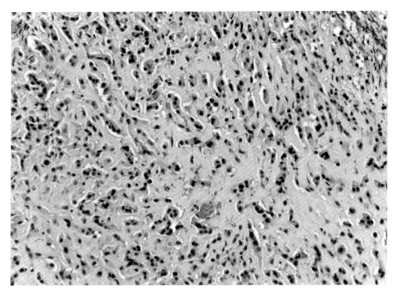

图 68-4　上皮样血管内皮瘤组织病理学

上皮样细胞形成的短条状和索状体，基质为软骨样

连通；且破坏性浸润周围组织。恶性内皮细胞也可排列成血管腔内的芽状物、突起物或乳头（图 68-5）。广泛出血为大多数血管肉瘤的特征性表现。

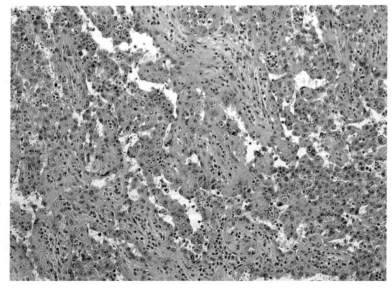

图 68-5　血管肉瘤组织病理学

由高度恶性的非典型细胞围成的充满血液的血管腔，不规则且杂乱

病程与治疗： 对有症状的良性血管瘤（包括上皮样血管瘤），最佳方案是局部完全切除及后续随访。报道见上皮样血管瘤局部复发率为 1/3，无转移。上皮样血管内皮瘤的生物学行为介于血管瘤和血管肉瘤之间，转移率 17%，死亡率 3%。软组织血管肉瘤具有高度侵袭性，大约 20% 的患者局部复发，其中 50% 可能在诊断出肺、淋巴结、骨骼和软组织的转移后一年内死亡。

免疫组化	
VIM	+
CD31	+
CD34	±
Fli-1	+
CK	±
ERG	+（Am J Surg Pathol 35（3）：432-441）

染色体易位		
上皮样血管内皮瘤		
t（1；3）（p36.3；q25）	WWTR1-CAMTA1	100%

主要参考文献

Arbiser JL，Bonner MY，Berrios RL（2009）Hemangiomas，angiosarcomas，and vascular malfor-mations represent the signaling abnormalities of pathogenic angiogenesis. Curr Mol Med 9（8）：929-934. Review

Errani C，Sung YS，Zhang L，Healey JH，Antonescu CR（2012）Monoclonality of multifocal epi-thelioid hemangioendothelioma of the liver by analysis of WWTR1-CAMTA1 breakpoints. Cancer Genet 205：12-17

Ganjoo K，Jacobs C（2010）Antiangiogenesis agents in the treatment of soft tissue sarcomas. Cancer 116（5）：1177-1183. Review

Moukaddam H，Pollak J，Haims AH（2009）MRI characteristics and classification of peripheral vascular malformations and tumors. Skeletal Radiol 38（6）：535-547. Review

Penel N，Marréaud S，Robin YM，Hohenberger P（2011）Angiosarcoma：state of the art and per-spectives. Crit Rev Oncol Hematol 80：257-263

Rosai J（2010）Morphologic clues in vascular tumors. Int J Surg Pathol 18（3 Suppl）：66S-70S. Review

第六十九章　孤立性纤维瘤

Marco Gambarotti

　　定义：孤立性纤维瘤是由具有胶原带的成纤维细胞与"鹿角样"血管构成的间叶源性肿瘤。根据 WHO 分类，目前认为，血管外皮细胞瘤与孤立性纤维瘤联系密切。

　　流行病学：罕见，发病无性别差异，好发于成人（图 69-1）。

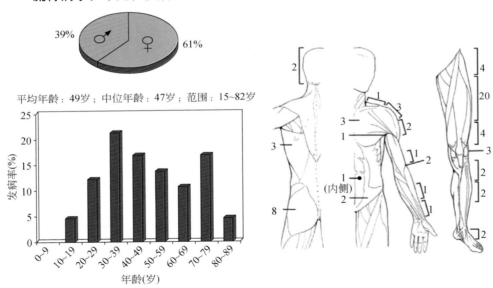

平均年龄：49岁；中位年龄：47岁；范围：15~82岁

图 69-1　孤立性纤维瘤流行病学（66 例）

1900—2012 年，意大利 - 博洛尼亚 - Rizzoli 骨科研究所 - 实验肿瘤学实验室 - 流行病学

M. Gambarotti，MD
意大利，博洛尼亚，Rizzoli 骨科研究所，解剖与组织病理学部
e-mail：marco.gambarotti@ior.it

发病部位： 好发于下肢（大腿）、腹膜后、盆腔、上肢、躯干及头颈部，发病部位较为深在（图 69-1）。

临床表现： 缓慢增大的无痛性肿块，伴有皮温高、毛细血管扩张、患侧静脉曲张、血管搏动征、血管杂音、尿潴留、肾积水、便秘、呕吐及低血糖等体征和症状。

影像学特点： 血管造影显示，血管丰富，肿块被屈曲的血管所包绕，分支于同一瘤蒂，动静脉血液流速快。CT 显示，肿物密度不均，增强扫描后显著强化。MRI T_1 加权像表现为均匀的中等信号，出血区为高信号，T_2 加权像上显示为不均匀的高信号病变，有明显屈曲的血管，其信号强度取决于内部血液流动，增强后可见信号显著增强且伴有区分不明显的未强化坏死区域。

组织病理学： 质软，颜色从苍白到暗红或棕红色不等，可见严重的出血区，有较薄的假包膜，可见囊性出血坏死区。毛细血管网粗大分散，血窦完全塌陷或大范围开放，被密集增生的细胞包绕；细胞核呈卵圆形，核膜清晰，染色质呈颗粒状，核仁小，细胞胞质不清晰，周围包绕有粗大的网状纤维。细胞以所谓的无序样排列，可见成熟的扁平内皮细胞，血管呈典型的"鹿角样"形状（图 69-2）。肿瘤的形态学和生物学行为之间没有严格的相关性。但是，组织病理学方面可以提示其侵袭性和恶性行为的有瘤细胞密度、细胞异型性、广泛的坏死和大于 4/10HPF 的核分裂象等特征。免疫组化显示，孤立性纤维瘤与血管外皮瘤检测到 VIM、CD34、CD99 和 Bcl2 表达阳性。

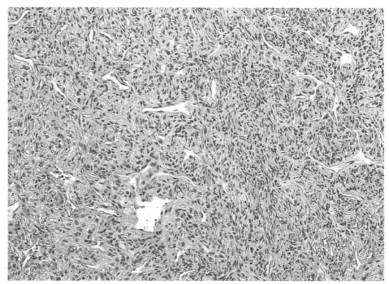

图 69-2 孤立性纤维瘤组织病理学

梭形细胞以所谓的血管周围样或无序样排列分布于有分支的鹿角样血管周围

　　病程与分期：生长缓慢，良性较恶性更常见，大约 10% 肿瘤有局部复发或远处转移。良性肿瘤为 3 期，恶性肿瘤为 ⅡB 期，其常可见复发与转移。

　　治疗：由于孤立性纤维瘤的生物学行为尚不可测，宜做广泛切除。放疗和化疗效果尚不明确。

免疫组化	
VIM	+
CD34	+
CD99	+
Bcl2	+

主要参考文献

Anders JO，Aurich M，Lang T，Wagner A（2006）Solitary fibrous tumor in the thigh：review of the literature. J Cancer Res Clin Oncol 132（2）：69-75. Review

Carlson JW，Fletcher CD（2007）Immunohistochemistry for beta-catenin in the differential diagno-sis of spindle cell lesions：analysis of a series and review of the literature. Histopathology 51（4）：509-514. Review

Park MS，Araujo DM（2009）New insights into the hemangiopericytoma/solitary fibrous tumor spectrum of tumors. Curr Opin Oncol 21（4）：327-331. Review

Wan S，Ning L，Hong R，Wu W，Fan S，Tsuchiya H，Tomita K（2010）Clinicopathological features of solitary fibrous tumours in the extremities：four case reports and a literature review. J Int Med Res 38（2）：694-704. Review

Wignall OJ，Moskovic EC，Thway K，Thomas JM（2010）Solitary fibrous tumors of the soft tis-sues：review of the imaging and clinical features with histopathologic correlation. AJR Am J Roentgenol 195（1）：W55-W62. Review

第七十章　神经纤维瘤

Marco Gambarotti

定义：神经纤维瘤是外周神经鞘的良性肿瘤。分为（a）孤立性神经纤维瘤病和（b）多发型神经纤维瘤病。

流行病学：（a）型发病率（90%）高于（b）型；（a）型：发病无性别差异，以 20～40 岁多见；（b）型：多见于男性，青少年（图 70-1）。

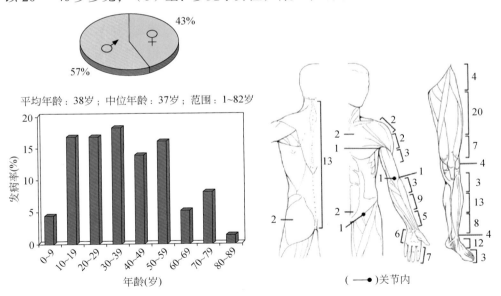

图 70-1　孤立性神经纤维瘤流行病学（138 例）

1900—2012 年，意大利 - 博洛尼亚 - Rizzoli 骨科研究所 - 实验肿瘤学实验室 - 流行病学

M. Gambarotti，MD

意大利，博洛尼亚，Rizzoli 骨科研究所，解剖与组织病理学部

e-mail：marco.gambarotti@ior.it

发病部位：（a）型位于皮下或真皮的表浅病变。（b）型可发生于所有部位及器官。

临床表现：（a）型，无痛性结节，少有症状。（b）型，可有咖啡牛奶斑，典型者位于腋窝。超过 6 个大于 1.5cm 直径的咖啡牛奶斑即有诊断价值；具体症状取决于神经纤维瘤所在位置：虹膜色素性错构瘤（90%）、骨骼异常（40%）、生长异常、性早熟及肺部异常。

影像学特点：MRI 显示，神经被肿物包绕或损毁，包膜罕见；T_1 加权像呈较均匀的高信号，大多区域与肌肉信号强度相同；T_2 加权像上信号不均匀，呈典型的"靶形征"，信号强度高于脂肪；增强 T_1 加权像上中心部位强化，无坏死区。

组织病理学：梭形肿物，位于神经内，质实，切面灰白，也可见粉红区域。细长的细胞交织成束，细胞核深染，呈波纹状，束间可见粗大的胶原纤维及黏液样基质，核分裂象及坏死区罕见，可见散在的肥大细胞、淋巴细胞及泡沫细胞（图 70-2）。（b）型中，可能有丛状神经纤维瘤。在大神经中，可见冠状肿物，由不同形状及大小的神经干盘绕而成，在不同平面相互交织穿梭，或是由增生且产生胶原蛋白的施万细胞组成。弥漫性神经纤维瘤位于头颈部皮下组织中，可见皮肤白色斑块样增厚，在结缔组织及脂肪组织细胞之间蔓延。存在于匀质纤维性基质中的纤维性胶原基质较少，卵圆形、圆形单晶细胞较多，或形成与迈斯纳小体（Meissner's bodies）相似的器官样组织。

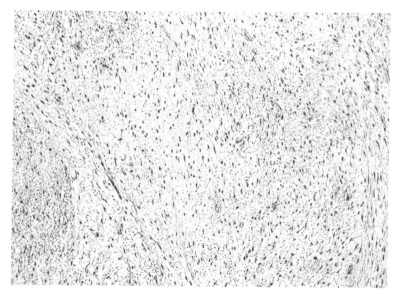

图 70-2　神经纤维瘤组织病理学

外观普通的梭形细胞排列呈疏松片状，细胞核为波纹状，基质为黏液样

病程与分期：（a）型恶变罕见，而（b）型则相对多见（5% ～ 30%）。通常为 1 期或 2 期。

治疗：（a）型做局部切除；（b）型中，仅瘤体较大、疼痛明显及瘤体所处部位继续生长会损害器官功能者需予以手术治疗。

免疫组化	
VIM	+
S100（局灶性）	+
神经微丝蛋白（NF）	±

主要参考文献

Goutagny S，Kalamarides M（2010）Meningiomas and neurofibromatosis. J Neurooncol 99（3）：341- 347. Review

Neville H，Corpron C，Blakely ML，Andrassy R（2003）Pediatric neurofibrosarcoma. J Pediatr Surg 38（3）：343-346；discussion 343-346. Review

Riccardi VM（2007）The genetic predisposition to and histogenesis of neurofibromas and neurofibrosarcoma in neurofibromatosis type 1. Neurosurg Focus 22（6）：E3. Review

Shah KN（2010）The diagnostic and clinical significance of café-au-lait macules. Pediatr Clin North Am 57（5）：1131-1153. Review

Woertler K（2010）Tumors and tumor-like lesions of peripheral nerves. Semin Musculoskelet Radiol 14（5）：547-558. Review

第七十一章　施万细胞瘤

Marco Gambarotti

　　定义：施万细胞瘤为良性神经鞘瘤，由已分化的异型施万细胞组成，有包膜。

　　流行病学：施万细胞瘤好发于 20 ～ 50 岁人群，无性别差异，伴发神经纤维瘤病者罕见（图 71-1）。

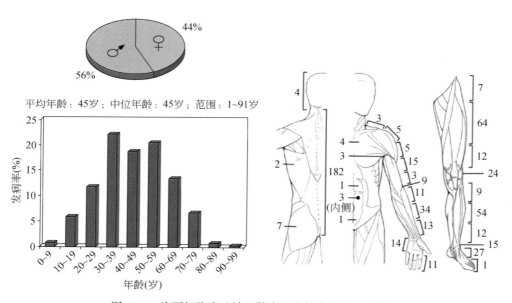

图 71-1　施万细胞瘤（神经鞘瘤）流行病学（447 例）

1900—2012 年，意大利 - 博洛尼亚 - Rizzoli 骨科研究所 - 实验肿瘤学实验室 - 流行病学

M. Gambarotti，MD

意大利，博洛尼亚，Rizzoli 骨科研究所，解剖与组织病理学部

e-mail：marco.gambarotti@ior.it

　　发病部位：脊神经根、纵隔神经或腹膜后神经、腓神经和尺神经，多见于单个神经节（图71-1）。

　　临床表现：缓慢进展的疼痛及神经症状。肿瘤可压迫神经根或脊髓，导致脊柱痛、夜间痛、脊柱僵硬及挛缩。病变位于周围神经时，表现为锐痛、放射痛、感觉异常及痛性营养不良综合征。

　　影像学特点：X线显示，骨的扇形压迹。CT显示，界线清晰，密度均匀，与肌肉密度相似。增强后呈不均匀的高密度影，有较多的不增强的坏死和囊性区域。MRI显示，神经与肿物相伴行，有包膜，T_1加权像信号均匀，与肌肉信号强度相等，有较多低信号区；T_2加权像信号不均匀，有时呈"靶样"，信号强度高于脂肪；增强T_1加权像上外周部位信号增强，中央坏死区不增强。

　　组织病理学："腊肠状"或"哑铃样"椭圆形肿物，沿着神经膜蔓延，被以包膜，与周围组织界线清晰。质软，呈粉红色、白色或黄色，与神经根相连。罕见如沙漏般进出椎间根孔。周围神经的神经鞘瘤形状似"洋葱茎样"或果实与根茎相连状。肿瘤很大时，可见广泛的骨质疏松，通常有包膜。梭形细胞呈增生状，细胞质不清晰，交织成束状，细胞核呈栅栏状排列；细胞排列成旋涡状，可见Verocay小体，由紧密整齐成排的细胞核和大致呈卵圆形的细胞突组成。镜下梭形细胞紧密排列的Antoni A型组织与松散排列的Antoni B型组织相互交错（图71-2）。核分裂象极罕见。血管大且间隔不规则，其壁增厚且内有血栓形成。

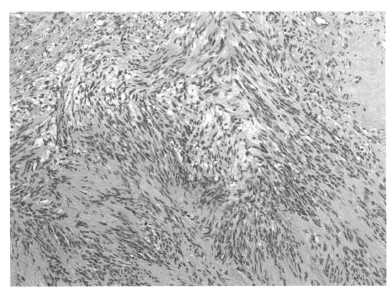

图71-2　施万细胞瘤组织病理学

细长的梭形细胞，细胞核呈波纹状，细胞排列成栅栏状（Antoni A区域）或松散排列成片状（Antoni B区域）

病程与分期：生长缓慢，即使手术切除不完整也极少复发，通常为 1 期或 2 期。

治疗：边缘切除多可治愈，偶有恶变。

免疫组化	
VIM	+
S100	+
GFAP	+

主要参考文献

Asthagiri AR，Helm GA，Sheehan JP（2007）Current concepts in management of meningiomas and schwannomas. Neurol Clin 25（4）：1209-30. Review

Benz MRI，Czernin J，Dry SM，Tap WD，Allen-Auerbach MS，Elashoff D，Phelps ME，Weber WA，Eilber FC（2010）Quantitative F18-fluorodeoxyglucose positron emission tomography accu-rately characterizes peripheral nerve sheath tumors as malignant or benign. Cancer 116（2）：451- 8. Erratum in：Cancer. 2010 Feb 1；116（3）：775

Coulon A，Milin S，Laban E，Debiais C，Jamet C，Goujon JM（2009）Pathologic characteristics of the most frequent peripheral nerve tumors. Neurochirurgie 55（4-5）：454-8. Review. French Levi AD，Ross AL，Cuartas E，Qadir R，Temple HT（2010）The surgical management of symptom-atic peripheral nerve sheath tumors. Neurosurgery 66（4）：833-40

Woertler K（2010）Tumors and tumor-like lesions of peripheral nerves. Semin Musculoskelet Radiol 14（5）：547-58. Review

第七十二章　恶性施万细胞瘤

Marco Gambarotti

定义：恶性施万细胞瘤或恶性外周神经鞘瘤（malignant peripheral nerve sheath tumor，MPNST）是起源于周围神经的恶性肿瘤，发生于先前有良性神经鞘肿瘤、神经纤维瘤病 1 型或施万细胞分化的患者。

流行病学：占所有软组织肉瘤的 5%。神经纤维瘤病患者的发病率为 50%，男性多见，中位年龄为 39 岁；女性患者中成人多见，多为散发病例（年龄＞ 40 岁）（图 72-1）。

发病部位：与主要神经干（坐骨神经、臂神经丛及骶神经丛）相关，臀部及骨盆、大腿、肩部及腋窝是最常见发病部位（图 72-1）。

临床表现：迅速增大的痛性肿物，表现为感觉及运动障碍，包括放射痛、感觉异常及肌无力。

影像学特点：CT 和 MRI 均无法确诊。CT：增强时有轻度强化，并可见一些未强化坏死区。MRI：T_1 加权像信号不均匀且高于肌肉信号；T_2 加权像呈明显不均匀的高信号；增强 T_1 加权像常可见肿块中央坏死区，外周囊状或不规则增强，可见常存在于良性肿瘤中的宽的水肿圈。

组织病理学：主干神经中的大的梭形或偏心型肿物。当肿瘤沿神经外膜和神经束膜扩散时，呈靠近或远离肿瘤主体的串珠样外观。肿瘤通常大于 5cm，位置深在，表浅罕见，瘤体肥大，有散在的出血或坏死区域（图 72-2）。梭形细胞轮廓明显不规则，细胞核呈波纹状、搭扣式或逗点样，轻度染色，细胞质

M. Gambarotti，MD

意大利，博洛尼亚，Rizzoli 骨科研究所，解剖与组织病理学部

e-mail marco.gambarotti@ior.it

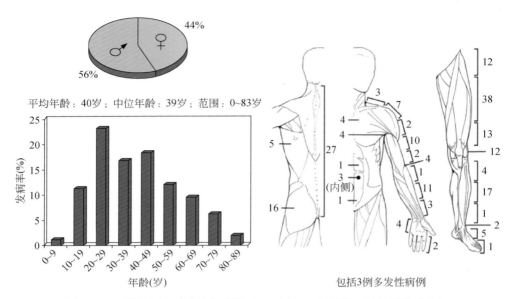

图 72-1　恶性施万细胞瘤流行病学（211 例，49 例继发于神经纤维瘤病）

1900—2012 年，意大利 - 博洛尼亚 - Rizzoli 骨科研究所 - 实验肿瘤学实验室 - 流行病学

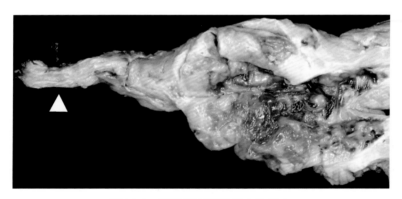

图 72-2　恶性施万细胞瘤大体标本

肿瘤起源于外周神经（箭头所示）

常不清晰。细胞密集且排列成束的区域与细胞稀少的缺乏细胞平行排列的黏液样区域相交替（图 72-3），可见细胞排列成特殊结节或漩涡状，只有 10% 的病例可见局部的细胞核栅栏样排列，可见血管外皮细胞瘤样血管外观。大约 15% 的病例中存在异种成分，如腺样分化、骨骼肌（恶性蝾螈瘤）、骨、软骨及血管肉瘤样区域。免疫组化显示，梭形肿瘤组织中 S100 蛋白部分表达；在上皮样 MPNST 中 S100 蛋白普遍高表达。

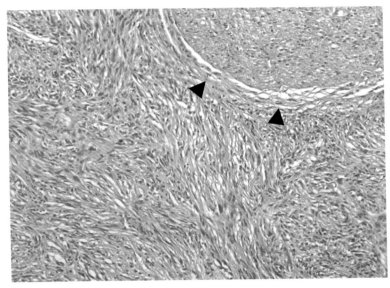

图 72-3 恶性施万细胞瘤组织病理学

高度不典型的梭形细胞，细胞核呈波纹状或肥大样，排列成席纹状或束状，常靠近一条周围神经（箭头所示）

病程与分期：手术不彻底常致局部复发，常见肺、肝、皮下和骨转移，淋巴转移罕见，通常为ⅡB期。

治疗：需行广泛大部分切除或根治性局部切除。通常因肿瘤多中心起源及沿着神经扩散使得即使根治性手术也无效。合并有神经纤维瘤病患者的总体5年生存率为30%，而散发者为75%，之所以神经纤维瘤病患者预后更差，是因其肿瘤累及躯干及四肢近端，且诊断较晚，肿瘤更大，级别更高，可能发展为多发性肉瘤。放疗无效，化疗效果尚不确定。

免疫组化	
VIM	+
S100	+（30%的病例中30%的细胞）
GFAP	+（30%的病例中30%的细胞）

主要参考文献

Grimm S，Chamberlain MC（2009）Adult primary spinal cord tumors. Expert Rev Neurother 9（10）:
1487-1495. Review

Gupta G，Mammis A，Maniker A（2008）Malignant peripheral nerve sheath tumors. Neurosurg
Clin N Am 19（4）: 533-543，v. Review

Katz D，Lazar A，Lev D（2009）Malignant peripheral nerve sheath tumour（MPNST）：the clinical implications of cellular signalling pathways. Expert Rev Mol Med 11：e30. Review

Kim DH，Murovic JA，Tiel RL，Moes G，Kline DG（2005）A series of 397 peripheral neural sheath tumors：30-year experience at Louisiana State University Health Sciences Center. J Neurosurg 102（2）：246-255

Ogawa BK，Skaggs DL，Kay RM（2009）Malignant peripheral nerve sheath tumor of the lumbar spine. Am J Orthop（Belle Mead NJ）38（5）：E89-E92. Review

第七十三章　肌纤维母细胞肉瘤

Marco Gambarotti

定义：肌纤维母细胞肉瘤为一类由成肌纤维细胞组成的肉瘤。

肌纤维母细胞肉瘤有一系列的分化分型。根据 2013 年 WHO 标准，低级别的肌纤维母细胞肉瘤已有明确定义，然而高级别的肌纤维母细胞肉瘤仍缺乏准确定义。有证据表明，在多形性肉瘤中呈肌纤维母细胞肉瘤分化的肿瘤细胞通常具有更高的侵袭性。

流行病学：低级别的肌纤维母细胞肉瘤好发于成年患者（4～75 岁，平均年龄 45 岁），而高级别的肌纤维母细胞肉瘤也可发生于儿童。与女性比较，男性更易发病（图 73-1）。

发病部位：低级别肌纤维母细胞肉瘤好发于头颈部，包括口腔、咽及咽周、四肢近端及躯干部；偶发于腹部及髋骨。它们通常发生于深部软组织，但也可发生于皮下及黏膜下层，极少发生于脏器。当然，也可发生于骨组织，包括上颌骨、下颌骨、股骨及髂骨。高级别肌纤维母细胞肉瘤常发生于深部软组织，主要在下肢及躯干部，偶发于头颈部（图 73-1）。

临床表现及影像学特点：常呈增大的无痛肿块，伴有侵袭性的边界区。MRI 表现为伴有出血坏死、信号混杂的高级别肉瘤。

组织病理学：大体标本上，低级别的肌纤维母细胞肉瘤伴有灰白纤维状切面，模糊的侵袭性或膨胀性的边界。高级别的肌纤维母细胞肉瘤为伴有出血和坏死的较大肿块。组织病理学上，低级别肌纤维母细胞肉瘤以成束状或席纹状排列的梭形细胞为特征，瘤细胞内有锥形波浪状的细胞核及可分辨的嗜伊红性的细胞质，偶有圆形囊状细胞核伴不连续的核仁（图 73-2），一般镜下可见中

M. Gambarotti，MD
意大利，博洛尼亚，Rizzoli 骨科研究所，解剖与组织病理学部
e-mail: marco.gambarotti@ior.it

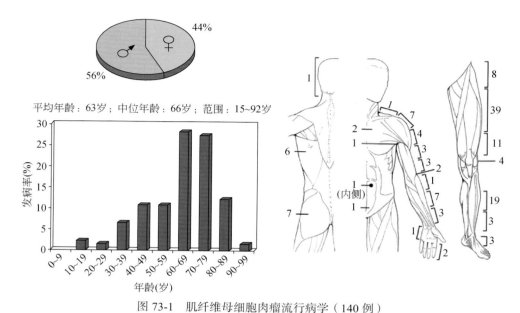

图 73-1　肌纤维母细胞肉瘤流行病学（140 例）

1900—2012 年，意大利－博洛尼亚－Rizzoli 骨科研究所－实验肿瘤学实验室－流行病学

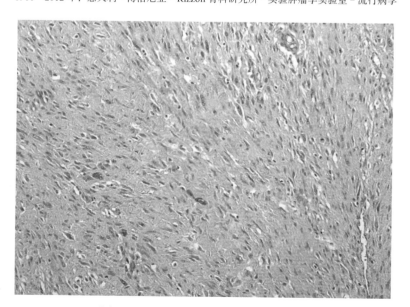

图 73-2　肌纤维母细胞肉瘤组织病理学

伴有短锥纹核的纺锤形细胞呈席纹状或束状生长，基质常为胶原改变。有些肿瘤表现为
类似结节性筋膜炎的生长方式

等程度的局部核异型性，肿块边缘具有侵袭性，但并不破坏骨骼肌束，有丝分裂活动多变但非典型分裂很少，基质量较少。高级别的肌纤维母细胞肉瘤由多形、纺锤状或上皮样细胞组成，呈束状或席纹状生长，伴有散在的异型性分裂象。高级别或低级别肌纤维母细胞肉瘤中 Actin 和 Desmin 均可呈阳性或阴性表达。Calponin 及 CD34 呈阳性，EMA、S100、β-catenin 及 Caldesmon 呈阴性。正常的肌纤维母细胞在镜下识别的金标准是超微结构下其有不同于平滑肌细胞的纤连蛋白纤丝和纤连蛋白连接。细胞与胞外基质的连接（称为纤维融合膜连接）是由纤连蛋白和 5nm 微丝组成，聚集于肌纤维母细胞表面（图 73-3）。目前，仍不清楚肌纤维母细胞肉瘤是否总会具有上述特征。

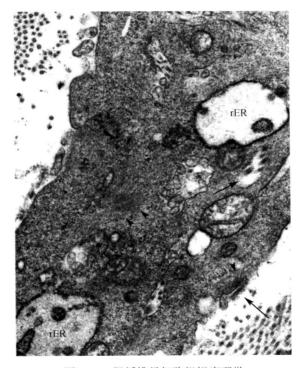

图 73-3　肌纤维母细胞组织病理学

结果显示，中间丝状体、肌动蛋白丝（箭头所示）、膨大的粗面内质网（rER）、胶质内含物（短、大箭头所示）及纤维融合膜连接（长、小箭头所示），×9000

病程与分期： 大概有 33% 的低级别肌纤维母细胞肉瘤存在局部复发，其中非广泛性切除术后特别容易复发。大概有 10% 的病例中发生了转移，也有病例发展为高级别肌纤维母细胞肉瘤。高级别的肌纤维母细胞肉瘤复发率也有 33%，伴有 70% 的病例发生转移。预后和其他成肌分化的多形性肉瘤相似，与未分化肉瘤相比更差。

治疗：低级别肌纤维母细胞肉瘤治疗措施为广泛手术切除及长期随访，预防术后转移。

高级别肌纤维母细胞肉瘤治疗措施为广泛手术切除及大范围边缘切除后辅助放疗及全身化疗。

免疫组化	
VIM	+
MS act	±
Smooth M act	±
Desmin	±
Caldesmon	−
Calponin	+

主要参考文献

Eyden B，Banerjee SS，Shenjere P，Fisher C（2009）The myofibroblast and its tumours. J Clin Pathol 62（3）：236-249. Review

Fisher C（2004）Myoþbroblastic malignancies. Adv Anat Pathol 11（4）：190-201. Review

Fletcher CD（1998）Myoþbroblastic tumours：an update. Verh Dtsch Ges Pathol 82：75-82. Review Fletcher CDM，Bridge JA，Hogendoorn PCW，Mertens F（eds）（2013）WHO classiþcation of tumors of soft tissue and bone，4th edn. International Agency for Research on Cancer，Lyon

Meng GZ，Zhang HY，Zhang Z，Wei B，Bu H（2009）Myoþbroblastic sarcoma vs nodular fasciitis：a comparative study of chromosomal imbalances. Am J Clin Pathol 131（5）：701-709

Perez-Montiel MD，Plaza JA，Dominguez-Malagon H，Suster S（2006）Differential expression of smooth muscle myosin，smooth muscle actin，h-caldesmon，and calponin in the diagnosis of myoþbroblastic and smooth muscle lesions of skin and soft tissue. Am J Dermatopathol 28（2）：105-111

第七十四章　未分化多形性肉瘤

Marco Gambarotti

定义：未分化多形性肉瘤（UPS）是一类以肿瘤细胞弥散化、多形性为特征，而缺乏特定分化特征的软组织肉瘤。其原用词恶性纤维组织细胞瘤（malignant fibrous histiocytoma，MFH）因与另一类纤维组织母细胞瘤相近，现已废弃不用。在 2013 年 WHO 的定义中，UPS 为一类未分化或无类别的肉瘤，其细胞形态可呈多形性、圆形、纺锤形及上皮样，这类肉瘤占软组织肉瘤的 20%。

流行病学：好发于 50 ～ 70 岁男性（图 74-1）。

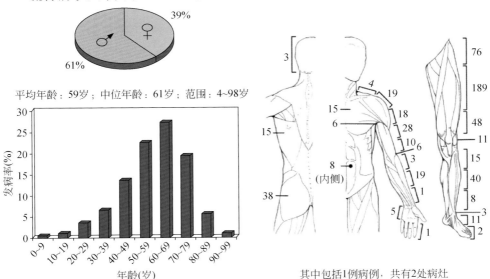

图 74-1　未分化多形性肉瘤（UPS）流行病学（601 例）

1900—2012 年，意大利 - 博洛尼亚 - Rizzoli 骨科研究所 - 实验肿瘤学实验室 - 流行病学

M. Gambarotti，MD
意大利，博洛尼亚，Rizzoli 骨科研究所，解剖与组织病理学部
e-mail：marco.gambarotti@ior.it

发病部位： 好发于四肢骨骼肌及腹膜后腔，90% 肿瘤位于深部（图 74-1）。

临床表现： 生长迅速，无其他特殊临床表现的无痛性球状肿物。

影像学特点： X 线显示，非特异性的软组织肿瘤取代邻近的脂肪组织，周围钙化少见（约 9%）。有时可见骨膜反应及平滑的皮质侵蚀。在这一类病例中，我们常用骨骼扫描进行检查。血管造影显示，典型肉瘤样改变，因肿瘤坏死及出血而形成的大片无血管区域，但大血管极少被浸润。CT 显示，肿瘤密度不均匀，类似于或低于肌肉信号，有明显增强的固体部分及因坏死、出血等形成的中央低密度区域，可见有充满液体的孔隙。通常因边界较厚而误认为血肿。MRI 显示，边缘模糊且具有同质性，T_1 加权像与肌肉信号相当，而在 T_2 加权像则有不均匀的信号增强，与 T_1 加权像相比有深色中央坏死区域及周边的强信号区，T_1、T_2 加权像均有胶原带形成的隔板。而未分化多形性肉瘤，中央黏液区在 T_1 加权像为黑色，T_2 加权像为白色。血肿在 T_1 加权像为白色；液平面示低信号区为血黄素沉淀，高信号区为上层液体。

组织病理学： 除了常见的坏死外，此类肿瘤大体标本表现为灰白色肿块。显微镜下可见肿瘤细胞异型性，如深染的细胞核、粗染色质、大核仁及典型和非典型的有丝分裂象。从组织结构上说，UPS 类似于另一类特异的具有多核的巨型肿瘤细胞的异质性肉瘤。在镜下某些部位可见嗜伊红区，血管周边有特定的车轮现象，称作"席纹状"图案（图 74-2）。成簇的组织细胞、泡沫细胞及

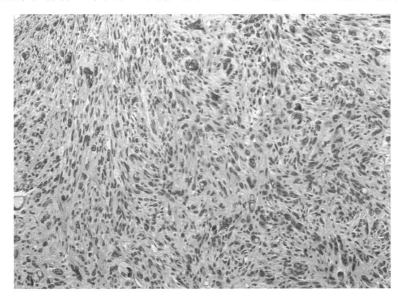

图 74-2　未分化多形性肉瘤组织病理学

高级别的未分化多形性肉瘤通常呈现局灶性席纹状生长

炎症细胞零星分布于其中。按照 2013 年 WHO 分类，UPS 被分类为一组未分化的肉瘤，包括异质性肿瘤、圆形细胞、纺锤形细胞及上皮样细胞（类似于转移癌或黑色素瘤）等亚组。在免疫组化上，VIM 呈阳性表达。

病程与分期： 绝大部分的 UPS 均为转移率 30% ~ 50% 的高级别肉瘤，通常转移到肺、髂骨及肝；局部淋巴结转移很少见。一般肿瘤处于 ⅡB 期，而转移至淋巴及肺转移的 ⅢB 期也不少见。UPS 可能继发于良性肿瘤或放疗术后。几项研究表明，与非肌源性分化肉瘤相比，肌源性的多形性肉瘤在临床上更有侵袭性。

治疗： 需行广泛切除术或根治术。放疗对 50% 的病例有一定疗效，已作为限定肿瘤大小及缩小手术切除区域的首选方案，接受新辅助疗法的患者通常有更高的生存率。

免疫组化	
VIM	+

主要参考文献

Al-Agha OM，Igbokwe AA（2008）Malignant fibrous histiocytoma：between the past and the pres-ent. Arch Pathol Lab Med 132（6）：1030-1035. Review

Erlandson RA，Antonescu CR（2004）The rise and fall of malignant fibrous histiocytoma. Ultrastruct Pathol 28（5-6）：283-289. Review. Erratum in：Ultrastruct Pathol. 2005；29（2）：157

Fletcher CDM，Bridge JA，Hogendoorn PCW，Mertens F（eds）（2013）WHO classification of tumors of soft tissue and bone，4th edn. International Agency for Research on Cancer，Lyon

Matushansky I，Charytonowicz E，Mills J，Siddiqi S，Hricik T，Cordon-Cardo C（2009）MFH clas-sification：differentiating undifferentiated pleomorphic sarcoma in the 21st century. Expert Rev Anticancer Ther 9（8）：1135-1144. Review

Nascimento AF，Raut CP（2008）Diagnosis and management of pleomorphic sarcomas（so-called "MFH"）in adults. J Surg Oncol 97（4）：330-339. Review

Randall RL，Albritton KH，Ferney BJ，Layfield L（2004）Malignant fibrous histiocytoma of soft tissue：an abandoned diagnosis. Am J Orthop（Belle Mead NJ）33（12）：602-608. Review

第七十五章 黏液纤维肉瘤

Marco Gambarotti

定义：黏液纤维肉瘤是由一系列恶性的成纤维细胞组成的恶性肿瘤，伴有黏液样间质，多形性且有独特的曲线状血管。按 2013 年 WHO 对于软组织肿瘤的定义，黏液纤维肉瘤和黏液样恶性纤维组织细胞瘤为同义词，但这一类定义并没有提及黏液样间质。

流行病学：黏液纤维肉瘤常见于老年人。发病年龄范围较广，但主要集中于 60～80 岁患者，而 20 岁以下人群极少发病，男性略多见（图 75-1）。

发病部位：此类肿瘤最好发于下肢，其次为上肢及肢带部位，少见于躯干部位、头颈部和手足（图 75-1）。绝大部分发生于腹膜后腔及腹膜部位的案例均为去分化脂肪肉瘤。约一半的病例发生于真皮 / 皮下组织，其余位于筋膜下方和骨骼肌。

临床表现及影像学特点：缓慢生长的无痛性肿块，边缘浸润性生长。在 MRI 下常显现异质性。

组织病理学：大体上，黏液纤维肉瘤具有多形性，可表现为胶状或硬质等不同性质的结节，边缘浸润性生长。组织结构上，形态学特征独特，可见在不完全纤维性间隔下多个结节生长，黏液样基质由透明质酸构成，明显延长的曲线样薄壁血管及血管周边密集分布的肿瘤细胞。亦常可见所谓的假脂肪母细胞（胞质内具有酸性黏蛋白的空泡状肿瘤性成纤维细胞）。低度恶性肿瘤形态特征为细胞成分较少，只含有一些非黏附性、肥大的梭形或星形细胞，细胞质界线不清，细胞核深染，偶有分裂象。高度恶性肿瘤有实性的巢片，大量的梭形细胞和多形性肿瘤细胞呈束状排列，常有大量非典型分裂象及坏死出血区（图 75-2）。

M. Gambarotti，MD

意大利，博洛尼亚，Rizzoli 骨科研究所，解剖与组织病理学部

e-mail：marco.gambarotti@ior.it

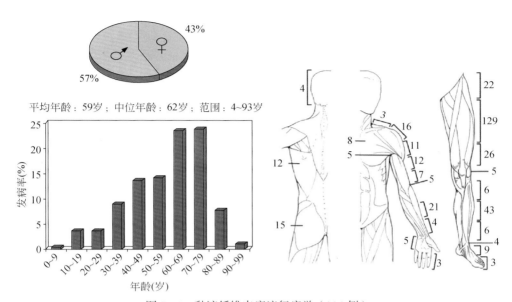

图 75-1 黏液纤维肉瘤流行病学（384 例）

1900—2012 年，意大利 – 博洛尼亚 – Rizzoli 骨科研究所 – 实验肿瘤学实验室 – 流行病学

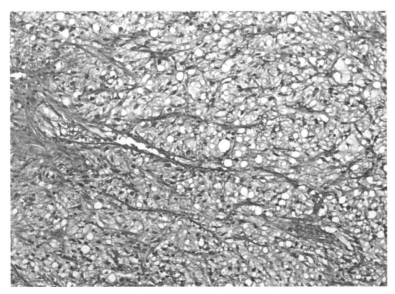

图 75-2 黏液纤维肉瘤组织病理学

松散的黏液状细胞外基质中，可见梭形细胞，细胞排列于小血管周边

免疫组化示 VIM 呈阳性表达。

病程与分期： 在 50% ～ 60% 的病例中，局部复发通常与恶性程度分级无关。但是，肿瘤的转移和致死却与其恶性程度相关：低度恶性肿瘤不发生转移，而中度恶性及高度恶性程度肿瘤有 20% ～ 35% 的概率发生转移。转移常好发于肺部、骨骼、淋巴结等区域。复发的低度恶性肿瘤常会恶化，成为恶性程度更高的肿瘤。病变程度和恶性程度对局部复发率无影响，而位置深在的肿瘤转移率和致死率更高。该病 5 年生存率介于 60% ～ 70%。

治疗： 需行广泛切除，手术切缘阴性，辅以放疗及全身化疗。

免疫组化	
VIM	+

主要参考文献

Antonescu CR，Baren A（2004）Spectrum of low-grade fibrosarcomas：a comparative ultrastructural analysis of low-grade myxofibrosarcoma and fibromyxoid sarcoma. Ultrastruct Pathol 28（5-6）：321-332

Arnaoutoglou C，Lykissas MG，Gelalis ID，Batistatou A，Goussia A，Doukas M，Xenakis TA（2010）Low grade fibromyxoid sarcoma：a case report and review of the literature. J Orthop Surg Res 5：49

E，Fisher C，Goldblum JR，Guillou L，Reid R，Rosai J，Sciot R，Mandahl N，Panagopoulos I（2005）Clinicopathologic and molecular genetic characterization of low-grade fibromyxoid sarcoma，and cloning of a novel FUS/CREB3L1 fusion gene. Lab Invest 85（3）：408-415

Fletcher CDM，Bridge JA，Hogendoorn PCW，Mertens F（eds）（2013）WHO classification of tumors of soft tissue and bone，4th edn. International Agency for Research on Cancer，Lyon Mertens F，Fletcher CD，Antonescu CR，Coindre JM，Colecchia M，Domanski HA，Downs-Kelly

Monson E，Vancourt R，Dawson J（2010）Myxoinflammatory fibroblastic sarcoma：a case report and review of the literature. J Foot Ankle Surg 49（1）：86. e1-3. Review

Shidham VB，Ayala GE，Lahaniatis JE，Garcia FU（1999）Low-grade fibromyxoid sarcoma：clinicopathologic case report with review of the literature. Am J Clin Oncol 22（2）：150-155. Review

第七十六章　滑膜肉瘤

M.Gambarotti

　　定义：滑膜肉瘤（SS）是一种具有一定程度上皮分化的恶性间叶组织来源的肿瘤，具有特征性的染色体易位 t（X；18）。

　　流行病学：滑膜肉瘤占软组织肉瘤的 5%～10%，好发于 15～40 岁男性（图 76-1）。

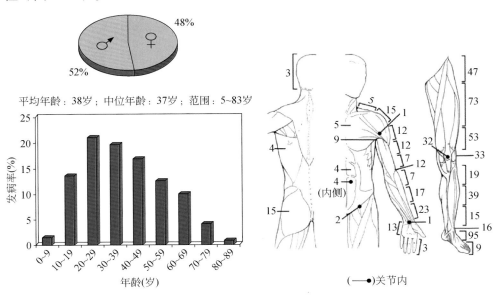

图 76-1　滑膜肉瘤流行病学（605 例）

1900—2012 年，意大利 - 博洛尼亚 - Rizzoli 骨科研究所 - 实验肿瘤学实验室 - 流行病学

M. Gambarotti，MD

意大利，博洛尼亚，Rizzoli 骨科研究所，解剖与组织病理学部

e-mail：marco.gambarotti@ior.it

发病部位：80% 的病例发生于四肢，其中下肢约占 60%，主要为大腿、膝、足及踝关节，上肢约占 23%，主要为前臂、腕和肩，仅有 10% 发生于关节内（图 76-1）。滑膜肉瘤多发生在大关节附近，与肌腱、腱鞘、滑囊紧密黏附，病变可超出关节囊范围。

临床表现：可触及痛性深部肿块。疼痛通常为该病的首发症状，肿瘤常呈潜伏性，缓慢生长，病程平均 2 ～ 4 年，但也有患者病史长达 20 年。

影像学特点：X 线显示，膝关节周围可见圆形或椭圆形的分叶状肿胀，中等密度，通常不会侵袭骨骼。但也有 15% ～ 20% 病例有骨膜反应、骨侵蚀及骨破坏。在 40% 的病例中，有多发的点状钙化或成片的不透过 X 线的区域，一般位于肿物周边。血管造影显示，血管异常丰富。CT 显示，当侵犯韧带及肌腱时，可见浸润性软组织肿块，密度略高于肌肉，信号明显增强且伴有明显钙化，皮质侵蚀及关节的破坏。MRI 显示，90% 的病例在 T_1 加权像呈低信号，T_2 加权像呈高信号，约 15% 病例伴有液平面；在 T_2 加权像有明显的不均一增强信号及分隔；30% 的病例在 T_2 加权像有三重信号，即白色液体、灰色脂肪和黑色纤维组织；45% 的病例在 T_1 加权像有小的高信号区，为出血区，以上特征提示为滑膜肉瘤（图 76-2）。

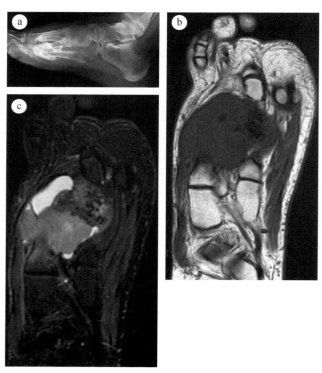

图 76-2　滑膜肉瘤足部 MRI

足部轴位及矢状位的 T_1、T_2 加权像：可见肿块已有钙化，在 MRI 中显示异构相

　　组织病理学：病变直径 1 ～ 20cm，缓慢生长的病变其界线清晰，常为多叶状，黏附于周边组织，褐色或灰白色；快速生长的病变常为球状，质软，常浸润，颜色斑驳，易碎蓬松，常呈淡黄色或浅棕色，伴有坏死出血及囊肿，有时可见钙化，一般有两种细胞：上皮样细胞和梭形细胞。组织病理学上有双相型和单相型，双相型滑膜肉瘤具有上皮和梭形细胞，二者均匀分布（图 76-3）。上皮样细胞为球形、方形或三棱锥形，含较大的空泡状核，细胞质饱满呈苍白色，具有清晰的界线，上皮成分可形成实性条索、分层巢穴状或岛状结构；而其纤维组织细胞则呈现出一致的圆润梭形。单相型滑膜肉瘤常只含有梭形细胞，其细胞呈"人"字形排列，或呈血管外皮细胞瘤样结构（图 76-4），单相型上皮性滑膜肉瘤罕见，只含有上皮样细胞，呈假腺管样，以未分化的梭形细胞为主。分化差的滑膜肉瘤约占 20%，其特征为细胞密集分布成团状（类似尤因肉瘤）或是梭形细胞、上皮样细胞呈高度核异型性，分裂象明显。

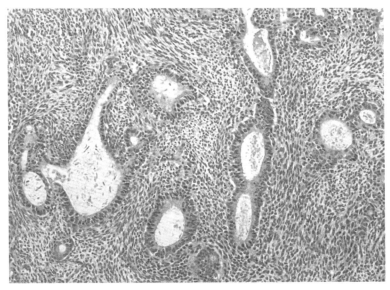

图 76-3　双相型滑膜肉瘤组织病理学

腺性成分及梭形细胞成分同时出现于同一肿瘤内部

　　滑膜肉瘤中可有 CK 和（或）EMA 表达，但其表达可能较为局限或仅限于部分细胞中，同时还可出现细胞核中 TLE-1 表达。t（X；18）易位与滑膜肉瘤有极大的关联，其涉及基因有 18 号染色体上的 SYT 基因及 X 染色体上的 SSX1、SSX2 和 SSX4 基因。

　　病程与分期：滑膜肉瘤一般发生于肌腱、关节囊、黏膜滑囊、筋膜、骨骼、肌肉及骨间膜附近，肿瘤沿组织浸润生长，甚至侵入血管形成瘤栓。即使术后 10 年也可有局部复发，在 50% 的病例中有转移。一般处于 IIB 期。

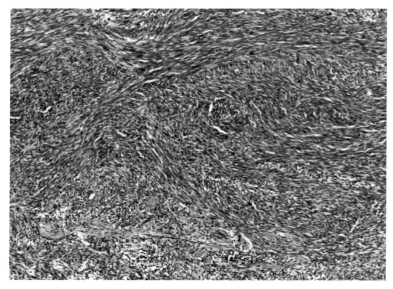

图 76-4　单相型滑膜肉瘤组织病理学
梭形细胞呈"人"字形排列，伴有不同程度的肿瘤恶化

治疗：手术治疗需要切除很多的未转移区域，甚至需要切除一些功能区或进行截肢手术，保肢手术对此类肉瘤很难进行，辅以化疗或术前术后放疗对治疗此病可能有所帮助。手术清扫发病部位局部淋巴结可减低转移风险。10 年生存率为 15% ~ 35%。肿瘤直径＜ 5cm、年轻人、女性、病灶位于四肢末梢、出现钙化或核分裂＜ 15/10HPF 的患者预后较好。

免疫组化	
VIM	+
CK	+/–
EMA	+/–
TLE1	+
CD99	+/–
S100	+/–
Bcl2	+/–

染色体易位		
t（X；18）（p11；q11）	SYT-SSX（ssx1 e ssx2）	95%
	SYT-ssx4	＜ 1%

主要参考文献

Bixby SD, Hettmer S, Taylor GA, Voss SD (2010) Synovial sarcoma in children: imaging features and common benign mimics. AJR Am J Roentgenol 195 (4): 1026-1032

Cai W, Sun Y, Wang W, Han C, Ouchida M, Xia W, Zhao X, Sun B (2011) The effect of SYT-SSX and extracellular signal-regulated kinase (ERK) on cell proliferation in synovial sarcoma. Pathol Oncol Res 17: 357-367

OŌSullivan PJ, Harris AC, Munk PL (2008) Radiological features of synovial cell sarcoma. Br J Radiol 81 (964): 346-356

Palmerini E, Staals EL, Alberghini M, Zanella L, Ferrari C, Benassi MS, Picci P, Mercuri M, Bacci G, Ferrari S (2009) Synovial sarcoma: retrospective analysis of 250 patients treated at a single institution. Cancer 115 (13): 2988-2998

West RB (2010) Expression profiling in soft tissue sarcomas with emphasis on synovial sarcoma, gastrointestinal stromal tumor, and leiomyosarcoma. Adv Anat Pathol 17 (5): 366-373. Review

第七十七章　腺泡状软组织肉瘤

Marco Gambarotti

　　定义：腺泡状软组织肉瘤为腺泡样、伪内分泌和器官样排列的恶性软组织肿瘤。

　　流行病学：罕见，好发于 15 ～ 35 岁的女性（图 77-1）。

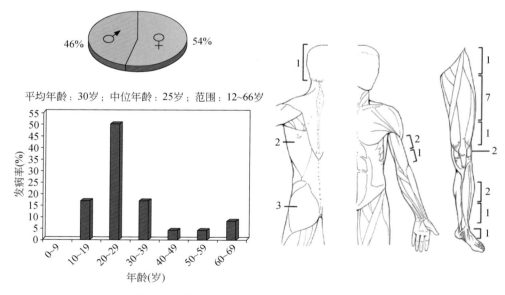

图 77-1　腺泡状软组织肉瘤流行病学（24 例）

1900—2012 年，意大利 - 博洛尼亚 - Rizzoli 骨科研究所 - 实验肿瘤学实验室 - 流行病学

M. Gambarotti，MD
意大利，博洛尼亚，Rizzoli 骨科研究所，解剖与组织病理学部
e-mail：marco.gambarotti@ior.it

发病部位： 下肢深部肌肉（图77-1）。

临床表现： 无痛并缓慢生长的球形或多结节肿块。肿瘤体积可能很大，早于诊断数年前即可出现。血管丰富，肿块内可扪及血管搏动。

影像学特点： CT增强下明显显影。血管造影显示，肿瘤样血管生成和动静脉瘘间接迹象。MRI显示，T_1和T_2加权像呈高信号，初发为匀质性的，复发为非匀质性，肿块边缘线条锐利。

组织病理学： 柔软、黄白色或灰红紫色，有出血和坏死性区域，界线不清，呈典型的腺状、腺泡状或肺泡样结构（图77-2）。肿瘤细胞巢由薄壁血管形成间隔。细胞较大，上皮状或多面体球状，内有嗜酸性颗粒的透明细胞质。细胞核为囊状，核仁明显，罕见有丝分裂象，深染，零星出现巨核细胞（图77-3）。新生血管密集，常见血管受累。基因方面特点为不平衡易位：der（17）t（X；17）（p11；p25），导致17号染色体上的未知功能ASPL基因与X染色体上的TFE3转录因子基因融合。

病程与分期： 如果治疗不当，很容易复发。诊断和病变初期可发生转移，也可很晚发生，甚至在诊断后10年出现。病理分期通常为ⅡB期或ⅢB期。

治疗： 需行广泛或根治性切除术，辅以放疗和（或）化疗。

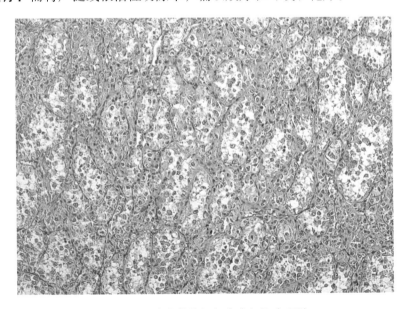

图77-2　腺泡状软组织肉瘤组织病理学

嗜酸性大细胞失去连接，出现肺泡状表现

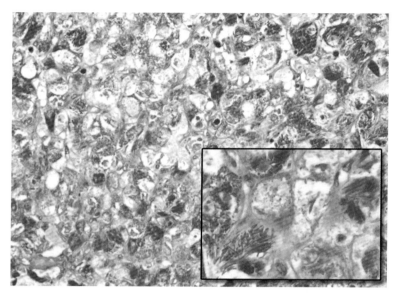

图 77-3　腺泡状软组织肉瘤 PAS 染色组织病理学

淀粉糖化酵素消化的 PAS 染色表现为杆状晶体（插图：高倍镜下表现）

染色体易位			
t（X；17）（p11；q25）	ASPL-TFE3	（1 型，2 型）	100%

主要参考文献

Agarwal S，Gupta R，Iyer VK，Mathur SR，Ray R（2011）Cytopathological diagnosis of alveolar soft part sarcoma，a rare soft tissue neoplasm. Cytopathology 22：318-322

Folpe AL，Deyrup AT（2006）Alveolar soft-part sarcoma：a review and update. J Clin Pathol 59（11）：1127-1132. Review

Khanna P，Paidas CN，Gilbert-Barness E（2008）Alveolar soft part sarcoma：clinical，histopatho-logical，molecular，and ultrastructural aspects. Fetal Pediatr Pathol 27（1）：31-40

Weiss SW（2002）Alveolar soft part sarcoma：are we at the end or just the beginning of our quest? Am J Pathol 160（4）：1197-1199. Review

Zarrin-Khameh N，Kaye KS（2007）Alveolar soft part sarcoma. Arch Pathol Lab Med 131（3）：488- 491. Review

第七十八章　上皮样肉瘤

Marco Gambarotti

定义：上皮样肉瘤为恶性间质肿瘤，主要显示为上皮表型。

流行病学：罕见，偶发于 20 ~ 30 岁的男性（图 78-1）。

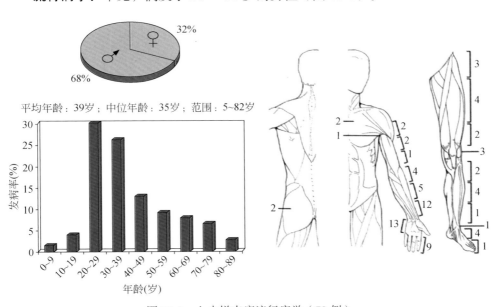

图 78-1　上皮样肉瘤流行病学（79 例）

1900—2012 年，意大利 - 博洛尼亚 - Rizzoli 骨科研究所 - 实验肿瘤学实验室 - 流行病学

M. Gambarotti，MD

意大利，博洛尼亚，Rizzoli 骨科研究所，解剖与组织病理学部

e-mail：marco.gambarotti@ior.it

　　发病部位：肉瘤最常发生于手和前臂，如手掌区域、前臂背侧区域（图 78-1）。

　　临床表现：一个或多个表浅小硬节，与皮肤粘连并轻度隆起，生长缓慢并常在皮肤上发生溃烂。一些结节位置深在，似木质，结节固定附着于周围组织，常无疼痛。

　　影像学特点：X 线检查少见钙化（20%），罕见骨侵蚀。MRI T_1 加权像与肌肉信号相同，T_2 加权像呈不均一的高信号，轮廓不规则。

　　组织病理学：呈多结节，质硬，白色，浸润并附着于皮肤、筋膜、肌腱鞘、肌肉、血管、神经和骨膜。结节呈假肉芽肿样，中央坏死，周边大细胞多边形样扩散，具有嗜酸性细胞质，泡状细胞核，核仁明显，外围梭形细胞成束状排列（图 78-2）。发生于肾盂、会阴、生殖器和腹股沟区域的更深部的软组织的肿瘤，细胞更大，类似多形细胞癌，或呈杆状，几乎无假性肉芽肿。免疫组化显示，VIM、CK 和 EMA 阳性，约有 50% 表达 CD34，90% 以上出现 INI-1 蛋白质缺失。

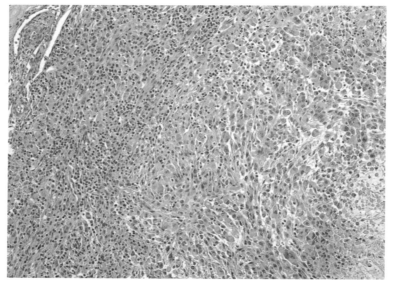

图 78-2　上皮样肉瘤组织病理学
恶性纺锤体细胞与上皮细胞呈假肉芽肿结构，中央坏死

　　病程与分期：常出现区域性淋巴结和肺部转移。在肢体近端方向沿肌腱、肌肉、神经束和真皮淋巴网扩散，产生多个表面溃烂结节。病理分期通常为 ⅡB 期。

　　治疗：可采取根治性切除与区域性淋巴结切除。即使行广泛切除后，仍常出现局部复发，预后不良。

免疫组化		
VIM		+
CK		+
EMA		+
CD34		±
INI-1		−

主要参考文献

Armah HB，Parwani AV（2009）Epithelioid sarcoma. Arch Pathol Lab Med 133（5）：814-819. Review

Dei Tos AP，Wagner AJ，Modena P，Comandone A，Leyvraz S（2009）Epithelioid soft tissue tumors. Semin Oncol 36（4）：347-357. Review

Fisher C（2006）Epithelioid sarcoma of Enzinger. Adv Anat Pathol 13（3）：114-121. Review

Gasparini P，Facchinetti F，Boeri M，Lorenzetto E，Livio A，Gronchi A，Ferrari A，Massimino M，Spreafico F，Giangaspero F，Forni M，Maestro R，Alaggio R，Pilotti S，Collini P，Modena P，Sozzi G（2011）Prognostic determinants in epithelioid sarcoma. Eur J Cancer 47（2）：287-295

López-Ríos F，Rodríguez-Peralto JL，Castaño E（2000）Epithelioid sarcoma and its variants. Hum Pathol 31（4）：520. Review

第七十九章 透明细胞肉瘤

Marco Gambarotti

定义：透明细胞肉瘤是一种肌腱和腱膜出现的具有黑色素细胞分化特点的肉瘤。

流行病学：非常罕见，多见于 25 岁左右的女性（图 79-1）。

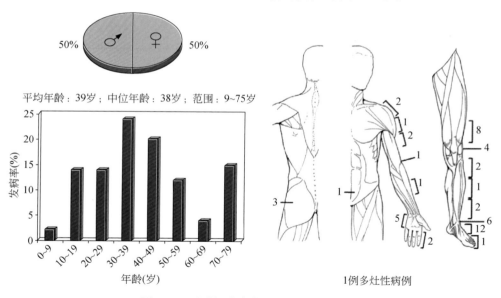

平均年龄：39岁；中位年龄：38岁；范围：9~75岁

1例多灶性病例

图 79-1　透明细胞肉瘤流行病学（50 例）

1900—2012 年，意大利－博洛尼亚－Rizzoli 骨科研究所－实验肿瘤学实验室－流行病学

发病部位：足部、踝、膝关节和上肢（图 79-1）。

M. Gambarotti，MD

意大利，博洛尼亚，Rizzoli 骨科研究所，解剖与组织病理学部

e-mail：marco.gambarotti@ior.it

临床表现：进展缓慢，中等大小，常无痛，呈球状肿块。

影像学特点：MRI 显示，轮廓平滑的椭圆肿块，T_1 加权像呈稍高或明显高信号，T_2 加权像呈多个低信号分隔的病变，增强后呈均匀强化。

组织病理学：附着于肌腱或腱膜，但不出现于皮下或皮肤。质硬，外表光滑，边界清晰。细胞呈圆形、椭圆形或梭形，细胞质明显，细胞核呈圆形、卵圆形或长水泡状，核仁较大（图 79-2），有丝分裂象很少。细胞排列呈巢状，周围围绕细网状基质或粗糙的胶原蛋白带，类似腺泡状。免疫组化显示为 S100、HMB45、MART-1 和 MiTF 持续阳性。遗传学特点为存在倒置易位：t（12；22）（q13；q12），伴 EWS-ATF1 融合。

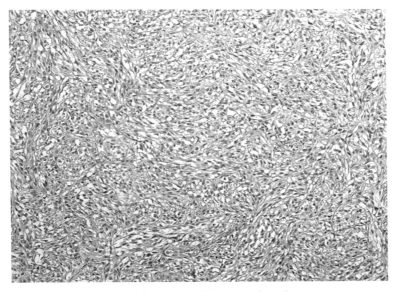

图 79-2　透明细胞肉瘤组织病理学

含有透明细胞质的梭形细胞肿瘤

病程与分期：临床表现不具有明显侵袭性。如治疗不充分，常出现局部复发。转移出现较晚（＞6 年），多见于淋巴结和肺部。病理分期常为ⅡB 期。

治疗：需行广泛切除或根治性切除加局部淋巴结清扫。

免疫组化	
S100	+
HMB45	+
MART-1	+
MiTF	+

染色体易位

t（12；22）（q13；q12）	EWSR1-ATF1（1 型，2 型）	＞ 90%

主要参考文献

Dim DC，Cooley LD，Miranda RN（2007）Clear cell sarcoma of tendons and aponeuroses：a review. Arch Pathol Lab Med 131（1）：152-156. Review

Kosemehmetoglu K，Folpe AL（2010）Clear cell sarcoma of tendons and aponeuroses，and osteoclast-rich tumour of the gastrointestinal tract with features resembling clear cell sarcoma of soft parts：a review and update. J Clin Pathol 63（5）：416-423. Review

Malchau SS，Hayden J，Hornicek F，Mankin HJ（2007）Clear cell sarcoma of soft tissues. J Surg Oncol 95（6）：519-522. Review

Meis-Kindblom JM（2006）Clear cell sarcoma of tendons and aponeuroses：a historical perspective and tribute to the man behind the entity. Adv Anat Pathol 13（6）：286-292. Review

Sandberg AA，Bridge JA（2001）Updates on the cytogenetics and molecular genetics of bone and soft tissue tumors：clear cell sarcoma（malignant melanoma of soft parts）. Cancer Genet Cytogenet 130（1）：1-7. Review

第八十章　骨外黏液样软骨肉瘤
Marco Gambarotti

　　定义：骨外黏液样软骨肉瘤是一种包含纺锤状和上皮样肿瘤细胞，与骨外黏液样软骨基质相关的软组织肉瘤。骨外黏液样软骨肉瘤在基因方面不同于骨性软骨肉瘤。

　　流行病学：罕见，男女发病比例为 2 ：1，多见于成年人（40 ～ 70 岁）（图80-1）。

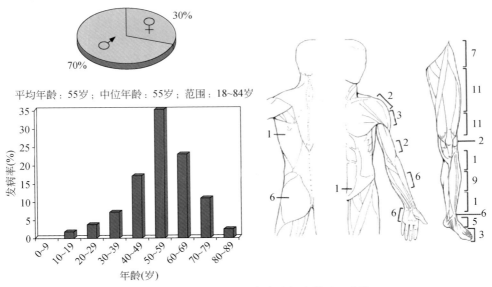

图 80-1　骨外黏液样软骨肉瘤流行病学（83 例）

1900—2012 年，意大利 - 博洛尼亚 - Rizzoli 骨科研究所 - 实验肿瘤学实验室 - 流行病学

M. Gambarotti，MD
意大利，博洛尼亚，Rizzoli 骨科研究所，解剖与组织病理学部
e-mail：marco.gambarotti@ior.it

发病部位：好发于四肢近端和躯干深处（图 80-1）。

临床表现：缓慢生长的无痛性软组织肿块。

影像学特点：虽然影像无特异性，但大多数肿瘤为分叶状，高度黏液状肿瘤在 MRI T_2 加权像上显示为均质高信号，伴有坏死或出血的肿瘤其信号表现更为混杂（图 80-2）。

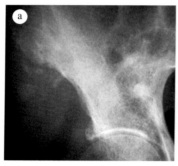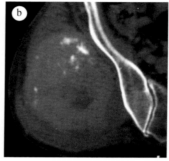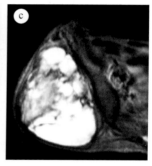

图 80-2　骨外黏液样软骨肉瘤 X 线、CT 和 MRI T_2 加权像表现

包含软骨钙化的软组织肿块，小叶状，在 MRI T_2 加权像上呈现高信号

组织病理学：均匀的椭圆形和梭形细胞，嵌于絮状黏液样基质，纤维条索将肿瘤分为多个小叶。细胞可呈束状、链状、巢状和片状排列，通常有均一的深染细胞核，核仁不明显（图 80-3）。在血管基质较差的区域，肿瘤细胞通常

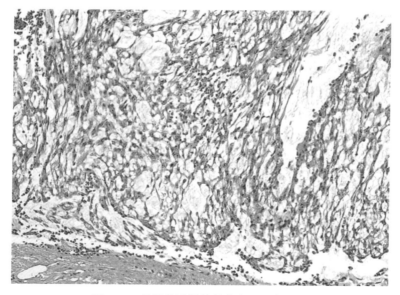

图 80-3　骨外黏液样软骨肉瘤组织病理学

嗜酸性细胞束和细胞巢嵌于黏液样基质内

含更大、更多的囊状核，可见核仁；一些肿瘤细胞可呈明显的杆状形态，肿瘤血供少。当 pH 为 4.0 时，阿尔新蓝染色阳性。基因水平上，大多数肿瘤为 t（9；22）（q22；q12）易位，易位染色体包含 EWS 和 CHN 基因。

病程与分期：5 年生存率较高（＞80%），但晚期可发生肺转移，10 年及 15 年无病生存率相对较低。

治疗：需行广泛切除术。

染色体易位		
t（9；22）（q22；q12）	EWS-NR4A3（CHN，TEC，NOR1）	72%
t（9；17）（q22；q11）	TAF2N-NR4A3（CHN，TEC，NOR1）	16%
t（9；15）（q22；q21）	TCF12-NR4A3（CHN，TEC，NOR1）	＜1%

主要参考文献

Filion C，Motoi T，Olshen AB，Laé M，Emnett RJ，Gutmann DH，Perry A，Ladanyi M，Labelle Y（2009）The EWSR1/NR4A3 fusion protein of extraskeletal myxoid chondrosarcoma activates the PPARG nuclear receptor gene. J Pathol 217（1）：83-93

Hisaoka M，Hashimoto H（2005）Extraskeletal myxoid chondrosarcoma：updated clinicopathological and molecular genetic characteristics. Pathol Int 55（8）：453-463. Review
McGrory JE，Rock MG，Nascimento AG，Oliveira AM（2001）Extraskeletal myxoid chondrosarcoma. Clin Orthop Relat Res 382：185-190

Tateishi U，Hasegawa T，Nojima T，Takegami T，Arai Y（2006）MRI features of extraskeletal myxoid chondrosarcoma. Skeletal Radiol 35（1）：27-33

Wang WL，Mayordomo E，Czerniak BA，Abruzzo LV，Dal Cin P，Araujo DM，Lev DC，López-Terrada D，Lazar AJ（2008）Fluorescence in situ hybridization is a useful ancillary diagnostic tool for extraskeletal myxoid chondrosarcoma. Mod Pathol 21（11）：1303-1310

第八十一章　骨外骨肉瘤

Marco Gambarotti

定义：骨外骨肉瘤为发生于骨组织以外的骨肉瘤。

流行病学：罕见，多发于 50 ～ 60 岁的男性（图 81-1）。

发病部位：大腿和臀部深部软组织（图 81-1）。

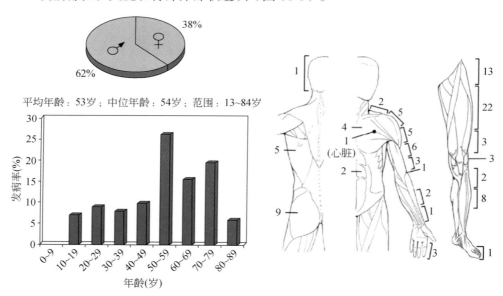

图 81-1　骨外骨肉瘤流行病学（103 例）

1900—2012 年，意大利 - 博洛尼亚 - Rizzoli 骨科研究所 - 实验肿瘤学实验室 - 流行病学

M. Gambarotti, MD

意大利，博洛尼亚，Rizzoli 骨科研究所，解剖与组织病理学部

e-mail: marco.gambarotti@ior.it

临床表现： 逐渐生长的无痛性肿块。

影像学特点： X线、CT和MRI显示为大的深部软组织肿块，矿化程度不一。这些病变并不来自于骨，而是继发于骨膜、皮质或骨髓腔。

组织病理学： 肿瘤高度细胞化、有丝分裂活跃。通常有多形性核，伴坏死，以及嗜酸性类骨质花边状围绕单个肿瘤细胞或细胞群（图81-2），钙化类骨质相对少见。可能存在非典型性透明软骨细胞小叶。可见骨性骨肉瘤所有组织病理学特点。

病程与分期： 高级别肿瘤，预后差，转移率高。

治疗： 广泛或根治性切除，辅以系统性化疗。

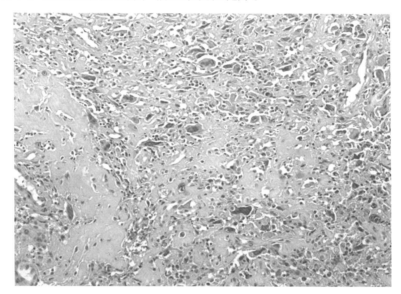

图81-2　骨外骨肉瘤组织病理学

类骨质细胞杂乱排列，在软组织内生长

主要参考文献

Goldstein-Jackson SY，Gosheger G，Delling G，Berdel WE，Exner GU，Jundt G，Machatschek JN，Zoubek A，Jürgens H，Bielack SS，Cooperative Osteosarcoma Study Group COSS（2005）Extraskeletal osteosarcoma has a favourable prognosis when treated like conventional osteosarcoma. J Cancer Res Clin Oncol 131（8）：520-526

Lee JS，Fetsch JF，Wasdhal DA，Lee BP，Pritchard DJ，Nascimento AG（1995）A review of 40 patients with extraskeletal osteosarcoma. Cancer 76（11）：2253-2259

Lidang Jensen M，Schumacher B，Myhre Jensen O，Steen Nielsen O，Keller J（1998）Extraskeletal osteosarcomas：a clinicopathologic study of 25 cases. Am J Surg Pathol 22（5）：

588-594

McCarter MD, Lewis JJ, Antonescu CR, Brennan MF (2000) Extraskeletal osteosarcoma: analysis of outcome of a rare neoplasm. Sarcoma 4 (3): 119-123

Patel SR, Benjamin RS (1995) Primary extraskeletal osteosarcoma-experience with chemotherapy. J Natl Cancer Inst 87 (17): 1331-1333

第八十二章 骨外尤因肉瘤

Marco Gambarotti

定义：骨外尤因肉瘤与骨尤因肉瘤相对应，是由小圆细胞组成的低分化的恶性软组织肿瘤。

流行病学：软组织尤因肉瘤比骨尤因肉瘤更少见。大部分发生于成人，但可能发生于任何年龄。男性多见（图 82-1）。

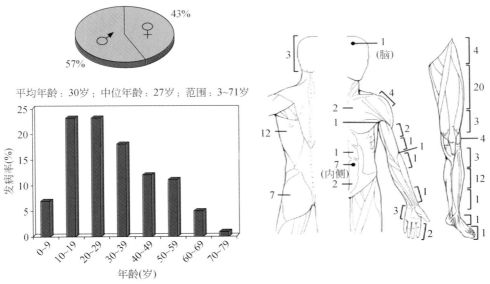

图 82-1 骨外尤因肉瘤流行病学（100 例）

1900—2012 年，意大利－博洛尼亚－Rizzoli 骨科研究所－实验肿瘤学实验室－流行病学

M. Gambarotti，MD
意大利，博洛尼亚，Rizzoli 骨科研究所，解剖与组织病理学部
e-mail：marco.gambarotti@ior.it

发病部位：可见于所有软组织，但最常见的是脊椎旁区域、后腹膜、胸壁、其次是四肢（图 82-1）。

临床表现：较大的侵袭性肿块。

组织病理学：总体为较大的侵袭性肿块，常出现坏死和缺血。组织病理学检查显示，骨外尤因肉瘤呈片状生长分布并被分隔成模糊的小叶状，毛细血管发达，可见形状一致的蓝色圆形细胞群，有少量轻度嗜酸性细胞质，核轮廓正常，有细密分散的染色质和小核仁（图 82-2），常见局部坏死和散在凋亡细胞。假菊形团为尤因肉瘤 / 原始神经外胚层肿瘤公认的诊断特征。免疫组化和分子生物学特征与骨尤因肉瘤一致。

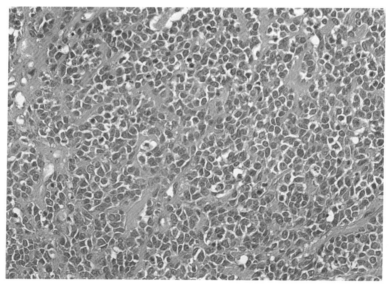

图 82-2　骨外尤因肉瘤组织病理学

均一性的小卵圆形未分化蓝色细胞群，伴深染细胞核和少量轻度嗜酸性细胞质

病程与分期：在当前治疗方案下，10 年生存率为 60%。

治疗：目前治疗方法为手术联合放疗和化疗。

免疫组化	
VIM	+
CD99	+
Caveolin-1	+
Fli1	+
CAM 5.2	±

续表

S100	±	
LAC	-	
TdT	-	

染色体易位

t（11，22）（q24；q12）	EWSR1-FLI1	90% ～ 95%
t（21；22）（q22；q12）	EWSR1-ERG	5% ～ 10%
t（2；22）（q35；q12）	EWSR1-FEV	罕见
t（7；22）（p22；q12）	EWSR1-ETV1	罕见
t（17；22）（q21；q12）	EWSR1-E1AF	罕见
t（2；16）（q35；p11）	FUS-FEV	罕见
t（16；21）（q11；p22）	FUS-ERG	罕见
t（20；22）（q13；q12）	EWSR1-NFACT2	罕见
t（4；22）（q31；q12）	EWSR1-SMARCA5	罕见
t（6；22）（p21；q12）	EWSR1-POU5F1	罕见
t（2；22）（q31；q12）	EWSR1-SP3	罕见
t（4；19）（q35；q13）	EWSR1-POU5F1	罕见
Submicroscopic inv（22）in t（1；22）（p36.1；q12）	EWSR1-PATZ	罕见

主要参考文献

Applebaum MA，Worch J，Matthay KK，Goldsby R，Neuhaus J，West DC，Dubois SG（2011）Clinical features and outcomes in patients with extraskeletal Ewing sarcoma. Cancer 117：3027-3032

Gamberi G，Cocchi S，Benini S，Magagnoli G，Morandi L，Kreshak J，Gambarotti M，Picci P，Zanella L，Alberghini M（2011）Molecular diagnosis in Ewing family tumors：the Rizzoli expe-rience-222 consecutive cases in four years. J Mol Diagn 13（3）：313-324. doi：10. 1016/j. jmoldx. 2011. 01. 004. Epub 2011 Mar 31

Guiter GE，Gamboni MM，Zakowski MF（1999）The cytology of extraskeletal Ewing sarcoma. Cancer 87（3）：141-148

Koscielniak E，Morgan M，Treuner J（2002）Soft tissue sarcoma in children：prognosis and man-agement. Paediatr Drugs 4（1）：21-28

O'Keeffe F, Lorigan JG, Wallace S (1990) Radiological features of extraskeletal Ewing sarcoma. Br J Radiol 63 (750): 456-460

Sumegi J, Nishio J, Nelson M, Frayer RW, Perry D, Bridge JA (2011) A novel t (4; 22) (q31; q12) produces an EWSR1-SMARCA5 fusion in extraskeletal Ewing sarcoma/primitive neuroecto-dermal tumor. Mod Pathol 24 (3): 333-342

术语缩略语英汉对照

A

ABC	Aneurysmal bone cyst	动脉瘤样骨囊肿
ABCB1	ATP-binding cassette subfamily B member 1	ATP 结合盒亚科 B 运载体 1
ADM	Adriamycin	阿霉素
AJCC	American Joint Committee on Cancer	美国癌症联合委员会
ASCO	American Society of Clinical Oncology	美国临床肿瘤学会

B

BNCT	Benign notochordal cell tumor	良性脊索细胞瘤

C

CA II	Carbonate dehy dratase 2	碳酸酐酶 -2
CCG	Children's Cancer Group	儿童癌症学组
CDP	Cisdiaminoplatinum	顺铂
	Café-au-lait spots	牛奶咖啡斑
CHAD	Chondroadherin	软骨黏附素
CHS	Chondrosarcoma	软骨肉瘤
CK	Cytokeratin	细胞角蛋白
COX	Cyclooxygenase	环氧合酶
CT	Computed tomography	计算机断层扫描

D

DFSP	Dermatofibrosarcoma protuberans	隆凸性皮肤纤维肉瘤
DL	Dedifferentiated liposarcoma	去分化脂肪肉瘤

E

EGFR	Epidermal growth factor receptor	血管内皮生长因子受体

EMA	European Medicines Agency	欧洲药物管理局
ES	Ewing's sarcoma	尤因肉瘤
ESR	Erythrocyte sedimentation rate	血细胞沉降率（血沉）
	Enbloc resection	整块切除

F

FD	Fibrous dysplasia	骨纤维异常增殖症
FLRT2	Fibronectin protein 2	纤维连接蛋白 2

G

GCT	Giant cell tumor	骨巨细胞瘤

H

HDMTX	High-dose methotrexate	大剂量甲氨蝶呤
HDL	High density lipoprotein	高密度脂蛋白
HS	Heapran sulfate	硫酸乙酰肝素

I

IFO	Ifosfamide	异环磷酰胺
IGF	Insulin-like growth factor	胰岛素样生长因子
IHH	Indian Hedgehog	印度刺猬信号通路
ISG	Italian Sarcoma Group	意大利肉瘤学会
ITAGBL	Integrin	整联蛋白

L

LDH	Lactic acid dehydrogenase	乳酸脱氢酶
	Limb girdle	肢带骨

M

M-CSF	Macrophage colony-stimulating factor	巨噬细胞集落刺激因子
MDR1	Multidrug resistance 1	多药耐药蛋白 1
MDT	Multi-disciplinary team	多学科团队
	Meissner's bodies	迈斯纳小体
ML	Myxoid Liposarcoma	黏液样脂肪肉瘤
MMP	Matrix metalloproteinase	基质金属蛋白酶
MPNST	Malignant peripheral nerve sheath tumor	恶性外周神经鞘瘤
MRI	Magnetic resonance imaging	磁共振成像

MS Act	Pan-muscle actin	全肌动蛋白
MTX	Methotrexate	甲氨蝶呤
MTP-PE	Muramyl tripeptide-phosphatidylethanolamine	胞壁酰三肽－磷脂酰乙醇胺
N		
NF	Neurofilament proteins	神经微丝蛋白
NF-κB	Nuclear factor-κB	核因子-κB
NOS	Not otherwise specified	非特指性
NSE	Neuron-specific enolase	神经元特异性烯醇化酶
O		
OC	Osteocalcin	骨钙蛋白
OS	Osteosarcoma	骨肉瘤
P		
PAS	Periodic Acid-Schiff stain	糖原染色
	Physaliferous cell	空泡细胞
PARP1	Poly ADP-ribose polymerase 1	聚腺苷二磷酸核糖聚合酶 1
PET	Positron emission tomography	正电子发射断层扫描
P-gp	P-glycoprotein	P- 糖蛋白
PL	Pleomorphic Liposarcoma	多形性脂肪肉瘤
PNET	Primitive neuroectodermal tumour	原始神经外胚层肿瘤
POG	Pediatric Oncology Group	小儿肿瘤学组
PTHLH	Parathyroid hormone-like hormone	甲状旁腺激素样激素
PVNS	Pigmented Villonodular Synovitis	色素沉着绒毛结节性滑膜炎
R		
RANK	Receptor activator for nuclear factor κB	核因子-κB 受体活化因子
RANKL	Receptor activator for nuclear factor κB ligand	核因子-κB 受体活化因子配体
RB1	Retinoblastoma 1	视网膜母细胞瘤 1
S		
SMA	Smooth muscle actin	平滑肌肌动蛋白
SS	Synovial sarcoma	滑膜肉瘤
SSG	Scandinavian Sarcoma Group	斯堪的纳维亚肉瘤学会

STIR	Short Time Inversion Recovery	短时间反转恢复序列（压脂序列）
STT	Soft Tissue Tumor	软组织肿瘤
	shepherd's crook	牧羊拐

T

TGF-β	Transforming growth factor-β	转化生长因子
TNC	Tenascin C	腱生蛋白 C
TNF	Tumor-necrosis factor	肿瘤坏死因子
TRAP	Tartaric-resistant acid phosphatase	抗酒石酸酸性磷酸酶

V

| | Verocay body | 维罗凯小体 |
| VIM | Vimentin | 波形蛋白 |

W

| WDL/ALT | Well-differentiated liposarcoma/Atypical lipomatous tumor | 高分化脂肪肉瘤 / 非典型性脂肪性肿瘤 |
| WHO | World Health Organization | 世界卫生组织 |